DR. MED. RICHARD KRÜGER

In der Geburtsklinik



GOLDMANN

## Buch

»Wir bekommen ein Baby!«
Die Geburt eines Kindes ist ein ganz besonderer Moment im Leben aller Beteiligten. Doch es ist eben kein Moment, kein kurzer Augenblick, sondern kann sich hinziehen, mit Wehen, Blasensprung und Nachgeburt. Dr. med. Richard Krüger begleitet als angehender Frauenarzt täglich Geburten, die verschiedener nicht sein könnten und doch eines gemein haben: Die meisten Menschen wissen nicht, was im Kreißsaal auf sie zukommt. Nun erklärt er allen schwangeren Frauen und ihren Begleitpersonen, was passiert, sobald sie über die Schwelle der Klinik treten, wie sie dem Personal ihre Wünsche, Ängste und Sorgen kommunizieren, was Fachbegriffe bedeuten und warum Kaiserschnitt und Saugglocke kein Tabu sein sollten.

## Autor

Dr. med. Richard Krüger ist Assistenzarzt für Gynäkologie und Geburtshilfe und hat mehrere Jahre lang Geburten in einer der größten Geburtskliniken Deutschlands, der Charité in Berlin, begleitet. Dort bemerkte er, dass Schwangere und ihre Begleitungen unvorbereitet und verängstigt in den Kreißsaal kommen – obwohl sie das größte Wunder der Menschheit erwartet. Das möchte er ändern, erklären was passiert und Ängste vor Tabuthemen wie Geburtsverletzungen, Periduralanästhesie (PDA), Saugglockengeburt, Kaiserschnitt Babyblues und den Abläufen auf einer Mutter-Kind-Station nehmen.

Dr. med. Richard Krüger

# In der Geburtsklinik

## Alles, was man wissen muss

Abläufe verstehen,
Bedürfnisse klar kommunizieren,
fundiert entscheiden

Mit Extra-Infos für Begleitpersonen

Mit einem Vorwort von
Professor Dr. med. Wolfgang Henrich

Mit einer Illustration von Sabine Timmann

GOLDMANN

MIX
Papier | Fördert gute Waldnutzung
FSC® C014496

Penguin Random House Verlagsgruppe FSC® N001967

3. Auflage
Originalausgabe Februar 2024

Neumarkter Straße 28, 81673 München
produktsicherheit@penguinrandomhouse.de
(Vorstehende Angaben sind zugleich Pflichtinformationen nach GPSR.)

Illustration: Sabine Timmann
Umschlag: Uno Werbeagentur, München
Umschlagmotiv: FinePic®, München
Redaktion: Nina Schnackenbeck
Satz: Satzwerk Huber, Germering
Druck und Bindung: GGP Media GmbH, Pößneck
Printed in Germany
GS · IH
ISBN 978-3-442-14294-1

www.goldmann-verlag.de

# Inhalt

*Gewidmet allen Schwangeren,*
*besonders meiner Ehefrau Lara*

## Gendergerechte Sprache

In diesem Buch wird das generische Feminin verwendet. Ich habe mich hierfür entschieden, um die Leserlichkeit des Textes zu vereinfachen und weil es im Zusammenhang mit der Geburt in der Klinik am allerwahrscheinlichsten ist, Frauen zu begegnen – egal, ob als Patientin oder Mitarbeiterin in der Klinik. Gleichermaßen spreche ich in diesem Buch jedoch auch alle Personen an, die sich mit dem männlichen oder keinem Geschlecht identifizieren.

Darüber hinaus wird auf den folgenden Seiten von der »Begleitperson der Schwangeren« und dem »zweiten Elternteil« gesprochen, obschon es sich hierbei am häufigsten um den Kindsvater und Partner der Schwangeren handelt.

## Wording

Aktuell erfährt die Sprache in der Geburtsmedizin eine Umgestaltung. Zur einfacheren Verständlichkeit benutze ich in diesem Buch jedoch zunächst die etablierten Begriffe und nenne in der Folge die moderneren Alternativen. Beispielsweise kennen viele Menschen den Begriff »Kaiserschnitt« und würden bei der moderneren Alternative »Bauchgeburt« das zugehörige Kapitel womöglich nicht als solches erkennen; Gleiches gilt für »Muttermilch« gegenüber »Drüsensekret«, »Kreißsaal« gegenüber »Geburtsraum« sowie »Saugglockengeburt« gegenüber »Vakuumextraktion«.

Ich bitte um Ihr Verständnis und wünsche viel Freude und Interesse beim Lesen!

# Das Vorwort

vom Direktor der Klinik
für Geburtsmedizin der Charité in Berlin
Professor Dr. med. Wolfgang Henrich

Ein Assistenzarzt verfasst nach zweijähriger Ausbildung zum Facharzt für Frauenheilkunde ein Buch über Schwangerschaft und Geburtshilfe. Beachtlich!

Dr. med. Richard Krüger ist ein junger, interessierter und lebensfroher Mensch und wurde an der Berliner Charité, dem größten Perinatalzentrum Deutschlands mit bis zu 5500 Geburten jährlich, zum Geburtsmediziner ausgebildet. Dabei hat er mit seinen wachen, aber auch kritischen Augen die Abläufe in einer der modernsten und sichersten Geburtskliniken nicht nur aus Sicht des Arztes, sondern auch insbesondere aus der Sicht werdender Eltern beleuchtet. Aus dieser Arbeitssituation heraus ergab sich offensichtlich die Absicht, nach der geburtshilflichen Rotation im Rahmen der Facharztausbildung einen allgemein verständlichen Schwangerschafts- und Geburtsratgeber für werdende Eltern zu verfassen. Auf dem Büchermarkt befand sich kein umfassender, medizinisch fundierter Buchbeitrag, der »Geburtenwissen« anschaulich, lebensnah und begreiflich darstellte. Das gelingt Dr. med. Richard Krüger mit diesem Werk, in dem er dargelegt, wie sich die moderne Geburtshilfe ausgerichtet hat, um den vielen medizinischen Anforderungen, aber auch sehr berechtigten Wünschen der werdenden Eltern gerecht zu werden. So spricht der Autor in den Ausführungen zu Schwangerschaft und Geburt über die Vor- und Nachteile der unterschiedlichen Geburtsmodi (vaginale Geburt gegenüber Kaiserschnittgeburt), indem er transparent und abwägend formuliert, sodass werdende Eltern eine begründete Entscheidung treffen können, die nicht auf »Hörensagen« beruht. Normale Schwangerschafts- und Geburtsverläufe, operative Geburten sowie möglicherweise auftretende Komplikationen, das Wochenbett und kinderärztliche Untersuchungen finden die ihnen gebührende, wissenschaftlich begründete Aufmerksamkeit.

Insbesondere Schwangeren wird so ein Wegweiser durch das für medizinische Laien oft unübersichtliche Labyrinth der nötigen Untersuchungen und Überwachungsmethoden in der Geburtsklinik an die Hand gegeben.

Sorgfältige Literaturrecherche unter Einbeziehen aktueller wissenschaftlicher Leitlinien, Hinzuziehen von ExpertInnen mit jahrzehntelanger Berufserfahrung und die einfühlsame Begabung, sich in die Sorgen, aber auch bestehenden Wünsche der werdenden Eltern hineinzuversetzen, machen das Buch zu einer lesenswerten, informativen und gleichzeitig unterhaltsamen Lektüre. Sachverhalte und Verläufe werden durch realitätsnahe Fallbeispiele eindrücklich erfahren.

Als Chefarzt einer großen Klinik wünsche ich mir viele solcher kreativen und ambitionierten Medizinerinnen und Mediziner für unser Fachgebiet im Interesse der Frauengesundheit.

Liebe werdende Eltern,

nun ist so viel geschafft, und am Ende Ihrer Schwangerschaft erwartet Sie die Geburt. Das ist und bleibt für Sie und Ihr Kind, und schließlich für Ihre ganze Familie, einer der wichtigsten Momente Ihres gemeinsamen Lebens. Das erklärte Ziel der Geburtsmedizin ist es, dass Mutter und Kind gesund aus der Geburt hervorgehen. Mit diesem Buch verstehen Sie, wie wir arbeiten, was Sie in der Geburtsklinik erwartet und wie Sie sich darauf vorbereiten können.

Alles Gute für Ihre Geburt,

Ihr Wolfgang Henrich

PS: In dem Bewerbungsgespräch um eine Assistenzarztstelle an der Charité zeichnete sich der Autor durch seine Offenheit, Willensstärke und einen besonderen Auftritt mit Nerven aus Gitarrenstahlseiten aus. Wer Genaueres zu diesem Bewerbungsgespräch wissen möchte, ist herzlich eingeladen, sich den Zeit-Online-Podcast »Frisch an die Arbeit« vom 18.07.2023 anzuhören.

# Die Einleitung

Es war vier Uhr morgens in der Geburtsklinik der Berliner Charité. Gerade hatte ich eine Erstgebärende mit regelmäßigen Wehen und Geburtsbeginn in den Kreißsaal begleitet und eine Zweitgebärende nach Ausschluss eines Blasensprungs wieder nach Hause verabschiedet. Ich saß im ärztlichen Untersuchungszimmer der Kreißsaalaufnahme, niemand befand sich mehr im Wartebereich und mein Diensttelefon hatte aufgehört zu klingeln. Endlich völlige Ruhe. Ich lehnte mich erschöpft zurück. Und wäre fast vom Stuhl gefallen, denn es war bloß ein Hocker mit Rollen, auf dem ich saß, ohne Rückenlehne.

Hier saß ich also und begann – vor Schreck hellwach – nachzudenken. Beide Frauen, die in die Klinik gekommen waren, hatten nicht den blassesten Schimmer gehabt, was sie hier erwartet.

*Luisa (29) war nicht glücklich darüber gewesen, dass sie bei der Klinikaufnahme standardisiert einen peripheren venösen Zugang – diesen Plastikkatheter in der Armbeuge – erhalten hatte, bevor sie gemeinsam mit ihrem Partner in den Kreißsaal geführt wurde.*

*Amelie (36) war mit dem zweiten Kind in der 40. Woche schwanger, vom schweren Bauch erschöpft und überzeugt gewesen, dass sie wie bei ihrer ersten Geburt nun einen Blasensprung habe und die Geburt losgehen würde. Falscher Alarm, es war Urin oder Vaginalsekret oder eine Mischung aus beidem abgegangen, jedoch kein Fruchtwasser. Das hatte der Teststreifen eindeutig gezeigt. Enttäuscht war sie unverrichteter Dinge wieder nach Hause gegangen.*

Beide Schwangeren hatten Geburtsvorbereitungskurse besucht, eine Hebamme für die Betreuung vor und nach der Entbindung organisiert, verschiedene Schwangerschaftsratgeber gelesen und mit ihren Partnern Gebärpositionen und das Veratmen[1] von Wehen geübt – kurz: Sie hatten alles für sie Mögliche getan, um sich, so gut es geht, auf die Geburt vorzubereiten. Trotzdem waren sie, ohne den Kreißsaal überhaupt erreicht zu haben, von den standardisierten Abläufen bei Ankunft in der Geburtsklinik unangenehm überrascht worden.

Wieso wussten diese beiden Frauen nicht, was sie in der Kreißsaalaufnahme erwartet? Warum sind sie wie so viele Schwangere und ihre Begleitpersonen enttäuscht worden? Das interessierte mich sehr, und ich nahm mir vor, mich auf die Suche nach der Antwort zu machen.

Ich begann, unsere Hebammen nach den Abläufen der Vorsorge- und Nachsorgeuntersuchungen zu fragen, die sie außerhalb der Klinik freiberuflich bei Schwangeren und Müttern zu Hause durchführen. Ich las Schwangerschaftsratgeber, interviewte Schwangere, was sie gern über eine Geburtsklinik wissen würden, und gerade entbundene Mütter, was sie im Nachhinein gern vor der Geburt gewusst hätten. Ich informierte mich über die Inhalte von Geburtsvorbereitungskursen und was darin genau erklärt wird. Schließlich fragte ich mich selbst: Was zur Hölle fehlt bloß noch an diesem Sternenhimmel von Informationen und Meinungen?

Die Antwort lautet: In vielen Ratgebern zur Geburt geht es auf hunderten Seiten um die Themen Schwangerschaft,

1 Veratmen meint den aktiven Umgang mit schmerzhaften Wehen durch bewusstes Atmen.

Wochenbett, Stillen, Mutter-Kind-Bindung, aber häufig in nur einem Kapitel um die vaginale Geburt – eine idealisierte noch dazu. Was eine Schwangere an Abläufen und medizinischer Unterstützung in der Geburtsklinik erwarten kann und wie sie sich am besten darauf vorbereitet, bleibt unklar. Von den etwa 700.000 Geburten pro Jahr in Deutschland werden zwar 62,5 Prozent der Kinder vaginal, aber 6,5 Prozent unterstützt durch eine Saugglocke oder Geburtszange und 31 Prozent mithilfe eines Kaiserschnitts geboren. Frauen, die sich bereits vor der Geburt für einen Kaiserschnitt entscheiden, finden hierzu kaum Informationen. Mehr noch, sie werden für ihre persönliche oder eine medizinisch notwendige Entscheidung häufig stigmatisiert, erfahren Unverständnis und Ausgrenzung. Bei einer von vier vaginalen Geburten (25 Prozent) nutzen Schwangere in Deutschland die Möglichkeit einer Periduralanästhesie (PDA), um die Wehenschmerzen erträglicher zu machen. Nimmt man die Geburten mit PDA, Saugglocke und Kaiserschnitt zusammen, fehlen für über die Hälfte der Schwangeren in Deutschland sachliche Informationen zu ihrem zukünftigen Geburtsverlauf, weil sie schlichtweg nicht verfügbar sind. Stattdessen werden viele Schwangere durch Hörensagen und unvollständige Informationen verunsichert und fehlinformiert. Was eine Begleitperson während der verschiedenen Geburtsphasen tun soll oder wie im Falle einer Komplikation vorgegangen wird, findet außerdem kaum nennenswerte Erwähnung.

Heutzutage müssen Schwangere die Entscheidung über den Verlauf der Geburt nicht mehr beim Klinikpersonal abgeben. Sie sollen hinter die Kulissen blicken können und selbst entscheiden, was mit ihnen und wie es geschieht – weg von »Die Hebamme/Ärztin entscheidet« hin zu »Wir treffen die Entscheidung gemeinsam!«. Ich sehe es als die Aufgabe eines Klinikarztes (wie ich es einer bin) an, Kindern auf die Welt zu helfen und die dafür notwendigen Abläufe, Untersuchungen und Maßnahmen Schwangeren und ihren Begleitpersonen zu erklären, Ängste zu nehmen und eine Wohlfühl-Atmosphäre zu schaffen.

Der Aufenthalt in einer Geburtsklinik ist eine individuelle Ausnahmesituation, die mit Schmerzen und dem überwältigenden Gefühl, Eltern zu werden, verbunden ist. Während einer medizinischen Stresssituation verstehen etwa vier von fünf Personen (78 Prozent) nichts oder nur wenig von dem, was ihnen erklärt wird. Da wäre eine verständliche Erläuterung vorab doch ungemein hilfreich. Jetzt – vor dem Aufenthalt in der Geburtsklinik – sind Sie noch in Ruhe und können selbst entscheiden, wann und wie oft Sie welches Kapitel lesen möchten und unbeantwortete Fragen mit Ihrer Hebamme oder Frauenärztin besprechen.

In diesem Buch geht es nicht um die Schwangerschaft, es geht um die Geburt Ihres Kindes. Vom aktuellen Standpunkt der wissenschaftlichen Medizin wird darüber aufgeklärt, wie man sich am besten auf den Aufenthalt in einer Geburtsklinik vorbereitet, welche Abläufe einen erwarten, wie und warum dort Entscheidungen getroffen und umgesetzt werden – und wie man Überraschungen meistert. Es werden Tabuthemen wie die Geburtseinleitung, Medikamente und die Periduralanästhesie (PDA) gegen Schmerzen, Geburtsverletzungen und die Geburt per Kaiserschnitt besprochen. Geburtsmythen und -märchen werden in diesem Buch enthüllt und stattdessen mit interessantem Hintergrundwissen das Fünkchen wahrer Kern erklärt. Konkrete Fragen und Fallbeispiele von Schwangeren aus dem Klinikalltag sollen Ihnen und Ihrer Begleitperson helfen, um auf die Geburt in der Klinik wirklich vorbereitet zu sein. So bleibt Ihnen mehr Konzentration und Kraft für das eigentlich Wichtigste: die Freude auf Ihr Baby.

Herzlich willkommen im schönsten Fach der Medizin: der Geburtshilfe!

# I Die Geburtsklinik

## Die Kommunikation ist alles

Während der vielen Monate einer Schwangerschaft spricht jede Schwangere mit dutzenden Menschen über das große Finale: die Geburt. Sie erhält etliche Ratschläge und baut eine bestimmte Erwartungshaltung auf, ob sie will oder nicht. Die Kommunikation vor dem Klinikaufenthalt ist darum so wichtig, um das Abenteuer »Geburt« mit der richtigen Einstellung erleben zu können. Darüber wollen wir zuerst sprechen, anschließend über die Kommunikation während des Klinikaufenthaltes.

### Die Kommunikation mit sich selbst

Unsere Erwartungshaltung spielt eine bedeutende Rolle in allen Lebenslagen. Gehen wir davon aus, dass etwas schrecklich wird, wird es meist weniger schrecklich. Erwarten wir, dass etwas der schönste Moment unseres Lebens wird, wird er es oftmals leider nicht. Eine Situation aus dem Alltag soll als Beispiel für eine hilfreiche und weniger hilfreiche Erwartungshaltung herhalten.

#### Das Erwartungsmanagement – der Mallorca-Urlaub

Stellen Sie sich vor, Marie und Jonas sind noch nie geflogen. Stattdessen lieben sie Fahrradtouren im Spree- und Schwarzwald. Viele ihrer Freunde haben ihnen jedoch von der spanischen Insel Mallorca erzählt und dass sie dort den schönsten

Urlaub ihres Lebens verbracht hätten. Marie und Jonas entscheiden sich diesen Sommer, das Fahrrad abgeschlossen zu lassen, und buchen ihre erste Flugreise nach Palma de Mallorca – den Ort, wo gegrilltes Gemüse auf Sonnenschein und Sangria treffen soll.

Marie und Jonas steigen in das Taxi zum Flughafen und werden zum falschen Terminal gefahren. Ihre Koffer wiegen mit 25 und 27 Kilogramm zu viel, beide müssen aus der Warteschlange ausscheren, um sich mehrere Pullis anzuziehen und die Flip-Flops in den Rucksack zu quetschen. Bei der Sicherheitskontrolle angekommen, wird Marie all ihr hochwertiges Make-up, das nicht in eine Ein-Liter-Plastiktüte passt, und ihre Glasflasche abgenommen. Jonas muss sein Deo und das neue Parfum abgeben, das er von Marie zum Geburtstag geschenkt bekommen hat. Die anderen Passagiere beschweren sich, dass die beiden so lange brauchen. Nassgeschwitzt, stinksauer und erschöpft verpassen die beiden den Flieger, weil sich kurzfristig das Gate geändert hat und sie, als sie endlich außer Atem dort ankommen, nicht mehr an Bord gelassen werden. Sie müssen einen neuen Flug bezahlen und kommen mit acht Stunden Verspätung in ihrem Hotel an, ein Betonhochhaus, dessen Pool die ganze Woche mit einem Presslufthammer bearbeitet wird. Überall befinden sich Horden betrunkener Fußball- und Volleyballmannschaften. Der Mallorca-Urlaub wird zur schlimmsten Ferienerfahrung ihres Lebens, alles, was ihre Freunde ihnen über Mallorca erzählt haben, trifft für sie überhaupt nicht zu. Sie wollen einfach nur zurück und Fahrrad fahren im Spreewald.

Fazit: Die entstandene Erwartungshaltung in Sachen »Mallorca-Urlaub« war für Marie und Jonas praktisch nicht zu erfüllen, weil alle gehörten Meinungen nur das Positive geschildert, aber keine Vorbereitungstipps gegeben haben. Dazu haben Marie und Jonas sich nicht über die Abläufe am Flughafen und ruhige Unterkünfte informiert. Das ist ein gutes Beispiel für eine mangelnde Informationslage und ein schlechtes Erwartungsmanagement.

Übertragen auf die Geburt ist es wichtig, sich mit den Abläufen in einer Geburtsklinik zu beschäftigen und die eigene Erwartungshaltung realistisch zu halten. Mit dem richtigen Erwartungsmanagement wird eine Erwartungshaltung geschaffen, die erreicht, aber auch übertroffen werden kann. Versuchen Sie neben den Themen, die für Sie selbst in Sachen Geburtsklinik am interessantesten sind – wie beispielsweise die Geburt und der erste Kontakt mit Ihrem Kind –, auch die Dinge gedanklich durchzuspielen, auf die Sie sich nicht freuen: z.B. Papierkram, den Transport zur Klinik und den Personalwechsel im Schichtsystem. Denn letzten Endes wird auch das eventuell auf Sie zukommen. Es ist für Sie weniger anstrengend und enttäuschend, wenn Sie sich neben den schönen auch mit den nicht so angenehmen Dingen beschäftigen und nicht erwarten, dass alles auf Anhieb reibungs- und schmerzlos klappt – ähnlich wie bei der Gepäckaufgabe und Sicherheitskontrolle am Flughafen.

### Der Geburtsplan

Wahrscheinlich werden Sie bei der Recherche in der Vorbereitung auf Ihre Geburt über das Thema »Geburtsplan« stolpern. In den skandinavischen Ländern hat (fast) jede Schwangere einen Geburtsplan. Es handelt sich um einen Text, in dem eine Schwangere erklärt, wie sie sich die Geburt wünscht und was sie nicht möchte. Sich selbst einen Geburtsplan zu schreiben, ist sehr sinnvoll, um die Abläufe einer Geburt von Anfang bis Ende durchzudenken. Viele schreiben ihn aber nicht selbst, sondern kopieren Texte aus dem Internet und verstehen manchmal gar nicht, was drinsteht.

Tatsächlich kann der Geburtsverlauf sogar trotz minutiöser Vorbereitung nicht kontrolliert werden und verläuft meistens ganz anders als geplant. Ein Plan B, C oder Z führt Sie manchmal besser ans Ziel der Geburt Ihres gesunden Kindes als Ihr Geburtsplan A, den Sie sich vor der Geburt zu Hause überlegt haben. Dabei kann nicht nur das, was für Sie und Ihr Kind aus Hebammen- oder Ärztinnensicht das Sinnvollste ist, von dem abweichen, was in Ihrem Geburtsplan steht. Vor allem können auch Ihre eigenen Wünsche während der Geburt vollkommen gegensätzlich zu dem sein, was Sie sich vorher überlegt haben. Sie wollten eigentlich keine Medikamente gegen die Geburtsschmerzen, während der Geburt dann aber doch? Die eigene Meinung zu ändern, ist im Leben mit all seinen Herausforderungen ganz normal und besonders während der Geburt vollkommen nachvollziehbar und überhaupt kein Problem.

Vertrauen Sie darauf, dass Ihr Geburtsteam aus Baby, Begleitperson, Hebamme und Ärztin mit Ihnen gemeinsam den für Sie individuell richtigen Weg finden wird. Das Personal ist für Sie da, hat sich dazu entschieden, den Beruf der Hebamme oder Ärztin zu ergreifen, um Sie bei Ihrer Geburt bestmöglich zu unterstützen, und wird nichts tun, was Ihnen oder Ihrem Baby schaden könnte.

Schreiben Sie sich also gern einen Geburtsplan, aber lassen Sie Beratung und Alternativpläne während der Geburt zu. Das gesprochene Wort mit Ihrer betreuenden Hebamme und Ärztin vor Ort ist durch keinen Geburtsplan der Welt zu ersetzen.

### Wer soll bei der Geburt dabei sein?

Eine Begleitperson für die Geburt dabei zu haben, ist sinnvoll und wichtig. Das Personal wechselt im Schichtsystem, in der Kreißsaalaufnahme betreut Sie womöglich jemand anderes als im Kreißsaal. Die Begleitperson ist daher die einzige Konstante während des Aufenthaltes einer Gebärenden in der Geburtsklinik – egal, wie lange es dauert.

Jedoch: Viel mehr Beziehungspartner/innen, als man denkt, wollen bei der Geburt gar nicht dabei sein. Schwangere werden von der Gesellschaft zu der Meinung gedrängt, dass man die Geburt als Paar erleben müsse. »Dein/e Partner/in will nicht bei der Geburt dabei sein? Habt ihr Beziehungsprobleme?« Eine Person, die trotz inneren Widerstandes die Schwangere zur Geburt begleitet, ist häufig unzufrieden und tippt im Kreißsaal, zur Untätigkeit verdammt, auf dem Smartphone herum. Sie streiten sich womöglich und es findet keinerlei Unterstützung statt – im Gegenteil, das Stresslevel wird sogar noch erhöht. Jede Hebamme hat schon erlebt, dass eine Gebärende nach langem Stillstand erst dann das Kind zur Welt bringen konnte, nachdem ihre Begleitperson den Kreißsaal verlassen hatte. Vorher wurde schlicht und ergreifend mit angezogener Handbremse gepresst, weil es der Schwangeren vor ihrer Begleitperson unangenehm war.

Drei Menschen können darunter leiden, wenn die falsche Person die Begleitperson zur Geburt ist: die Schwangere, weil sie sich Sorgen um ihre Begleitperson macht, weil sie nicht unterstützt wird und deswegen (zu Recht) wütend ist. Die Begleitperson, die nicht weiß, was sie machen soll, und weil sie das Miterleben des Geburtsvorgangs möglicherweise belastet. Und schließlich das Kind, weil es unter diesen Umständen oft länger als nötig braucht, um geboren zu werden, und das auch noch in die Arme eines Paares, das gerade nicht miteinander harmoniert.

Nehmen Sie eine Person mit, der Sie vertrauen und zutrauen, dass sie Sie in der Geburtssituation unterstützen kann, aber um die Sie sich nicht kümmern müssen. Es ist fantastisch, wenn diese Person tatsächlich der/die eigene Partner/in ist. Es ist aber für alle Beteiligten genauso fantastisch, wenn das die Mutter, Schwester, Schwägerin, beste Freundin oder der beste Freund ist.

**Für die Begleitperson**

Besprechen Sie mit »Ihrer« Schwangeren viele Wochen vor der Geburt wiederholt, wer aus Ihrer beider Sicht die am besten geeignete Begleitperson zur Geburt ist. Die Meinung hierzu kann sich im Verlauf der Schwangerschaft ändern, am Ende muss aber eine Entscheidung her. Nur wenn sich alle einig sind, dass es sich bei der am besten geeigneten Begleitperson um Sie handelt, kann es zu der Unterstützung und Geburtserfahrung kommen, die Sie sich beide erhoffen.

Klären Sie schon während der Schwangerschaft mit Ihrem Arbeitgeber, wie die betrieblichen oder individuellen Regelungen für den ungewissen Zeitpunkt der anstehenden Geburt sind. Dann ist allen klar, dass Sie irgendwann von einem Tag auf den anderen vielleicht zur Geburt müssen und nicht bei der Arbeit erscheinen können. Gesetzlich ist dies durch das Mutterschutzgesetz geregelt. Weitere Informationen hierzu finden Sie in den »Mutterschafts-Richtlinien« des Gemeinsamen Bundesausschusses und im »Leitfaden zum Mutterschutz« des Bundesministeriums für Familie, Senioren, Frauen und Jugend.

## Die Kommunikation mit anderen Schwangeren und Müttern

*Clara (32) ist genervt von den ständigen Fragen ihrer Kolleginnen, Freundinnen und Familienmitglieder, den anderen Schwangeren aus dem Geburtsvorbereitungskurs und vom Schwangerschaftsyoga, ob sie schon Wehen habe. Nein, die hat sie noch nicht und das ist auch ganz normal so, wie ihr ihre Frauenärztin in der 41. Schwangerschaftswoche mitteilt. »Eigentlich ist die Aufmerksamkeit während der Schwangerschaft ja ganz schön, aber zum Ende hin nervt es einfach nur noch«, meint Clara. »Ständig höre ich außerdem abstruse Horrorgeschichten über Blut und Schmerzen bei der Geburt, ist das eigentlich normal?«*

Zuallererst: Der Mensch ist von Natur aus neugierig. Je näher es in Richtung Geburtstermin geht, umso häufiger werden sich daher die Mitmenschen bei der Schwangeren erkundigen und nachfragen, wann es denn so weit sei, ob sie schon etwas »spüre« und wie es um die Namensfindung stehe. Das kann ganz schön nerven, weil man sich gerade in dieser Zeit ganz auf sich und seine Gedanken und durchaus auch Sorgen konzentrieren möchte. Und vor allem: Man möchte sich nicht verrückt machen (lassen)!

## Tipps zur Kommunikation rund um Schwangerschaft und Geburt

1. Nennen Sie Menschen, denen Sie nicht so nahestehen, einen Geburtstermin, der zwei Wochen nach Ihrem eigentlichen errechneten Geburtstermin (ET)[2] liegt. Denn über 95 Prozent aller Kinder kommen bis zum Abschluss der 42. Schwangerschaftswoche zur Welt. Wenn Sie irgendwann vermehrt Anfragen erhalten, wann es endlich losgehe, ist Ihr Kind ziemlich sicher bereits geboren. Sie können dann antworten: »Unser Baby ist schon da!«
2. Glauben Sie nicht alles, was Sie hören. Es ist mit Sicherheit übertrieben oder hat nichts mit Ihnen zu tun. Wer von uns hat nicht schon die ein oder andere Geschichte aufgepimpt, damit sie sich besser oder dramatischer anhört? »Du hast nur fünf Stunden geschlafen? Ha, ich nur zwei und musste barfuß durch den Schnee zur Arbeit laufen!«
3. Was Sie bei der Geburt erlebt haben, ist Ihre ganz persönliche Erfahrung. Behandeln Sie diese Erfahrung wie ein wunderbares Geheimnis, das niemand verstehen kann außer Sie selbst. Egal, wofür Sie sich entschieden haben und warum.

---

2 *Der »ET« ist nicht etwa der Entbindungstermin, sondern der errechnete Termin. Hier sind 40 Wochen ab dem ersten Tag der letzten Regelblutung um. Statistisch gesehen werden nur vier Prozent der Kinder am Tag des errechneten Termins, also in 40+0 Schwangerschaftswochen, geboren.*

Sagen Sie beispielsweise einfach: »Das war medizinisch notwendig (und das ist meine Sache)!« Diskutieren Sie nicht mit Leuten Dinge, die sie überhaupt nichts angehen – erst recht nicht Ihre Geburt.

4. Teilen Sie das Geheimnis Ihrer Geburt nur mit Menschen, denen Sie vertrauen und denen Ihr Geburtserlebnis wirklich wichtig ist. Überlegen Sie sich, von wem Sie sich konstruktives und gutes Feedback erhoffen können.
5. Schreiben Sie auf, was Ihnen bei der Geburt gefallen und was Ihnen nicht gefallen hat. Für die Vorbereitung auf eine mögliche weitere Geburt haben Sie dann Ihre eigenen Tipps und Tricks in petto.
6. Seien Sie kritisch mit Geburtsberichten im Internet, an deren Ende Sie über einen Link zu der »einzig wahren Lösung für eine ideale Geburt« weitergeleitet und zum Kauf angeregt werden. Das ist häufig reines Marketing.

Übrigens kann man die gesamte Dokumentation der Geburt bei der Klinik anfordern. Ein solches »Geburtsprotokoll« wird von der betreuenden Hebamme während des gesamten Geburtsverlaufs geschrieben, und darin wird jede Situation und Maßnahme detailliert aufgelistet. Das kann manchmal helfen, sich im Nachhinein an Momente der Geburt zu erinnern, die einem selbst nicht mehr präsent sind.

Abschließend möchte ich die schönen Worte teilen, die mir mal eine wunderbare Krankenschwester gesagt hat: »Nicht das, was für Ihre Nachbarin richtig war, ist automatisch auch für Sie richtig. Jeder Mensch hat eine Intuition, und die ist genau richtig. Versuchen Sie ganz für sich allein herauszufinden, was für Sie gut ist und womit Sie sich wohlfühlen.«

## Die Kommunikation mit dem Klinikpersonal

*Francesca (29) erwartet ihr erstes Kind und möchte ein paar Wochen vor ihrem errechneten Geburtstermin wissen: »Wer ist eigentlich für mich während der Geburt zuständig – die Hebamme oder die Ärztin? Wie soll ich richtig mit einer Person kommunizieren, die ich gar nicht kenne?«*

Kennen Sie den Spruch: Reden ist Silber, Schweigen ist Gold? Das mag in vielen Lebenslagen richtig sein, aber es trifft auf gar keinen Fall für die Kommunikation rund um die Geburt zu. Sie sind die Hauptdarstellerin in dem Drehbuch der Geburt Ihres Kindes und die angestellten Hebammen und Ärztinnen der Klinik bezahlte Nebendarstellerinnen. Da sich das Drehbuch für jede Geburt ändert, braucht es viel Kommunikation vor, nach und während der Geburt, damit alle Beteiligten wissen, nach welchem Drehbuch heute gespielt wird. Indem Sie klar formulieren, was Sie wissen möchten, was Sie wollen und nicht wollen, werden Sie wahrgenommen, verstanden und Ihre Wünsche können berücksichtigt werden. Natürlich gehört hierzu ein bisschen Fingerspitzengefühl. Dieses Kapitel bietet Hilfe zur Selbsthilfe in Sachen »Kommunikation mit dem Klinikpersonal«.

Für die Geburt eines Kindes ist es besonders wichtig, dass die werdende Mutter und die betreuende Hebamme ein Team bilden. Ein »Team Baby« sozusagen. Es gibt tausend verschiedene Wege zu der Geburt Ihres Kindes. Ihre Hebamme kennt sie alle, weiß aber nicht, welcher sich für Sie richtig anfühlt und welchen Sie gehen wollen. Geben Sie deswegen immer klares Feedback: »Das ist toll, davon will ich mehr«, »Das ist unangenehm, kann ich aus dieser Position raus?« So kann sich Ihre Hebamme nach Ihren individuellen Bedürfnissen richten.

Manchmal kann es passieren, dass eine Hebamme zwei Frauen parallel bei der Geburt betreut und nicht immer bei Ihnen sein kann und die zuständige Ärztin gerade operiert. Es wird dennoch immer möglich sein, für Sie in einer dringenden Situation alle verfügbaren Kräfte zusammenzutrommeln. Wenn Sie gerade nicht im Fokus der Betreuung stehen, ist das natürlich blöd, aber eigentlich ein sehr gutes Zeichen, weil es bedeutet, dass sich Hebammen und Ärztinnen einig sind, dass es Ihnen und Ihrem Baby gut geht. Wenn Sie sich in einem unbetreuten Moment jedoch unwohl fühlen oder gern jemanden vom Klinikpersonal bei sich hätten, betätigen Sie bitte die Klingel in Ihrem Geburtsraum, dann wird jemand kommen.

In den meisten Kliniken ist es so, dass die Hebammen die vaginalen Geburten selbstständig betreuen. Eine Ärztin sieht eine gesunde Schwangere oft nur einmal bei der Ankunft in der Klinik und dann wieder zur Geburt. In manchen Kliniken gibt es rein von Hebammen geführte Kreißsäle, in denen Ärztinnen nur zu einer Geburt dazukommen, wenn ein Eingreifen notwendig wird. Ihre betreuende Hebamme ist also immer Ihre erste Ansprechpartnerin (auch für Ihre Begleitperson) – aber nicht Ihre einzige.

Sie haben immer die Möglichkeit, eine Ärztin zu sehen und zu fragen, was immer Sie möchten. Sie müssen es lediglich mit diesen einfachen Worten ansprechen: »Ich möchte gern die Ärztin etwas fragen. Ist es möglich, sie zu sprechen?« Bitte haben Sie Verständnis, dass die Ärztin manchmal im OP oder benachbarten Kreißsaal gebraucht wird und erst anschließend zu Ihnen kommen kann.

Für das ärztliche Gespräch ist es sehr sinnvoll, die Fragen vorher aufzuschreiben, weil man sich häufig nicht mehr an alle erinnern kann, wenn die Ärztin tatsächlich da ist.

## Tipps für die Kommunikation mit dem Klinikpersonal

**1. Die freundliche Ansprache**

»Trage ein Lächeln in die Welt und es kommt zu dir zurück.« Die meisten Menschen reagieren auf ein Lächeln mit einem Lächeln.

Auch wenn man verständlicherweise anfangs nervös ist, versuchen Sie, im Erstkontakt freundlich zu sein und zu sagen, wer Sie sind und was Sie möchten, z.B. mit folgenden Worten: »Hallo, mein Name ist Nina Meyer, und ich bin hier, weil die Wehen eingesetzt haben. Können Sie mir weiterhelfen?« In diesem Satz steht alles, was das Gegenüber wissen muss: Name: Nina Meyer, Status: (möglicher) Wehenbeginn, Frage: Wer ist zuständig? Eine Antwort könnte lauten: »Mein Name ist Richard Krüger, und ich bin einer der zuständigen Ärzte. Ich sage gern der Hebamme Bescheid, die Sie zunächst untersuchen und die Herzfrequenz Ihres Kindes mit einem CTG ableiten wird. Anschließend mache ich von Ihrem Kind einen Ultraschall. Herzlich willkommen in unserer Klinik!«

**2. Die eigene Emotion voranstellen**

Es fällt leichter zu verstehen, was für eine Antwort mit einer Frage erzielt wird, wenn man das Gefühl dahinter kennt. Versuchen Sie, Fragen zu vermeiden, die schlicht mit »Ja« oder »Nein« beantwortet werden können. Wenn Sie beispielsweise fragen, »Geht es meinem Kind gut?«, wird die wahrscheinliche Antwort lauten, »Ja«. Was Sie aber wollen, ist eine Erklärung. Die bekommen Sie, wenn Sie Ihre Frage folgendermaßen formulieren: »Ich habe Angst um mein Kind, können Sie mir erklären, wie Sie wissen können, ob es ihm gut geht?« Oder: »Ich bin unsicher, wie es weitergeht. Bitte erklären Sie mir, was passiert und welche Entscheidungen wir jetzt treffen müssen.« Oder auch: »Ich fühle mich unwohl dabei, von Unbekannten angefasst zu werden. Bitte erklären Sie mir vor einer Berührung genau, warum ich untersucht werde und was gerade passiert.«

**3. Frühzeitig kommunizieren**

Es ist ziemlich schlau, Fragen und Unstimmigkeiten früh anzusprechen, bevor der innere Druck steigt und man überreizt und völlig genervt das einfordert, was man vorher noch gar nicht kommuniziert hat; wenn also sozusagen der Druckkochtopf explodiert.

Es gibt Klinikpersonal, das sehr dominant auftritt, viele Ratschläge gibt, aber wenig nachfragt. Das schüchtert ein, und als Patientin traut man sich dann vielleicht nicht zu sagen, dass sich eine Gebärposition oder eine bestimmte Untersuchung unangenehm anfühlt. Dabei schwingt immer der Gedanke mit: »Die weiß ja bestimmt, was für mich richtig ist.« Richtig ist aber das, was sich für Sie richtig anfühlt. Falsch ist, was man nicht versteht und unbequem ist.

Höfliche Zurückhaltung bringt einen leider nicht ans Ziel. Deswegen ist es sinnvoll, früh anzusprechen, was einen stört oder was man möchte: »Ich mag es, wenn es hell/dunkel ist, können wir das Licht an/aus machen?«, »Ich glaube, ich bekomme langsam Hunger. Könnte ich etwas zu essen bekommen?«, »Ich würde demnächst gern zur Toilette gehen, wo ist das bitte möglich?« oder »Ich habe noch ein paar Fragen, wann wäre ein guter Zeitpunkt, sie zu stellen?« Dann kann das Personal entscheiden, wann es die erfragten Dinge arrangieren kann, und es kommt auf keiner Seite zur Drucksituation.

**4. Alle Vorerkrankungen angeben**

Leider werden bestehende Autoimmunkrankheiten, Allergien und Asthma bronchiale sowie die Einnahme von Schilddrüsenmedikamenten, Eisen, Vitaminen immer wieder erst nach wiederholter Nachfrage genannt. Solcherart Informationen sind aber sehr wichtig, um Ihnen im Zweifelsfall schnell und unkompliziert helfen zu können. Ein Diabetes, den eine Schwangere schon ihr Leben lang hat, ist für sie vielleicht das Normalste auf der Welt und wird möglicherweise bei der Frage nach Vorerkrankungen vergessen. Für das Klinikpersonal ist es aber wichtig zu wissen, dass eine mögliche Bewusstlosigkeit auf eine Unterzuckerung zurückzuführen sein kann. Ein bisschen Traubenzucker, et voilà, willkommen zurück bei Bewusstsein! Zudem dürfen bei bestimmten Allergien manche Medikamente, die in der Geburtshilfe verwendet werden, nicht gegeben werden, weil sogenannte Kreuzallergien bestehen können. Hierbei kommt es zu einer allergischen Reaktion auf eine bestimmte Substanz, weil diese chemisch einer anderen ähnlich ist, gegen die bereits eine Allergie besteht.

Sie brauchen sich auch für nichts zu schämen. Hebammen und Ärztinnen haben ziemlich sicher schon alles gesehen und gehört (und gerochen), was man sich vorstellen kann (und darüber hinaus).

Ganz wichtig ist es, auf psychische Belastungen hinzuweisen. Hierzu gehören Depression, Angststörung, Phobie, posttraumatische Belastungsstörung und erlebte sexuelle Gewalt. Eine vaginale Untersuchung kann nämlich als Retraumatisierung empfunden werden. Sprechen Sie mit Ihrer betreuenden Hebamme und Ärztin darüber. Es ist unerlässlich, damit man sich gut um Sie kümmern kann. Die Information wird im Rahmen der ärztlichen Schweigepflicht vertraulich behandelt und nur innerhalb des Personals weitergegeben, damit Sie nicht jedes Mal aufs Neue davon erzählen müssen, wenn das Personal wechselt.

### 5. Das Lob

Mir hat mal eine Patientin erzählt, dass sie jeder Ärztin sage, sie würde sich bei ihr sehr gut aufgehoben fühlen. Es würde dazu führen, dass sich die Ärztin große Mühe gäbe, sich um sie zu kümmern. Und ich gebe zu, würde eine Patientin das zu mir sagen: ich würde ebenfalls nahezu alles tun, damit sie sich weiterhin bei mir so gut aufgehoben fühlt. Es ist im Menschen eben tief verankert, dass er für Lob besonders empfänglich ist – und Kritik erst mal abstreitet.

Natürlich soll jetzt im Umkehrschluss keine Schwangere sagen, dass sie sich gut behandelt fühlt, wenn dem nicht so ist. Dann darf, nein, dann muss man offen darauf hinweisen. Aber wenn etwas gut läuft, tendiert man automatisch dazu, gar nichts zu sagen. Jedoch: Ein kleines Lob kostet kein Geld, keine Zeit und wertschätzt die Menschen um einen herum. Außerdem lässt sich anschließend wunderbar hinzufügen, was man gern hätte: »Vielen Dank für Ihre verständliche Erklärung, was würden Sie denn an meiner Stelle tun?«, »Ich vertraue Ihnen und bin dankbar, dass Sie bei mir sind. Ich würde mir nur wünschen, dass Sie mir immer erklären, was und warum Sie es machen«, »Ich fühle mich bei Ihnen gut aufgehoben. Wäre es möglich, etwas zu trinken zu bekommen?«

## Die Kommunikation des Personals untereinander

*Maren (26) möchte von ihrer Hebamme im Geburtsraum wissen: »Wenn du den Raum verlässt, schaut dann eigentlich jemand auf die Herztöne meines Kindes?«, »Muss ich deiner Kollegin aus dem Spätdienst nochmal alles zu meiner Schwangerschaft erzählen, wenn du Feierabend hast?«, »Die Ärztin ist noch gar nicht vorbeigekommen, weiß die eigentlich, dass ich hier bin?«*

Viele Gebärende teilen diese Fragen und Unsicherheiten während ihrer Zeit in der Geburtsklinik und das ist vollkommen nachvollziehbar. Ich hoffe, dass ich Ihnen an dieser Stelle einige dieser Sorgen nehmen kann.

Tatsächlich wird die mit einem Herzton-Wehen-Schreiber (Kardiotokogramm, abgekürzt: »CTG«) im Geburtsraum aufgezeichnete Herzfrequenz des Babys sowie Puls, Blutdruck und Wehen der Gebärenden dauerhaft auf alle Monitore der Geburtsklinik in Echtzeit übertragen. Es ist praktisch eine 24/7-Liveübertragung der Olympischen Sommer- und Winterspiele gleichzeitig. Seien Sie gewiss, draußen vor den Bildschirmen sitzen begeisterte Fans in Form der diensthabenden Hebammen und Ärztinnen, die jede Kurve der CTG-Ableitung aufmerksam mitverfolgen. Während Sie im Geburtsraum gebären, schwitzen, essen, trinken oder schlafen, sprechen diese Fans, also Hebammen und Ärztinnen, andauernd über die Spielerinnenfakten: Wie jung ist die Schwangere, das wievielte Kind bekommt sie, in welcher Schwangerschaftswoche ist sie, wie sind eventuell vorangegangene Schwangerschaften ausgegangen, gibt es Besonderheiten im Schwangerschaftsverlauf oder in einer Ultraschalluntersuchung, wo sitzt die Plazenta, wie liegt das Baby im Bauch und wie schwer ist es, hat eine Blutuntersuchung auf HIV und Hepatitis und ein Blutzuckertest stattgefunden, bekommt die Schwangere irgendwelche schmerzlindernden, wehenfördernden, -hemmenden oder gar keine Medikamente, wie liegt das Kind im Bauch und wie schwer ist es zuletzt per Ultraschalluntersuchung geschätzt worden, und wie weit ist der Muttermund geöffnet?

Die genaue Dokumentation des Geburtsverlaufs und der Austausch über die Gebärenden und darüber, wie man sie unterstützen kann, erfordert, dass Hebammen und Ärztinnen regelmäßig zusammensitzen und miteinander sprechen. Das passiert mehrmals am Tag: Einerseits während des Dienstes zwischen den verschiedenen Berufsgruppen (Hebammen und Ärztinnen) im Kreißsaalstützpunkt und andererseits innerhalb der jeweiligen Berufsgruppe während einer sogenannten Übergabe beim Schichtwechsel etwa alle acht Stunden von Früh-, auf Spät- auf Nachtdienst. In diesen Übergaben wird über jede Gebärende und ihr Baby, abhängig von der gesundheitlichen Situation, knapp oder ausführlich gesprochen. Deswegen hat auch jede Oberärztin und die Chefärztin von Ihnen gehört und ggf. eine medizinische Einschätzung geäußert oder Anweisung gegeben, obwohl Sie als Schwangere und Ihre Begleitperson im *Geburtsraum* davon überhaupt nichts mitbekommen haben.

## Die Wahl der Geburtsklinik

Eine der wichtigsten Entscheidungen in der Schwangerschaft ist die Frage, wo das eigene Kind zur Welt kommen soll. Statistisch gesehen werden in Deutschland etwa 800.000 Babys jährlich geboren, davon etwa 98,5 Prozent in Kliniken, 1 Prozent in Geburtshäusern und 0,5 Prozent zu Hause oder unterwegs. Anders gesagt: 197 von 200 Frauen bringen ihr Kind in der Klinik, zwei von 200 Frauen in einem Geburtshaus und etwa eine von 200 Frauen geplant oder ungeplant zu Hause (oder im Fahrstuhl, im Taxi, auf einer Hochzeit) zur Welt.

Der häufigste Grund, warum sich Schwangere bewusst entscheiden, nicht in einer Klinik zu gebären, ist die Sorge vor der Geburt in einer »sterilen Krankenhausatmosphäre«. Und das – das möchte ich an dieser Stelle ganz klar sagen – kann ich absolut verstehen! Die meisten Kliniken geben sich allerdings viel Mühe und gestalten ihre Geburtsräume in warmen Farben, nutzen gedämpftes Licht und Duftaromen, kurz: versuchen, eine

Wohlfühlatmosphäre für jede Schwangere und ihre Begleitperson zu schaffen. Das gelingt mal mehr, mal weniger überzeugend. Keine Frage, zu Hause ist es immer noch am schönsten.

### Das Sicherheitsnetz für Mutter und Kind – die Klinikversorgungsstufen

Allerdings schaffen die Geburtskliniken ein Sicherheitsnetz für Mutter und Kind, das es außerhalb von Kliniken nicht gibt. Auch wenn es manchmal verdrängt wird: Die Geburt ist für Baby und Schwangere einer der gefährlichsten Momente im Leben. Frauen und Kinder auf der ganzen Welt überleben eine Geburt nicht immer. Es ist ein hart erkämpfter medizinischer Erfolg, dass in unserer unmittelbaren Umgebung von der Krankenkasse finanzierte Kliniken Tag und Nacht für eine sichere Geburt zur Verfügung stehen. Für den Fall, dass es zu einer Komplikation kommt, sind in einer Geburtsklinik Mutter und Kind an einem Ort, wo sie innerhalb kürzester Zeit Hilfe in vollem Umfang und mit großer Personenzahl erwarten können. Wenn eine Geburt zu Hause »schiefgeht«, benötigt man spezialisierte Einsatzkräfte – insbesondere, wenn das Neugeborene notversorgt werden muss. Eine spezialisierte Kinderärztin (Neonatologin) ist jedoch nicht so flächendeckend und jederzeit verfügbar, sodass häufig entscheidende Minuten verlorengehen, bis qualifizierte Hilfe vor Ort ist. Gebärende können weder bei einer Hausgeburt noch in einem Geburtshaus bei starken Geburtsschmerzen eine Periduralanästhesie (PDA) zur Linderung erhalten. Auch ganz ohne Notfall geht dann wertvolle Zeit verloren, bis erlösende medizinische Schmerzlinderung in der Klinik zur Verfügung steht. Das kann für die Gebärende und ihre Begleitperson psychisch sehr belastend sein, manchmal auch noch für lange Zeit nach der Geburt (s. Kapitel »Babyblues und Wochenbettdepression«, Seite 221).

Selbst wenn eine Schwangere bereit ist, für sich selbst das Risiko einer Hausgeburt zu tragen, muss an das Interesse des Kindes gedacht werden, unter den möglichst sichersten Umständen zur Welt zu kommen.

Bei den Kliniken gibt es aber nicht nur Unterschiede in Atmosphäre und Nähe zum eigenen Zuhause, sondern auch beim medizinischen Versorgungsstandard. Viele Schwangere wissen nicht um diese Unterschiede, und es ist auch extrem schwierig, etwas darüber herauszufinden. Daher möchte ich an dieser Stelle einen Einblick in die verschiedenen Versorgungsstufen anhand ihrer Spezialisierung von Level IV, am wenigsten spezialisiert, bis Level I, am meisten spezialisiert, geben.

**Klinikversorgungsstufen**

**Versorgungsstufe IV – reine »Geburtsklinik«**

Es handelt sich um eine Klinik, in der ausnahmslos unkomplizierte Schwangerschaften von gesunden Frauen mit reifen Kindern ab 37+0 Schwangerschaftswochen ohne Vorerkrankungen betreut werden sollen. Es ist immer eine Assistenzärztin im Dienst, aber keine Präsenz einer Fachärztin für Geburtshilfe erforderlich. Eine Fachärztin kann nachts von zu Hause hinzugerufen werden. Es ist keine Kinderklinik angeschlossen. Falls eine schwerwiegende Erkrankung oder Komplikation bei Mutter oder Kind abzusehen ist, muss eine sofortige Verlegung in eine Klinik mit höherem Versorgungsstandard erfolgen.

In dieser Klinikklasse gebären angemeldete und gesunde Frauen, deren Schwangerschaft keinerlei Besonderheit oder Auffälligkeit, wie z.B. einen Schwangerschaftsdiabetes oder eine kindliche Fehlbildung, aufweist. Sollte sich eine Frühgeburt abzeichnen oder nach der Geburt das Kind ärztlich versorgt werden müssen, wird eine Erstversorgung durch die Hebamme und Assistenzärztin für Geburtsmedizin gewährleistet, bis eine Verlegung der Schwangeren oder des Kindes in eine spezialisiertere Klinik erfolgt ist. Hierbei werden häufig Mutter und Kind zunächst voneinander getrennt.

**Versorgungsstufe III – »Klinik mit perinatalem Schwerpunkt«**
Hier werden Schwangere ab 32+0 (manchmal auch 34+0) Schwangerschaftswochen und einem zu erwartenden Geburtsgewicht des Kindes von mehr als 1500 g betreut. An solch eine Klinik ist eine Kinderklinik angeschlossen. Es ist immer eine Assistenzärztin im Dienst, zudem befindet sich eine Fachärztin für Geburtsmedizin im Hintergrund (in der Regel schläft diese Ärztin in der Klinik). Es ist keine dauerhafte Anwesenheit einer Kinderärztin in den Geburtsräumen erforderlich, diese muss aber innerhalb von zehn Minuten zur Verfügung stehen können (in der Regel schläft diese Ärztin nachts ebenfalls in der Klinik). Einfache Komplikationen können hier problemlos behandelt werden, ansonsten muss eine Verlegung der Schwangeren oder ihres Kindes in eine Klinik mit höherem Versorgungsstandard erfolgen.

Eine Neugeborenen-Intensivstation steht in einer Klinik mit perinatalem Schwerpunkt meistens nicht zur

Verfügung. Kinder, die vor 32+0 Schwangerschaftswochen oder mit weniger als 1500 g Geburtsgewicht zur Welt kommen, müssen verlegt werden.

**Versorgungsstufe II – »Perinatalzentrum Level II«**

Eine Klinik mit dieser Versorgungsstufe kann Hochrisikoschwangerschaften ab 29+0 Schwangerschaftswochen und einem zu erwartenden Geburtsgewicht des Kindes von mehr als 1250 g betreuen. Die ärztliche Leitung der Klinik erfolgt durch eine Fachärztin für Geburtsmedizin mit der Spezialisierung auf Perinatalmedizin. Es ist immer eine Assistenzärztin im Dienst, zudem ist permanent eine Fachärztin für Geburtshilfe im Hintergrund präsent (in der Regel schläft diese Ärztin nachts in der Klinik).

Es gibt eine Neugeborenen-Intensivstation mit dauerhafter Präsenz einer Assistenzärztin für Kinderheilkunde im Vordergrund. Außerdem besteht Rufbereitschaft einer Fachärztin für Kinderheilkunde mit der Spezialisierung auf Neugeborenenmedizin (in der Regel schläft diese Neonatologin nachts zu Hause, sofern sie nicht zu weit von der Klinik entfernt wohnt).

Die meisten Komplikationen können hier problemlos behandelt werden, ansonsten muss eine Verlegung der Schwangeren oder ihres Kindes in ein Perinatalzentrum Level I erfolgen. Ebenfalls muss eine Verlegung bei Schwangeren mit Frühgeburtsbestrebungen vor 29+0 Schwangerschaftswochen erfolgen.

**Versorgungsstufe I – »Perinatalzentrum Level I«**

In einer solchen Klinik erfolgt die medizinische Versorgung aller Schwangerschaftswochen, bei auffälligem Schwangerschaftsverlauf oder schwerer Erkrankung der Schwangeren und/oder des Babys. Es ist mindestens eine Assistenzärztin immer im Vordergrunddienst, zudem eine Fachärztin für Geburtshilfe im Hintergrund permanent präsent (diese Ärztin schläft nachts in der Klinik). Die ärztliche Leitung der Klinik erfolgt durch eine Fachärztin für Geburtsmedizin mit der Spezialisierung auf Perinatalmedizin. Es gibt eine Neugeborenen-Intensivstation mit dauerhafter Präsenz mindestens einer Assistenzärztin für Kinderheilkunde im Vordergrund und einer Fachärztin für Kinderheilkunde mit der Spezialisierung auf Neonatologie im Hintergrund (diese Ärztin schläft nachts in der Klinik oder kann innerhalb kürzester Zeit von zu Hause hinzugerufen werden).

In dieser Klinikklasse gebären weiterhin überwiegend Frauen mit unauffälligem Schwangerschaftsverlauf, ebenso werden jedoch auch Mehrlingsschwangerschaften, kranke Schwangere und Neugeborene (z.B. mit einem Herzfehler) sowie vaginale Geburten aus fetaler Beckenendlage auf höchstem Standard betreut. Abzusehende schwerwiegende Komplikationen gehören hier behandelt und werden nicht weiter verlegt.

Entscheidend für die Versorgungsstufe einer Geburtsklinik ist also die Frage, ob es eine Neugeborenen-Intensivstation gibt und wie hoch die Qualifikation des permanent zur Verfügung stehenden Personals ist. Falls Komplikationen während oder nach der Geburt auftreten, muss eventuell eine Verlegung der Schwangeren oder des Neugeborenen in eine Klinik mit höherer Versorgungsstufe erfolgen, um eine adäquate Behandlung gewährleisten zu können. Die höchste medizinische Versorgungsstufe bietet ein Perinatalzentrum Level I. Dafür ist meistens viel los und unkomplizierte Geburten können häufiger den Nachrang gegenüber Notfällen haben.

Zudem gibt es von Klinik zu Klinik viele verschiedene Angebote und unterschiedlichste Ausstattungen. Fragen Sie Frauen in Ihrem Bekanntenkreis, die ähnliche Vorstellungen von der Geburt haben, nach ihren Erfahrungen und Empfehlungen. Nehmen Sie die Informationsangebote der umgebenden Kliniken wie zum Beispiel Kreißsaalführungen und Infoabende wahr, und machen Sie sich eine Liste mit Dingen, die Ihnen für die Geburt wichtig sind.

Am Ende ist es Ihre ganz persönliche Entscheidung, wo Sie gebären möchten. Wenn mehrere Kliniken in Ihrer Wohnortnähe nach objektiven Kriterien für Sie zur Auswahl stehen, entscheiden Sie intuitiv, wo Sie sich nach den erhaltenen Informationen oder einem Beratungsgespräch vor Ort am wohlsten fühlen.

## Die Geburtsanmeldung und die Geburtsplanung

Um in einer Klinik zu gebären, muss man sich dort vorher anmelden. Das passiert im Rahmen eines Gesprächstermins mit einer Klinikhebamme vor Ort oder per Videotelefonat. Während dieser Geburtsanmeldung wird eine Anamnese erhoben, Ihre persönlichen Daten werden registriert und Ihre Fragen in Ruhe besprochen. Dabei wird grundsätzlich davon ausgegangen, dass Sie vaginal gebären möchten. Falls es keinerlei Auffälligkeiten im Schwangerschaftsverlauf gibt, sieht man sich dann erst mit Blasensprung, regelmäßigen Wehen oder bei Überschreitung des errechneten Geburtstermins wieder, hierzu später mehr. Falls Sie als Geburtsmodus auch einen geplanten Kaiserschnitt in Betracht ziehen oder sich hierüber informieren lassen möchten, bei Besonderheiten im Schwangerschaftsverlauf oder bei eventuellen Vorerkrankungen wird zusätzlich ein weiterer Termin mit einer Klinikärztin vereinbart zur Geburtsplanung. Bei diesem Termin findet immer eine Ultraschalluntersuchung durch eine Ärztin statt und es wird der Geburtsmodus besprochen und festgelegt; das kann weiterhin die vaginale Geburt sein, aber auch ein geplanter Kaiserschnitt oder der Versuch einer vaginalen Geburt mit einer großzügigen Sectioindikation, sollte es zu Auffälligkeiten während der Geburt kommen. Mehr Informationen hierzu finden Sie weiter hinten im Buch unter »Der primäre Kaiserschnitt« (Seite 241). Bitte bringen Sie zu diesem Termin eine Überweisung von Ihrer Frauenärztin, Ihren Ausweis, Mutterpass sowie Ihre Gesundheitskarte und sämtliche Arztbriefe und Dokumente zu Ihrer Gesundheit mit.

Einige Kliniken wünschen, dass Sie sich schon ab der 25. Schwangerschaftswoche zur Geburt anmelden, andere werden bei einem Anruf zu diesem Zeitpunkt entsetzt sagen:

»Was? Jetzt schon?! Rufen Sie bitte noch mal ab der 35. Schwangerschaftswoche an.«

Klären Sie früh in der Schwangerschaft mit einem Anruf im Kreißsaal oder einer E-Mail an die Klinik Ihrer Wahl, wann Sie dort einen Termin zur Geburtsanmeldung vereinbaren sollen, dann sind Sie auf der sicheren Seite und können sich den Zeitpunkt im Kalender eintragen. Sollten Sie sich über die verschiedenen Geburtsmodi aufklären lassen wollen, fragen Sie bitte explizit zusätzlich nach einer Geburtsplanung mit einer Ärztin.

## Die Plan-B-Klinik

Es kann passieren, dass eine Geburtsklinik genau in dem Moment der einsetzenden Geburt oder einer Krankenhauseinweisung durch die Frauenärztin vollständig belegt ist, auch wenn Sie sich rechtzeitig für die Geburt angemeldet haben. Denn natürlicherweise lässt sich der Geburtszeitpunkt nicht planen. Die Klinik kann Sie dann nicht annehmen.

Verständlicherweise sind werdende Eltern häufig sehr enttäuscht, wenn ihre Wunschklinik keine Kapazität für sie hat. Dann kommt häufig die Frage auf: »Können Sie mich denn nicht einfach zusätzlich aufnehmen?« Seien Sie sicher, dass Ihre Wunschklinik Sie nur an eine andere Klinik überweist, wenn das Personal und die Geburtsräume ausgelastet sind. Regional gibt es dabei sehr große Unterschiede, wie häufig Schwangere verlegt werden müssen – das variiert von »extrem selten« bis zu »täglich«.

Die Geburtsklinik, die Sie abweist, ist dafür zuständig, dass Sie in eine andere Klinik mit ausreichender Kapazität verlegt werden. Ihre Wünsche werden jedoch gern berücksichtigt. Daher sollten Sie mindestens eine weitere Klinik als Alternativplan B aussuchen, in die Sie im Fall der Fälle verlegt werden möchten. Ihre Ärztin wird dann zuerst dort anrufen, um die Aufnahmekapazität zu erfragen.

Sollte die Geburt nicht mehr aufzuhalten sein, wird selbstverständlich keine Schwangere mehr verlegt, sondern vor Ort unterstützt – manchmal kann das auch improvisiert in einem Vorwehen- oder Untersuchungszimmer stattfinden. Gibt es anschließend kein Bett mehr auf der Mutter-Kind-Station, kann selten auch nach der Geburt noch eine Verlegung auf die Mutter-Kind-Station einer anderen Klinik erfolgen.

### Werdende Hebammen und Medizinstudierende

Wenn Sie gefragt werden sollten, ob noch jemand mit zur Geburt dazukommen darf, handelt es sich in der Regel um werdende Hebammen und/oder Medizinstudierende. Es ist Teil ihrer Ausbildung, den Beginn des Lebens – die Geburt – kennenzulernen. Darum ist es eine wundervolle Großzügigkeit, wenn Sie es diesen Menschen ermöglichen, bei Ihrer Geburt dabei zu sein. Falls Sie aber niemanden dabeihaben möchten oder sich im Verlauf der Geburt umentscheiden, ist auch das völlig in Ordnung. Sprechen Sie einfach ganz offen mit Ihrer Hebamme oder Ihrer Ärztin darüber.

## Der Weg in die Geburtsklinik

### Die Packliste

Es gibt bereits hunderte detailreicher Packlisten für werdende Eltern, die hier nicht übertroffen werden können. Von ärztlicher Seite hier nur zwei zusätzliche Tipps:

Niemand weiß, wann die Geburt beginnt. Daher sollte ein leichter Handgepäckskoffer zum Ziehen gepackt werden, der zu jedem Zeitpunkt ab der 34. Schwangerschaftswoche zur Abreise bereitsteht. Denn viele Schwangere haben zwar eine fertige Packliste, aber nichts gepackt - oder einen riesigen Koffer. Wenn es losgeht, hat man aber wahrlich Besseres zu tun, als zu gucken, ob noch genug frische Socken in der Schublade sind, oder wie man den schweren Koffer überhaupt bewegt bekommt.

Ein Zettel sollte auf der Tasche liegen, mit den Dingen, die vorher nicht eingepackt werden konnten, die aber mitmüssen, wie z.B. der Mutterpass, ärztliche Briefe und Ultraschalldokumente, der Ausweis und die Gesundheitskarte. Auch die Begleitperson und andere nahestehende Menschen sollten wissen, wo diese wichtigen Dokumente sind - am besten heftet man alles zusammen in einem Ordner ab –, falls es von irgendwo unterwegs direkt in die Geburtsklinik gehen muss. Alles, was dann noch fehlt, kann jemand anderes problemlos später in die Klinik nachbringen.

## Hit-Checkliste an Dingen, die wichtig sind, aber oft vergessen werden

- [ ] **Arztbriefe und Ultraschallergebnisse:** Fotografieren Sie alle Dokumente ab, die sich während der Schwangerschaft angesammelt haben, aber auch ehemalige Arztbriefe und Dokumente zu Ihrer Gesundheit vor der Schwangerschaft. Da steht häufig mehr drin, als Sie vielleicht glauben oder für Sie selbst interessant ist.

Den Ärztinnen genügen diese digitalen Dokumente erst mal völlig, wenn benötigt, kann ein Original nachgereicht werden.

- ☐ **Shampoo, Zahnbürste und -creme:** Eine zweite Ration kaufen und ab in die Tasche.
- ☐ **Ladekabel fürs Handy und Kopfhörer:** Das vergisst gefühlt eine von fünf Schwangeren.
- ☐ Niemand, wirklich niemand will (und sollte) freiwillig barfuß oder mit Socken im Krankenhaus herumlaufen. **Schlappen** sind die Lösung. Ein warmes Paar Noppensocken für die Geburt ist auch sehr sinnvoll, vor allem für eine gute Bodenhaftung im Entbindungsbett.
- ☐ **Bademantel oder lange Strickjacke:** zum Überwerfen sehr praktisch, um mal kurz von A nach B zu gehen.
- ☐ **Ohrstöpsel und Schlafbrille:** Im Krankenhaus ist immer viel los, die Bettnachbarin schnarcht vielleicht, und es gibt häufig keine Verdunklungsvorhänge.
- ☐ **Snacks und eine kleine Flasche Lieblingsgetränk:** Man bekommt Essen und Wasser in der Klinik, für zwischendurch ist aber ein Müsliriegel und ein süßer Schluck Cola oder Apfelsaft manchmal Erlösung pur.
- ☐ **KEINE WERTSACHEN:** Wo viele Menschen sind, wird viel gestohlen, darum Armbanduhr, Schmuck und Laptop bitte zu Hause lassen.
- ☐ **Musikbox** für die Lieblingsmusik während der Geburt.
- ☐ **Elektrische Kerzen:** Sie können nach Sonnenuntergang angenehmes Licht verbreiten –

echte Kerzen sind aus Brandschutzgründen leider nicht erlaubt.

- [ ] Entscheiden, ob bereits vor der Geburt **Kolostrum** (Vormilch) abgepumpt werden soll (s. Kapitel »Stillen« und »Abstillen«, Seite 201+209).
- [ ] Entscheiden, ob Vorbereitungen für eine Spende oder Einlagerung von **Nabelschnurblut** getroffen werden sollen (s. Kapitel »Die Durchtrennung der Nabelschnur und die Verwendung von Nabelschnurblut«, Seite 150).

Damenbinden, Bettzeug und die berühmten Krankenhaushemden bekommt man kostenfrei immer frisch und sauber, so viele man möchte. Die Krankenhaustextilien werden mit egal welcher Verschmutzung bei 90°C parfumfrei, professionell gereinigt (geeignet für Allergikerinnen) und müssen nicht im Schmutzwäschesack mit nach Hause genommen werden. Ob man sie nutzen will oder lieber die eigenen Sachen in der Klinik anzieht, bleibt jeder Schwangeren selbst überlassen. Viele Kliniken stellen kostenfrei Handtücher, manche Kliniken bitten Schwangere, ihre eigenen zum Abtrocknen des Körpers und als Unterlage für die Untersuchungsliege mitzubringen – bitte vorher erfragen.

Weitere Checklisten für Behördengänge und administrative Vorgänge vor und nach der Geburt werden vom Bundesministerium für Familie, Senioren, Frauen und Jugend auf ihrer Internetseite familienportal.de unter dem Stichwort »Checklisten rund um die Geburt« zur Verfügung gestellt.

### Der Transport in die Klinik

Normalerweise geht es gemächlich los mit der Geburt. Darum ist auch keine Eile geboten, um in die Klinik zu kommen. Fahrrad, (Straßen-)Bahn, Car-Sharing-Wagen und auch das eigene Auto sind für alle Lebenslagen geeignet, nicht aber für den Weg ins Krankenhaus. Denn einmal möchte die Schwangere bestimmt nicht in den öffentlichen Verkehrsmitteln sitzen, wenn die Wehen richtig losgehen oder gar ein Blasensprung erfolgt, und dann sind aufgeregte Väter und Mütter auch keine zuverlässigen und umsichtigen FahrerInnen, sondern sollten lieber alle Konzentration auf sich selbst richten. Man kann vorher Nachbarn oder Freundinnen organisieren, die einen fahren können. Ansonsten sollte man sich einfach mal ein Taxi gönnen, um zur Klinik zu gelangen. Bei einem Blasensprung kann es allerdings zur Verunreinigung von Sitzpolstern kommen, die Reinigung muss man dann bezahlen.

**Tipp eines befreundeten Ehepaars**

Bereiten Sie einen aufgeschnittenen Müllsack vor, den Sie auf die Rückbank legen, darüber ein großes Badehandtuch. Darauf kann sich die Schwangere setzen. Das ist saugfähig, günstig, einfach – perfekt.

### Der Weg durchs Kliniklabyrinth

Abschließend sei gesagt: Fast alle Kliniken sind wie ein Labyrinth angelegt. Nicht, um bewusst Patientinnen zu verwirren, sondern weil alle zehn Jahre ein Gebäudeteil drangebaut oder abgerissen wird und dadurch die initial perfekt geplanten

Laufwege zunichtegemacht wurden. Ich habe aufgehört zu zählen, wie oft ich mich schon in der eigenen Klinik verlaufen habe. Weil ich eine schwangere Patientin auf einer anderen Station visitieren sollte (z.B. in der Orthopädie, weil sie sich das Bein gebrochen hatte), bin ich schon zweimal bei der Mülltrennung im Keller gelandet …

Nutzen Sie einen sonnigen Tag während des zweiten Schwangerschaftsdrittels, um den Weg von zu Hause nicht nur zum Eingang der Klinik, sondern bis zur Tür der Kreißsaalaufnahme abzulaufen. Wo klingelt man eigentlich, wenn man nachts mit Wehen zum Kreißsaal will? – Das sollten Sie wissen.

### Im Notfall mit Blaulicht

Im Notfall bringt ein Rettungswagen Mutter und Kind in der Regel immer zur nächstgelegenen Geburtsklinik, nicht unbedingt zur Geburtsklinik der eigenen Wahl. Nennen Sie in einem solchen Fall der Rettungssanitäterin dennoch Ihre Wunschklinik, vielleicht ist diese fast genauso weit weg wie die nächstgelegene und Sie werden dorthin gefahren.

# II Die Geburt

## Der Geburtsbeginn – ab wann soll man in die Klinik?

In der Regel beginnt die Geburt entweder mit dem Einsetzen von Wehen oder mit einem Blasensprung. Starten wir mit dem, was in der öffentlichen Wahrnehmung (und im Film) ein klarer Startschuss für eine Geburt ist.

### Der Blasensprung

*Lara (27) wacht in der 39. Schwangerschaftswoche mitten in der Nacht in einem feuchten Bett auf. Sie fragt sich, ob die Flüssigkeit Fruchtwasser sein könnte. Was sollte es schließlich sonst sein? Sie ruft in ihrer Geburtsklinik an. Die Hebamme am Telefon fragt, welche Farbe die Flüssigkeit habe. Auf dem weißen Bettlaken ist keine Farbe auszumachen. Die Hebamme beruhigt sie, es sei schon mal sehr gut, dass die Flüssigkeit nicht rot oder grün sei. Es könne sich um Fruchtwasser, aber auch um Urin oder Vaginalsekret handeln. In aller Ruhe solle Lara ihre Kliniktasche zusammenpacken und für eine Untersuchung in die Kreißsaalaufnahme kommen. Na gut, denkt sie, dann mal raus aus den (nassen) Federn.*

Ein Ungeborenes befindet sich in der Fruchtblase, diese besteht aus den elastischen weißen Eihäuten, die man sich wie eine Art

Frischhaltefolie vorstellen kann. Diese robuste Hülle schützt, zusammen mit dem (in der Schwangerschaft geschlossenen) Gebärmutterhals, das Baby vor Keimen von außen, z.B. aus der Vagina. Gegen Ende der Schwangerschaft kommt es dann zu Scherkräften, die früher oder später zum Einreißen der Haut führen, dem sogenannten Blasensprung. Abhängig von dem Zeitpunkt dieses Ereignisses spricht man vor 37+0 Schwangerschaftswochen von einem frühen vorzeitigen Blasensprung. Etwa eine von zehn Schwangeren hat einen vorzeitigen Blasensprung (acht bis zehn Prozent), von dem man spricht, wenn er ab der 38. Schwangerschaftswoche bis vor dem Einsetzen der Geburtswehen eintritt. Wenn die Fruchtblase erst nach Einsetzen der Wehen, aber noch vor der Austrittsphase springt, bezeichnet man das als frühzeitigen Blasensprung, und ab der Austrittsphase spricht man von einem rechtzeitigen Blasensprung. Ganz schön verwirrend, diese Blasensprünge!

| **Blasensprung** | **Zeitpunkt** |
|---|---|
| **früher vorzeitiger Blasensprung** (häufig im Arztbrief mit PPROM abgekürzt – Preterm Premature Rupture of Membranes) | vor der 38. Schwangerschaftswoche |
| **vorzeitiger Blasensprung** (häufig im Arztbrief mit PROM abgekürzt – Premature Rupture of Membranes) | ab der 38. Schwangerschaftswoche bis zum Einsetzen der Wehen |
| **frühzeitiger Blasensprung** | ab dem Einsetzen der Wehen bis zur Austrittsphase |
| **rechtzeitiger Blasensprung** | ab der Austrittsphase bis zur Geburt |

Wiederum abhängig davon, wo ein Blasensprung sitzt, macht es manchmal »Platsch« wie im Film. Dann nämlich, wenn diese Stelle genau vor dem inneren Muttermund liegt und sofort alles über den Gebärmutterhals ablaufen kann, steht/liegt/sitzt die Schwangere im Fruchtwasser. Viel häufiger ist aber der Blasensprung an anderer Stelle: links, rechts oder oben in der Fruchtblase. Und das ist dann eher wie ein Fahrradreifen, der auch nur im seltensten Fall mit einem »Puff« alle Luft auf einmal verliert, sondern zumeist nach und nach und fast unbemerkt. Man verlässt am Morgen das Haus, um zur Arbeit zu radeln, aber der Reifen, der gestern noch prall gefüllt war, ist platt, weil er die ganze Nacht über langsam Luft verloren hat. So wachen viele Frauen in einem feuchten Bett auf, ohne von diesem »hohen Blasensprung« wach geworden zu sein.

**Woher weiß man, ob es ein Blasensprung ist?**
Es ist nicht so einfach, festzustellen, ob es sich um einen Blasensprung handelt, denn es gibt drei Flüssigkeiten, die aus der Vagina laufen können: Fruchtwasser, Urin und Vaginalsekret.

**Unterschied Vulva – Vagina**
Die Vulva ist das äußere, sichtbare Genital der Frau und umfasst die Vulvalippen, die Klitoris und den Vaginalvorhof, wo die Harnröhre und der Eingang zur Vagina enden.

Die Vagina ist Teil des Geburtskanals, der den Vaginaleingang (Introitus vaginae) mit der Gebärmutter verbindet. Vagina ist lat. und bedeutet »Scheide« auf Deutsch.

Vaginalsekret wird durch die Drüsen in der Vagina dauerhaft produziert, mal mehr, mal weniger. Gerade wenn die Drüsen mal (viel) mehr Sekret produzieren und dieses aus der Vagina austritt, kann das einem Blasensprung täuschend ähnlich sein. In diesem Sekret befinden sich Milchsäurebakterien (Döderlein-Lactobazillen), die das sogenannte Vaginalmilieu sauer halten (pH-Wert 3,8 bis 4,4), sodass Keime aus dem Darm und von der Haut abgetötet werden. Will man wissen, ob es sich um Vaginalsekret handelt, kann die Hebamme in der Klinik einen pH-Streifen in die Vagina halten. Zeigt der ein saures Vaginalmilieu an, liegt eher kein Blasensprung vor.

Kommen wir zum Urin. Bei Schwangeren drückt der vorangehende kindliche Körperteil (meistens der Kopf) mit zunehmendem Schwangerschaftsalter direkt auf die Harnblase. Hinzu kommt, dass je größer das Kind ist, die Harnblase desto weniger Platz hat und sich schon kräftig gefüllt anfühlt, obwohl noch gar nicht so viel drin ist. Deswegen müssen hochschwangere Frauen auch andauernd auf die Toilette gehen. Manchmal übersteigt der vom Baby erzeugte Druck auf die gefüllte Harnblase den Widerstandsdruck der Harnblasen-Schließmuskulatur, und unfreiwillig läuft Urin ab. Passiert das zum Ende der Schwangerschaft zum ersten Mal, lässt sich das sehr gut mit einem Fruchtwasserabgang verwechseln. Entleert man nach dem fraglichen Urinabgang anschließend vollständig die Harnblase und es läuft nichts nach, wird es am ehesten Urin gewesen sein, denn das Fruchtwasser würde nach einem Blasensprung weiterhin immer mal wieder ablaufen.

Passiert solch unkontrollierter Urinabgang zum Ende der Schwangerschaft häufiger, bekommt man in der Regel ohnehin ein Gefühl dafür, ob es sich eher wieder um Urin handelt oder diesmal vielleicht wirklich um Fruchtwasser.

Versuchen Sie, die Blase gar nicht erst voll werden zu lassen, sondern nach der Uhr tagsüber zur Toilette zu gehen, z.B. alle zwei bis drei Stunden. Ist die Harnblase leer, kann das Kind auch keinen Urin herausdrücken. Läuft dann zum Ende der Schwangerschaft bei entleerter Harnblase Flüssigkeit aus der Vagina, ist es höchstwahrscheinlich Fruchtwasser.

Bei bestehender Unsicherheit kann uns auch der pH-Wert leider nicht helfen, denn der von Urin ist mit 5,0 bis 7,0 nah dran an dem von Fruchtwasser, der in der Regel über 6,5 liegt. Zeigt der pH-Streifen an, dass das Vaginalmilieu nicht mehr sauer, sondern neutral oder sogar basisch (das Gegenteil von sauer) ist, sollte man das in der Klinik also abklären lassen.

Fruchtwasser sieht häufig etwas weißlich-zartrosafarben aus und kann leicht süßlich riechen. Das erkennen Sie jedoch nicht anhand von ein paar Tropfen in der Toilette, sondern nur in einer weißen Vorlage in der Unterhose, wenn mindestens ein Schnapsbecher voll herausgelaufen ist.

### Wann bei einem Blasensprung Vorsicht geboten ist

Wie gesagt, normalerweise ist ein Blasensprung kein Grund zur Sorge. Den gibt es gegebenenfalls, wenn die Flüssigkeit, die aus der Vagina läuft, eine grünlich-bräunliche Farbe hat. Denn das kann bedeuten, dass das Kind im Bauch Stress hat. Wenn wir selbst gestresst sind, z.B. vor einer Prüfung, sagt der Körper: »Alles raus, was keine Miete zahlt«, und wir müssen Stuhlgang absetzen. Gleiches gilt für ein Kind im Mutterleib. Eigentlich setzt es den ersten Stuhlgang (auch Mekonium oder Kindspech genannt) erst bis zu 48 Stunden nach der Geburt ab. Wenn es aber vorher gestresst ist, kann es sein Geschäft durchaus auch schon mal ins Fruchtwasser erledigen. Fruchtwasser gemischt mit Mekonium sieht grünlich aus. Abhängig vom Verhältnis von Fruchtwasser zu Mekonium ist es eher grünlich tingiert und flüssig oder deutlich grün und mit einer dicklichen Konsistenz, fast wie Erbsenbrei. In diesem Fall sollten Sie bitte zeitnah, aber ohne Panik in die Klinik fahren, weil die Stressursache für das Kind abgeklärt werden sollte.

Ist das Fruchtwasser eindeutig rot, wählen Sie die 112 und lassen sich vom Rettungsdienst umgehend in die Klinik transportieren. Es kann sich nämlich um Blut handeln, das mit Fruchtwasser vermischt ist. Dann muss die Blutungsursache unbedingt abgeklärt werden, denn das kann von einer wahrscheinlich harmlosen Zeichnungsblutung zeitgleich zum Fruchtwasserabgang bis zur seltenen vorzeitigen Plazentalösung alles bedeuten, zu beidem später mehr.

Ab einem Blasensprung besteht für die Schwangere und ihr Baby eine erhöhte Infektionsgefahr. Denn das abfließende Fruchtwasser neutralisiert das saure Vaginalmilieu, sodass Haut- und Darmbakterien über das ablaufende Fruchtwasser wie mit einer Strickleiter zum Baby aufsteigen und die Fruchthöhle infizieren können. Das wird auch als »Triple I« bezeichnet und ist hier nachzulesen: »Die Infektion der Fruchthöhle«, Seite 287. Um dies auszuschließen, wird ab Blasensprung zwar keine Eile, aber die zeitnahe Vorstellung in der Geburtsklinik empfohlen. Falls dort keine Infektionszeichen festgestellt werden, die Herztöne des Kindes unauffällig sind und die Schwangere es wünscht, kann sie den natürlichen Wehenbeginn zunächst für 24 Stunden zu Hause abwarten, das regelt jede Klinik eigenständig. Bei einem solchen ambulanten Management muss aber gewährleistet sein, dass die Schwangere selbstständig in regelmäßigen Zeitabständen mögliche Infektionszeichen wie eine ansteigende Körpertemperatur untersucht und sich für eventuelle Blutentnahmen in der nahegelegenen Klinik wieder vorstellt. Wer sich unsicher fühlt oder bei wem

Untersuchungsergebnisse gegen ein ambulantes Management sprechen, wird stationär aufgenommen. Das erklärt Ihnen aber noch mal genau das Klinikpersonal, wenn es so weit ist.

Ab einem gesicherten Blasensprung sind Hebammen und Ärztinnen mit der vaginalen Untersuchung des Geburtsfortschritts darum auch zurückhaltend, da hierdurch die Haut- und Darmbakterien von der Vulva über die Vagina hoch in Richtung Kind geschoben werden. Mit jeder vaginalen Untersuchung nach Blasensprung steigt eindeutig das Infektionsrisiko an.

**Der starke Impuls für den Wehenbeginn**

Der Blasensprung ist ein starker Reiz für den Körper, um selbst regelmäßige Wehen auszulösen. Diesen natürlichen Mechanismus kann man ganz in Ruhe abwarten, währenddessen langsam Sachen packen, losfahren und in der Klinik abklären lassen, ob es sich tatsächlich um Fruchtwasser handelt. Das kann im Zweifelsfall mithilfe einer Spekulumuntersuchung und neben dem angesprochenen pH-Streifen zusätzlich durch spezielle Biomarker-Tests erfolgen, die im Vaginaleingang nur Eiweiße nachweisen, die im Fruchtwasser vorkommen.

Natürlicherweise kommt es bei sechs von zehn vorzeitigen Blasensprüngen (64 Prozent) innerhalb von 24 Stunden nach Blasensprung zu einem spontanen Wehenbeginn (bei 88 Prozent innerhalb von 48 Stunden). Da der Wehenbeginn nicht mit der unmittelbaren Geburt gleichzusetzen ist, kommt es etwas seltener, nämlich in vier von zehn Fällen (45 Prozent), innerhalb von 24 Stunden zur Geburt (bei 83 Prozent innerhalb von 48 Stunden).

Weil 24 Stunden nach Blasensprung das Risiko für Infektionen und andere Komplikationen für Mutter und Kind ansteigt, wird nach Ablauf dieser Zeit entsprechend der aktuellen Leitlinie zur Geburtseinleitung empfohlen, die Wehen künstlich einzuleiten, (s. Kapitel »Die Geburtseinleitung«, Seite 95.)

**Leitlinien**
Medizinische Leitlinien sind systematisch entwickelte Handlungsempfehlungen der jeweiligen Fachverbände, die Ärztinnen und Patientinnen bei der Entscheidungsfindung über die angemessene Behandlung einer Krankheit unterstützen. Als wichtiges Instrument der evidenzbasierten Medizin geben sie den aktuellen Stand der wissenschaftlichen Erkenntnisse und der in der Praxis bewährten Verfahren wieder.

Alle fachübergreifenden Leitlinien werden von der 1962 gegründeten AWMF (Arbeitsgemeinschaft der Wissenschaftlichen Medizinischen Fachgesellschaften e.V.) herausgegeben, in der 182 wissenschaftlich arbeitende medizinische Fachgesellschaften als Mitglieder organisiert sind. Jede Leitlinie lässt sich hier nachlesen: https://www.awmf.org

**Für die Begleitperson**
Bei einem Blasensprung kann man als Begleitperson einerseits ganz pragmatisch der Schwangeren zur Hand gehen, indem man beim Wechseln der Kleidung und Zusammenpacken der letzten benötigten Dinge behilflich ist, um sich anschließend gemeinsam auf den Weg in die Geburtsklinik zu machen.

Andererseits ist es sehr hilfreich für die Schwangere, wenn die Begleitperson sie in diesem aufregenden Moment positiv bestärkt, sie beruhigt und ihr einfach ein gutes, sicheres Gefühl gibt: Ich bin an deiner Seite.

### Schleimpfropfabgang und Zeichnungsblutung

*Ricarda (34) sitzt in der 39. Schwangerschaftswoche auf der Toilette. Nach dem Abwischen stellt sie auf dem Toilettenpapier etwas Blut und ein bisschen glibbrigen Schleim fest. Beunruhigt ruft in der Klinik an. Die Hebamme spricht von einem »wahrscheinlichen Schleimpfropfabgang«. Sie fragt, ob es noch immer bluten würde. Tatsächlich tut es das, aber deutlich weniger stark als bei Ricardas letzter Periodenblutung. Die Hebamme empfiehlt ihr, mit ihrer Tasche zur Untersuchung in der Klinik vorbeizukommen. Es sei erst mal kein Grund zur Sorge, aber falls es nicht aufhören sollte zu bluten, sei sie dann schon mal am richtigen Ort.*

Der Muttermund ist während der Schwangerschaft geschlossen. Zusätzlich dichtet ein Schleimpfropf im Gebärmutterhals wie ein Korken den Zugang zum Baby ab. Er ist neben der Fruchtblase und dem sauren Vaginalmilieu ebenfalls dafür verantwortlich, aufsteigende Keime und so Infektionen vom Baby fernzuhalten. Kommt im Gebärmutterhals gegen Ende der Schwangerschaft Bewegung ins Spiel, führt das häufig zum Schleimpfropfabgang, der wie ein kleines Stück weißlicher Glibber aussehen kann. Manchmal zerfließt er aber auch nur zu normalem Muttermundschleim (Zervixsekret), dessen Abgang man gar nicht gesondert wahrnehmen kann. Der Gebärmutterhals ist mit Schleimhaut ausgekleidet und ähnlich wie die Nasenschleimhaut empfindlich gegenüber mechanischen Reizen. So, wie bei der einen schon beim zartesten Naseputzen die Nase zu bluten anfängt und die andere so ausgiebig nach einem Popel graben kann, wie sie will, ohne dass es blutet, kann Bewegung am Muttermund zu einer Zeichnungsblutung führen – oder eben nicht. Bei manchen Schwangeren blutet es kräftig, manche werden eine Zeichnungsblutung nie erleben.

In jedem Fall ist sie nicht gefährlich und hört von allein wieder auf. Bei allen vaginalen Blutungen wird die Blutungsstärke im Verhältnis zur Periodenblutung angegeben. Eine Zeichnungsblutung sollte unterperiodenstark sein. Hört es nach 20 Minuten nicht auf zu bluten oder blutet es hellrot und periodenstark oder sogar überperiodenstark, sollte man sicherheitshalber in der Klinik anrufen und ggf. zur weiteren Abklärung hinfahren.

Häufig nehmen die Wehen mit einem Schleimpfropfabgang oder einer Zeichnungsblutung zu, manchmal kann der Geburtsbeginn aber auch noch Tage oder sogar Wochen auf sich warten lassen.

### Die frühe Eröffnungsphase/Latenzphase

*Anna und Tim (beide 30) bekommen ihr erstes Kind. Gemeinsam haben sie das Zusammenziehen von Annas Bauch beobachtet und fragen sich, ob das schon eine Wehe war. Der Anruf bei der Hebamme in der Geburtsklinik versichert den beiden: Erst, wenn das in regelmäßigen Abständen passiert und Anna dadurch – zumindest ein bisschen – die Luft wegbleibt, ist es frühestens an der Zeit, in Richtung Kreißsaal aufzubrechen. Die Hebamme sagt, die Latenzphase würde jetzt aber bestimmt nicht mehr lange auf sich warten lassen. Anna und Tim haben noch nie von dieser Phase gehört.*

Wir wissen jetzt: Der Blasensprung ist ein starker Impuls, um Wehen auszulösen. Viel häufiger setzen die Geburtswehen aber ohne Blasensprung ein und markieren den Beginn der sogenannten Eröffnungsphase der Geburt.

Aber fangen wir von vorn an: Die Geburt wird in unterschiedliche Phasen eingeteilt. Ganz grob unterscheidet man die Eröffnungsphase, bei der sich der Muttermund öffnet, von der anschließenden Austrittsphase, bei der das Kind »austritt«. Beide Phasen werden noch weiter unterteilt, die Eröffnungsphase zunächst in die frühe Eröffnungsphase (Latenzphase) und die darauffolgende späte Eröffnungsphase (aktive Eröffnungsphase/Akzelerationsphase). Die Austrittsphase wird erst in die passive Austrittsphase und schließlich in die aktive Austrittsphase (Presswehen) unterteilt.

Nach der Geburt des Kindes folgt die Nachgeburtsphase (Plazentarperiode), bei der die Plazenta (nach-)geboren wird.

Die Begriffe »Phase« und »Periode« werden in der Geburtshilfe vom Klinikpersonal synonym verwendet, z.B. Austrittsphase und Austrittsperiode.

Die Gebärmutter besteht aus einer Muskelwand. Unsere Muskelzellen haben es so an sich, dass sie ab und zu mal zeigen wollen, was sie draufhaben – auch in der Schwangerschaft –, darum ziehen sie sich da und dort mal zusammen. Seien Sie darum nicht in Sorge, wenn es in Ihrem Bauch einmal zwickt, denn diese uterinen Kontraktionen der Gebärmutter (des Uterus) haben keine Konsequenz und sind noch keine Wehen. Erst wenn die gleichzeitige Kontraktion aller Muskelzellen der Gebärmutterwand das Baby im Bauch nach unten drückt, kommt es zum Druck auf den Gebärmutterhals (die Zervix), der sich zunächst verkürzt und im Geburtsverlauf dann öffnet. Erst dann spricht man im eigentlichen Sinne von Wehen.

Einzigartig bei den Schmerzen durch Wehen ist, dass sie in Wellen kommen und gehen, weshalb sie in manchen Ratgebern auch als »Wellen« bezeichnet werden.

Die frühe Eröffnungsphase oder Latenzphase bezeichnet die beginnende Muttermundseröffnung durch Wehen auf drei bis vier Zentimeter, manche Quellen sprechen von vier bis sechs

Zentimetern. Es geht meistens los mit einem Ziehen im Unterbauch und Rücken, manchmal auch mit einem Druckgefühl in Richtung Vulva oder Po. Für einige Frauen sind beginnende Wehen sehr schmerzhaft, für andere nur als unangenehmer Druck oder ganz selten so gut wie gar nicht spürbar.

Beim Geburtsbeginn hört das Wechselspiel zwischen dem mindestens für eine Minute schmerzhaften Hartwerden des Bauches und dem mehrminütigen Entspannen der Gebärmuttermuskulatur nicht mehr auf. Nach 30 bis 60 Minuten von abwechselndem Hartwerden und Entspannen des Bauches kann man davon ausgehen, dass die Latenzphase begonnen hat.

Früher galt die These, dass sich der Muttermund etwa einen Zentimeter pro Stunde öffnet, bis er nach zehn Stunden zehn Zentimeter und damit vollständig geöffnet ist. Heute weiß man, dass diese Aussage zu sehr vereinfacht ist. Vier von fünf Geburten beginnen nicht schlagartig, sondern ganz langsam. Vielleicht ist die Zeit vor dem eigentlichen Geburtsbeginn zu vergleichen mit den leisen Tönen, die man beim Stimmen und Einspielen des Orchesters hört, bevor das eigentliche Konzert losgeht. Oft dauert das Einspielen des Körpers vor dem Geburtsbeginn viele Stunden und bei Erstgebärenden auch durchaus Tage. In der Latenzphase kann also lange gar nichts am Muttermund passieren, bis dann wieder ein Öffnungszentimeter gewonnen wird.

Während der beginnenden Latenzphase ist eine Schwangere häufig noch mit ihrem/r Partner/in zu Hause. Wenn beide dies das erste Mal erleben, kann die Unsicherheit vor dem Unbekannten etwas beängstigend sein. Wichtig ist zu wissen, dass die beginnenden Wehen für die Schwangere schmerzhaft sein, dem Baby aber nichts anhaben können und man versuchen sollte, sich nicht zu sehr darauf zu konzentrieren. Stattdessen hilft Ablenkung – ich weiß, das ist leichter gesagt als getan! Bewegung zum Beispiel lenkt ab, öffnet das Becken und macht so Platz für das Baby.

Wer sich unsicher ist oder nicht mehr kann, darf aber jederzeit in der Geburtsklinik vorstellig werden. Nur stellen Sie sich dann darauf ein, dass trotz des Gefühls, dass die Wehen sehr stark sind, der Muttermund noch geschlossen oder erst ein oder zwei Zentimeter geöffnet sein kann. Letztlich kann das Personal in der Geburtsklinik dann auch nicht viel mehr machen, als die Schwangere spazieren gehen oder wieder nach Hause zu schicken. Denn stationäre Bettruhe und Schmerzlinderung in der Klinik würden das notwendige Einspielen der Instrumente (die beginnenden Wehen) unterbinden, und das Konzert – die weitere Eröffnungs- und Austrittsperiode – könnte gar nicht stattfinden. Häufig kann zumindest ein Buscopan®-Zäpfchen mitgegeben werden, um den Muttermund etwas zu entspannen, hierzu später mehr.

Ich antworte Erstgebärenden, die fragen, wann sie wiederkommen sollen, immer ehrlich: »Wenn die Wehen so stark und regelmäßig alle zwei bis fünf Minuten sind, dass Sie an nichts anderes als die Geburt mehr denken können – dann ist der richtige Moment zur Vorstellung in der Klinik gekommen.«

Ja, Wehen können äußerst schmerzhaft und kräftezehrend sein, aber ohne sie ist eine vaginale Geburt nicht möglich. Die Zuversicht in die eigene Kraft, den eigenen Körper und das eigene Baby helfen Schwangeren, den anstrengenden Weg bis zur Geburt zu meistern. Ein warmes Bad oder die Massage von Rücken und Steiß zur Entspannung und gegen die Schmerzen können auch schon zu Hause sehr wohltuend sein.

**Für die Begleitperson**
Die Empfehlung lautet: Seien Sie jetzt einfach für Ihre Schwangere da – und lindern Sie ihr Leid, sowohl körperlich als auch mental. Fragen Sie sie, ob Sie ihr mit einer Massage, dem Einlassen eines warmen Bades oder der Zubereitung einer stärkenden Mahlzeit helfen können. Motivierende Sprüche wie »Das ist alles ganz normal, du schaffst das!« helfen eher wenig, im schlimmsten Fall machen sie die Schwangere wütend, weil solcherart Phrasen abgedroschen und nicht ehrlich klingen könnten.

## Die Kreißsaalaufnahme

In der Kreißsaalaufnahme sind alle Schwangeren herzlich willkommen und genau richtig, egal, ob mit beginnenden Wehen, fraglichem Blasensprung oder einer vaginalen Blutung. Es besteht landläufig eine gewisse Scham auf Seiten der Schwangeren, womöglich aufgrund einer »Lappalie« (der Muttermund ist noch geschlossen oder es war doch kein Blasensprung) in die Kreißsaalaufnahme zu kommen und wieder weggeschickt zu werden. Man will sich vor dem Personal nicht »blamieren«. So braucht sich jedoch niemand zu fühlen! Denn eine Schwangere kann sich schließlich nicht selbst untersuchen, und das Klinikpersonal ist explizit dafür da, um Sie bei Unsicherheit und Fragen zu unterstützen. Wenn überhaupt, kann es für die Schwangere selbst enttäuschend oder nervig sein, auf die Untersuchung zu warten und eventuell den mühsamen Weg wieder zurück nach Hause antreten zu müssen, mitsamt der Kliniktasche.

Jedoch ist die Kreißsaalaufnahme eine Kreißsaal-Notaufnahme, die natürlich nur bei akutem und unaufschiebbarem Anliegen in Sachen Geburtsmedizin angesteuert werden sollte. NICHT dazu gehört: vaginaler Juckreiz seit fünf Tagen oder »Weil ich noch mal den Herzschlag meines Kindes kontrollieren lassen wollte«. Hier sind die niedergelassene Frauenärztin und die Vorsorgehebamme die richtigen Ansprechpartnerinnen oder es kann ein Termin für eine Sprechstunde/Schwangerenberatung in der Geburtsklinik vereinbart werden. Wem die Entscheidung schwerfällt, ob das eigene Anliegen wirklich ein Notfall ist, kann sich rund um die Uhr durch einen Anruf im Kreißsaal beraten lassen.

Wenn eine Schwangere und ihre Begleitperson in der Kreißsaalaufnahme ankommen, hängt es von der jeweiligen Geburtsklinik ab, ob sie die ganze Zeit beieinanderbleiben können oder zunächst für die Untersuchung der Schwangeren getrennt werden. Der Grund ist, dass zu viele Menschen in den Klinikfluren und Wartebereichen zu Unruhe führen. Vor allem soll jedoch Rücksicht auf die Schwangeren genommen werden, auch auf solche, die möglicherweise ohne Begleitperson in die Klinik kommen.

Es handelt sich aber natürlich immer nur um eine vorübergehende Trennung. Die Begleitung muss dann vor der Tür der Kreißsaalaufnahme warten und kann dort – leider manchmal für Stunden – tatenlos Däumchen drehen oder sich einen Kaffee holen.

Verständlicherweise ist für eine Schwangere die Trennung von ihrer Begleitperson unangenehm, und sei sie noch so kurz. Darum ist es gut, sich mental auf die Möglichkeit vorzubereiten. Wie die Regelung in der jeweiligen Wunschklinik ist, können Sie ganz einfach bei der Geburtsanmeldung oder durch einen Anruf im Kreißsaal erfragen.

Ach, eine Sache gibt es doch noch, die die Begleitperson machen kann: sich der Kliniktasche annehmen. Denn die ist bei ihr viel besser aufgehoben als bei der Schwangeren, bis geklärt ist, ob sie nach der Untersuchung in der Klinik bleiben kann oder wieder nach Hause gehen soll. Nur die ärztlichen Dokumente, der Mutterpass, der Personalausweis und die Gesundheitskarte sollte die Schwangere immer bei sich behalten.

Abhängig vom Grund der Vorstellung wird in der Kreißsaalaufnahme bei jeder Schwangeren ein routinierter Ablauf an Untersuchungen abgespult. Womit es losgeht, hängt davon ab, warum eine Schwangere die Kreißsaalaufnahme aufsucht.

### Die vaginale Aufnahmeuntersuchung

Bei fraglichen Wehen oder Blasensprung untersucht eine Hebamme oder Ärztin zuallererst die Schwangere mit dem Zeige- und Mittelfinger vaginal, um festzustellen, wie weit der Muttermund geöffnet ist und ob ein Blasensprung (BS) vorliegt. Die Hand ist dabei umgeben von einem sterilen Handschuh und mit etwas Gel, Wasser oder Öl gleitfähig gemacht. Bei einem fraglichen Blasensprung hält die Hebamme nach der vaginalen Untersuchung häufig einen pH-Streifen an den Untersuchungsfinger, um den pH-Wert der Vagina zu bestimmen.

Gegebenenfalls läuft aber auch schon während der Untersuchung Fruchtwasser ab, dann ist die Sache ohnehin eindeutig. In diesem Fall wird die Farbe des Fruchtwassers dokumentiert.

Ist die Fruchtblase (FB) noch nicht gesprungen, wird notiert: FB steht. Wenn ein hoher Blasensprung vorliegt, also das Loch in der Fruchtblase nicht vor dem Muttermund, sondern oberhalb davon liegt, kann es sein, dass eine sogenannte Vorblase noch steht (VB steht). In diesem Fall ist eine Vorwölbung der Fruchtblase in den Muttermund zu tasten.

Ebenfalls wird dokumentiert, wo sich die Portio (P) – die in Richtung Vagina zeigende Öffnung des Gebärmutterhalses – in der Vagina befindet. Ist die Portio noch sehr weit hinten zu ertasten, nennt man das P sakral, weiter vorn medio-sakral, vorn und bereit zur Öffnung P zentriert.

Anschließend wird die Muttermundseröffnung (MM) dokumentiert, beginnend mit dem geringsten Anfangsbefund: Fingerkuppe einlegbar (MM FiKu), es folgt Finger durchgängig (MM FiDu) und dann werden die Zentimeter gezählt von eins bis neun (MM 1 bis 9 cm). Schließlich endet die Muttermundseröffnung mit Saum, was bedeutet, dass noch ein ganz kleiner Muttermundsaum zu tasten ist, bis das Ziel Muttermund vollständig (MM voll./vollst.) erreicht ist.

Ein vaginaler Untersuchungsbefund könnte lauten: P sakral, MM FiDu, FB steht. Das bedeutet übersetzt: Der Muttermund ist noch nach hinten in der Vagina ausgerichtet, eine beginnende Muttermundseröffnung ist erfolgt, sodass der Zeigefinger durch den Muttermund hindurchgeschoben werden kann, dahinter tastet man eine stehende Fruchtblase. Es liegt also kein Blasensprung vor. Mit einem solchen Befund geht es für die Schwangere tendenziell eher noch einmal nach Hause.

Lautet der Befund: P zentriert, MM 5–6 cm, BS 16.00, klares FW, bedeutet das, dass der Gebärmutterhalseingang bereits in Richtung Vulva ausgerichtet, der Muttermund fünf bis sechs Zentimeter geöffnet ist und ein Blasensprung um 16.00 Uhr stattgefunden hat, bei dem klares Fruchtwasser abgelaufen ist. Bei solch einem Befund spürt die Schwangere in der Regel bereits kräftige Wehen und kommt in den Kreißsaal.

Diese Beispiele zeigen übrigens sehr schön den Vorteil von Fachsprache: schnelle und präzise Informationsübermittlung. Es ist ähnlich wie mit Zaubersprüchen: In der Kürze liegt die

Würze. Bei Harry Potter heißt es schließlich auch schlicht »Lumos!« und nicht »Zauberstab, mach bitte das Licht an!«.

### Der Urinstix

Anschließend wird die Schwangere häufig gebeten, zur Toilette zu gehen und dabei etwas Mittelstrahlurin in einen Becher zu befördern, sodass ein Urinstix (auch »U-Stix« genannt) durchgeführt werden kann.

> **Was bedeutet Mittelstrahlurin?**
> Beim Wasserlassen schiebt der Urin zu Beginn Keime und Sekret aus der Harnröhre mit hinaus. Um nicht die Bakterien aus Harnröhre oder Vulva zu untersuchen, sondern den reinen Urin, der von den Nieren produziert wird und frisch aus der Harnblase kommt, sollte erst etwas Urin in die Toilette laufen, bevor der Becher mit dem sogenannten Mittelstrahlurin befüllt wird.

Vermutlich ist Ihnen der Urinstix bereits bekannt, denn er wird bei fast jeder Schwangerschaftsvorsorgeuntersuchung bei Ihrer niedergelassenen Frauenärztin durchgeführt. Grund dafür ist, dass mithilfe des kleinen Teststreifens eine kostengünstige chemische Untersuchung des Urins möglich ist. Man sieht auf einen Blick durch farbliche Kennzeichnung, ob folgende Stoffe im Urin nachgewiesen werden können, die in erhöhter Konzentration wiederum auf Erkrankungen hinweisen können:

**Eiweiß im Urin** weist in Verbindung mit erhöhtem Blutdruck auf eine Schwangerschaftsvergiftung (Präeklampsie) hin

(s. Kapitel »Die Blutdruckkrise, Präeklampsie und das HELLPSyndrom«, Seite 295).

**Zucker im Urin** kann auf (Schwangerschafts-)Diabetes hinweisen. Wiederholt schlecht eingestellter Blutzucker in der Schwangerschaft führt beim Kind zu hohen Insulinspiegeln, die sein Wachstum erheblich stimulieren und so zu einem Rekordgeburtsgewicht führen können. Zudem wird die Bildung von Surfactant unterdrückt, eine oberflächenaktive Substanz, die in der kindlichen Lunge dazu führt, dass sie sich nach der Geburt entfalten und das Baby sofort atmen kann. Bei einem Surfactantmangel kann es beim Baby daher zu einem Atemnotsyndrom kommen, das von einer Kinderärztin behandelt werden muss. Und zu guter Letzt kann ein Diabetes aufgrund der Anstrengungen der Geburt bei der Schwangeren und ihrem Baby zu einer Unterzuckerung führen, sodass die Hebammen in den ersten Lebensstunden wiederholt den Blutzucker der Mutter und des Neugeborenen kontrollieren und Letzterem prophylaktisch Glukose in den Mund träufeln müssen. Deswegen sind normale Blutzuckerwerte während der Schwangerschaft so wichtig.

**Blut im Urin** kann auf eine schwere Infektion von Harnblase oder Nieren hindeuten, ebenso auf Nierensteine.

**Nitrit und Leukozyten (weiße Blutkörperchen) im Urin** zeigen einen Harnwegsinfekt an, der wiederum zu einer Infektion der Fruchthöhle führen kann (s. Kapitel »Das Triple I – die Infektion der Fruchthöhle«, Seite 287).

An dieser Stelle soll nur aufgezeigt werden, welche Diagnosen mithilfe des Urinstix entdeckt werden können. Allerdings sind geringe Mengen von z.B. Blut im Urin aufgrund der gut durchbluteten Harnblasenschleimhaut die gesamte Schwangerschaft über möglich und unbedenklich. Bitte vertrauen Sie daher der Interpretation der Ergebnisse durch Ihre Hebamme und Ärztin.

Ist der Urinstix unauffällig und die Blase nach dem Toilettengang leer, werden anschließend die kindlichen Herztöne abgeleitet.

## Das Kardiotokogramm (CTG)

Das Kardiotokogramm (CTG) bedeutet übersetzt der »Herzton-Wehen-Schreiber«. Es ist eine kostengünstige, nicht invasive Untersuchungsmethode, um herauszufinden, wie es dem Kind geht. Dabei handelt es sich um ein Gerät, das Informationen von zwei handtellergroßen Ultraschallknöpfen erhält, die auf dem Bauch der Schwangeren mit elastischen Stoffgurten an Ort und Stelle gehalten werden. Einer der beiden Ultraschallknöpfe misst die Herzfrequenz des Kindes, der andere das Zusammenziehen der Gebärmuttermuskulatur durch den relativen Druckunterschied an der Bauchdecke. Bodylotion oder Ultraschallgel helfen bei der Weiterleitung der für das Kind ungefährlichen Ultraschallwellen. Mit manchen Geräten und bei speziellen Fragestellungen werden zusätzlich das Bewegungsprofil des Kindes, der Blutdruck, die Sauerstoffsättigung und die Herzfrequenz der Mutter gemessen, hierzu gleich mehr. Alle CTG-Informationen werden auf eine laufende Papierbahn gedruckt sowie auf den Monitor des CTG selbst und auf alle Bildschirme im Kreißsaal übertragen.

Noch vor einigen Jahren wurde die Verbindung zwischen den Ultraschallknöpfen und dem CTG-Gerät per Kabel hergestellt, was einige Frauen als unangenehmes »Angekettetsein« empfanden. Heute passiert das meistens kabellos, sodass dem Ändern von Gebärpositionen nichts im Wege steht.

Ein CTG wird mindestens 30 Minuten lang abgeleitet, kann bei eventuellen Auffälligkeiten aber auch deutlich länger dauern, bis zu zwei Stunden. Es ist daher immer ratsam, vorher zur Toilette zu gehen.

### Die physiologische Herzfrequenz des Kindes

Und warum sind die Herztöne des Kindes für uns interessant? Nun, weil sich anhand derer sehr gut bestimmen lässt, wie es dem Kind im Bauch der Mutter geht.

Ein unauffälliges CTG wird auch als physiologisch bezeichnet, es muss nicht kontrolliert werden und bedeutet, dass es dem Baby sicher gut geht. Eine Herzfrequenz (Puls) des Kindes zwischen 110 und 160 Schlägen pro Minute wird als »normofrequent« bezeichnet und sollte eine schöne Variabilität (Oszillation), also eine auf dem Papier etwa fingerdicke Bandbreite (zwischen 5 und 25 Schlägen pro Minute) haben. Ein Nach-oben-Schnellen von Zeit zu Zeit nennt man Akzeleration und wird als besonders positives Jauchzen des kindlichen Herzens gewertet. Im besten Fall hat das Kind also ein »normofrequentes« CTG mit physiologischer Bandbreite und reichlich Akzelerationen.

Neben der schriftlichen Aufzeichnung der Herztöne kann zusätzlich per Lautstärkeregelung jeder Herzton akustisch dargestellt werden. Dann ertönt ein angenehmes »Wumm, Wumm, Wumm«. Das hilft der Schwangeren, Hebamme und Ärztin, die kindlichen Herztöne wahrzunehmen, ohne das CTG-Gerät ständig im Blick haben zu müssen – vor allem während der Presswehen zum Ende der Geburt.

### Das suspekte und pathologische CTG

»Suspekt« bedeutet »merkwürdig« und ist kontrollbedürftig, wobei aber noch kein Eingreifen notwendig ist. »Pathologisch« bedeutet »nicht normal«/»krankhaft« und erfordert eine Veränderung der Situation – aber nicht sofort einen Notkaiserschnitt, keine Panik!

**Physiologisches CTG**

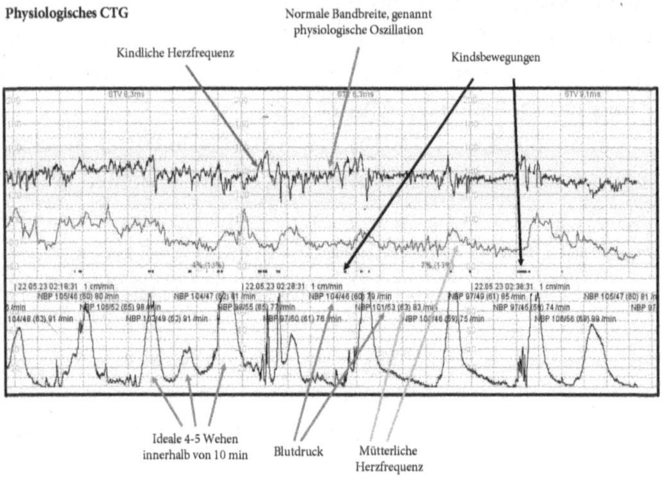


*Quelle: Geburtsklinik Charité Berlin*

## Die fetale Tachykardie

Als Tachykardie wird eine fetale Herzfrequenz über 160 Schläge pro Minute bezeichnet. Sie tritt am häufigsten auf, wenn das Baby sehr aktiv ist, sich also ganz viel hin und her bewegt, was auch die Schwangere spürt. Grundsätzlich sind zu schnelle Herztöne besser als zu langsame. Eine fetale Tachykardie jedoch, die länger als eine Stunde besteht, kann ein Hinweis auf eine Infektion der Fruchthöhle und des Kindes sein (s. Kapitel »Das Triple I – die Infektion der Fruchthöhle«, Seite 287). Schnelle Herztöne müssen darum kontrolliert werden. In der Regel normalisiert sich die Herzfrequenz des Kindes nach einiger Zeit aber von allein. Ebenfalls kann eine Plazentainsuffizienz oder Blutarmut (Anämie) des Kindes zu einer fetalen Tachykardie führen. In extrem seltenen Fällen kann eine fetale

Herzrhythmusstörung eine dauerhafte fetale Tachykardie auslösen, die allerdings schon früh in der Schwangerschaft auftritt und dauerhaft anhält.

### Die suspekte oder pathologische Oszillation

Ist die Bandbreite der Herztonableitung länger als 50 Minuten ganz schmal (weniger als 5 Schläge pro Minute breit), sollte das abgeklärt werden. Die häufigste Ursache hierfür ist ein schlafendes Baby, das ist ganz normal. Es kann aber auch auf eine extreme Sauerstoffunterversorgung hinweisen, z.B. bedingt durch eine vorzeitige Plazentalösung (s. Kapitel »Notfälle während der Geburt«, Seite 291), was als pathologisch zu werten ist. Um das eine vom anderen zu unterscheiden, kann man versuchen, das Kind durch Anstupsen des Bauches aufzuwecken oder es mithilfe einer Infusion von Glukoselösung und so über einen erhöhten Blutzuckerspiegel zu animieren.

Ebenso ist eine zu große Bandbreite von über 25 Schlägen pro Minute für länger als 30 Minuten auffällig und muss abgeklärt werden. Sie kann auf eine Sauerstoffunterversorgung oder ein Nabelschnurproblem hinweisen, wie z.B. einen echten Nabelschnurknoten (s. Kapitel »Notfälle während der Geburt«, Seite 291).

### Dezelerationen

Als Dezeleration bezeichnet man einen Abfall der kindlichen Herzfrequenz von mindestens 15 Schläge pro Minute von mindestens 15 Sekunden bis zu drei Minuten. Dezelerationen können ganz normal sein. Die Frage ist immer, wann und wie lange die Herztöne abfallen.

Eine **frühe Dezeleration** beschreibt den Abfall der kindlichen Herztöne zum exakten Zeitpunkt einer Wehe. Stellen Sie sich dazu vor, jemand umarmt Sie ganz fest, sodass Sie in dem

Moment keine Luft mehr bekommen. Wenn die Person Sie wieder loslässt, können Sie aber sofort nach Luft schnappen und die Atmung normalisiert sich schnell. Das Maximum der Dezeleration der fetalen Herzfrequenz findet dabei zeitgleich zum Maximum der Wehe statt. Die Herz- und Wehenkurven »küssen« sich sozusagen. Der Grund hierfür ist der vasovagale Reiz. Wenn ein Baby im Bauch Druck auf den Kopf oder die Nabelschnur bekommt, weil z.B. eine Wehe den Kopf in den mütterlichen Beckeneingang drückt, kann das eine Verlangsamung des kindlichen Herzschlags auslösen. Endet die Wehe, normalisiert sich der Herzschlag des Kindes aber sofort wieder. Das ist ganz normal und bedarf keiner Veränderung der Situation. Das CTG muss jedoch zur Kontrolle weiter abgeleitet und sollte nicht beendet werden. Eine Toilettenpause zwischendurch ist kein Problem.

Bei einer **späten Dezeleration** geht es nicht um das ein- oder zweimalige Auftreten, sondern um einen wiederholten Abfall der kindlichen Herzfrequenz nach der Wehe. Man stelle sich dazu vor, jemand umarmt einen fest und danach bekommt man keine Luft mehr. Das ist nicht normal. Die Herz- und Wehenkurven küssen sich nicht, sondern geben sich Küsschen zur Begrüßung, also »küssen aneinander vorbei«. Das ist ein Hinweis auf eine Sauerstoffunterversorgung des Kindes. Dann muss die Ursache gefunden und behoben werden (siehe Kapitel »Das pathologische CTG und die Fetalblutanalyse (FBA)«, Seite 285).

Und dann gibt es noch die **variablen Dezelerationen.** Die kann man sich vorstellen wie Atemprobleme, die unabhängig davon auftreten, ob man fest umarmt wird oder nicht. Der Abfall der Herzfrequenz kann also zeitgleich zur Wehe, nach ihr oder völlig ohne Wehe auftreten. Auch das ist nicht normal und ebenso kontroll- bzw. veränderungsbedürftig.

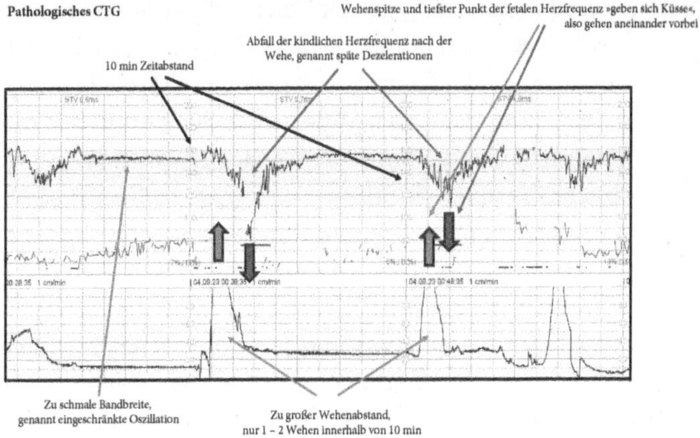


*Quelle: Geburtsklinik Charité Berlin*

## Die fetale Bradykardie

Dauert ein kindlicher Herztonabfall ganze drei Minuten oder länger an, nennt man das fetale Bradykardie (griechisch bradykardía = Langsamherzigkeit). Das kann einen Notfall darstellen und erfordert Eingreifen durch die Ärztin (hierzu mehr im Kapitel »Die therapieresistente fetale Bradykardie«, Seite 291).

## Die Kopfschwartenelektrode (KSE)

Sie kann während der Geburt am Kopf des Kindes angelegt werden und so dessen Herztöne direkt ableiten. Das ist vor allem sinnvoll, wenn durch sehr viel Bewegung oder eine kräftige Bauchdecke der Schwangeren keine sichere Herztonableitung mit dem regulären CTG-Ultraschallknopf möglich ist. Eine KSE kann aber nur verwendet werden, wenn sowohl der

Muttermund bereits mehrere Zentimeter als auch die Fruchtblase geöffnet ist, denn nur dann lässt sich über die Vagina der Kopf des Babys mit der Kopfschwartenelektrode erreichen. Ein kleines Kabel führt dann vom Köpfchen des Kindes aus der Vagina heraus und wird an das CTG-Gerät angeschlossen.

### Die Herzfrequenz und Sauerstoffsättigung der Schwangeren

Ein sogenanntes Pulsoximeter wird (wie eine Wäscheklammer) an die Fingerkuppe der Schwangeren geklemmt. Es misst per Infrarotlicht die Sauerstoffsättigung und die Herzfrequenz (den Puls). Eine Erwachsene in Ruhe sollte eine Herzfrequenz zwischen 60 und 90 Schlägen pro Minute, Schwangere während der Geburt zwischen 80 und 120 Schlägen pro Minute haben. Eine Sauerstoffsättigung zwischen 96 und 100 Prozent ist normal.

Die Ableitung der mütterlichen Herzfrequenz wird vor allem zur Unterscheidung von der des Kindes vorgenommen, denn hinter dem Baby im Bauch liegt direkt die Bauchschlagader (Aorta abdominalis) der Mutter. Das CTG kann daher ab und zu auch fälschlicherweise die Bauchschlagader anstelle des kindlichen Herzens zur Frequenzableitung nutzen. Es ist darum wichtig, im Verlauf zu sehen, ob eine Ableitung von etwa 80 Schlägen pro Minute zur kontinuierlichen Herztonlinie der Mutter (= ganz normal) oder des Kindes gehört, was bei Letzterem einen zu langsamen Herzschlag anzeigen würde.

### Die Ableitung der Wehen

Wie erwähnt, misst der zweite CTG-Knopf die Kontraktionen der Gebärmutter durch den relativen Druckunterschied an der Bauchoberfläche. Bei sehr schlanken Schwangeren kann bereits ein tiefes Einatmen zum Ausschlagen der Wehenlinie führen, bei kräftigen Schwangeren können manchmal auch stärkste Wehen keinen Druckunterschied an der Bauchoberfläche hervorrufen und deshalb nicht gemessen werden. Ein CTG-Gerät wird daher auf jede Schwangere so genau wie möglich eingestellt.

Wehen sehen im CTG aus wie Berge – egal, ob kleine oder große – mit einem Anstieg, einem Gipfel und dem Abfallen danach. Alles Hoch-runter-Gekrissel und schnelle Spitzen nach oben sind Messfehler (z.B. verursacht durch Husten oder eine Bewegung) und bedeuten, dass sich die Bauchmuskulatur kontrahiert hat und nicht die Gebärmutter.

Das Aufzeichnen von Wehen ist sinnvoll, um erstens bei fraglichen Wehen objektiv beurteilen zu können, ob diese vorliegen oder nicht. Zweitens, um im Verlauf der Schwangerschaft feststellen zu können, ob die Wehen (wenn denn tatsächlich vorhanden) weniger, mehr oder gar zu viel werden. Drittens, um zu erkennen, ob Änderungen der kindlichen Herzfrequenz im Zusammenhang mit Wehen stehen oder nicht – vor allem, wenn es zu Herzfrequenzabfällen (also Dezelerationen) kommt.

### Kindsbewegungen

Nicht alle CTG-Geräte leiten auch Kindsbewegungen ab. Falls sie es tun, geschieht dies in Form von kleinen Pfeilen oder schwarzen Balken, die bei jeder Bewegung des Kindes abgedruckt werden. Die Kindsbewegung zu erfassen, ist nur dann relevant, wenn die Oszillation (siehe weiter vorn) beurteilt werden soll, also um beispielsweise festzustellen, ob die kindliche Herztonableitung wenig variabel ist, weil das Baby im Bauch vielleicht einfach gerade schläft und sich daher wenig bewegt.

#### *Abnehmende Kindsbewegungen*

*Lilly (26) spürt seit vier Tagen die Bewegungen ihres Babys immer weniger. Ihre Familie beruhigt sie, das sei ganz normal. Aber in der Nacht von Freitag auf Samstag geht sie, mit 40+2 Schwangerschaftswochen, doch in die Klinik. Die Ärztin sieht im Ultraschall, dass mit dem Kind alles in Ordnung ist. Sie erklärt jedoch, dass abnehmende Kindsbewegungen ein Hinweis auf eine Unterversorgung des Kindes sein können. Lilly hat große Angst um ihr Kind und vereinbart mit der Ärztin, in der Klinik zu bleiben und die Geburt sicherheitshalber einzuleiten.*

Normalerweise kann eine Schwangere die Bewegungen ihres Kindes durchgängig ab der 25. Schwangerschaftswoche (manchmal auch schon früher) bis zur Geburt spüren. Abnehmende Kindsbewegungen zum Ende der Schwangerschaft können ein Vorbote für eine Unterversorgung des Kindes im Bauch sein – eine sogenannte Plazentainsuffizienz. Aus diesem Grund kommen viele Frauen (von der Frauenärztin überwiesen oder durch Eigeninitiative) in die Notaufnahme einer Geburtsklinik. Wichtig ist an dieser Stelle klarzustellen, dass es ganz normal ist, dass sich ein Baby in der Schwangerschaft mal mehr, mal weniger bewegt, vor allem, wenn es schläft. Abnehmende Kindsbewegungen treten nicht abrupt auf. Es geht vielmehr um den Vergleich von einem zum anderen Tag. Um das subjektive Gefühl von abnehmenden Kindsbewegungen quantifizieren zu können, hilft vielen Schwangeren, eine Art Tagebuch darüber zu führen: ein Strich für jede Kindsbewegung. Spürt die Schwangere Kindsbewegungen sicher mindestens zehnmal am Tag, sollte alles in Ordnung sein. Werden die Bewegungen aber von Tag zu Tag weniger, von 60 auf 50 auf 40 auf 20, sollte die klar abfallende Tendenz zu einer Vorstellung in der Klinik führen. Das Wahrscheinlichste ist, dass trotzdem alles in Ordnung ist (falscher Alarm). Ist das CTG in der Klinik normal, die Ärztin erkennt im Ultraschall rege Kindsbewegungen und die Durchblutung in der Nabelschnur ist unauffällig, dann heißt es: Tief durchatmen, wieder ab nach Hause und weiter Kindsbewegungstagebuch führen.

Die Krux bei der Sache ist, dass niemand das Gefühl einer Mutter ersetzen kann, ob sich das Kind in ihrem Bauch tatsächlich weniger bewegt. Eine Untersuchung in der Klinik dauert inklusive CTG und Ultraschall etwa eine Stunde, nur die Schwangere kann die Bewegungen ihres Kindes über diesen Zeitraum hinaus überblicken. Wenn die Schwangerschaft sich zum Ende neigt oder sogar über den errechneten Geburtstermin hinausgeht, wird die Ärztin aus Sicherheitsgründen empfehlen, die Geburt einzuleiten. So werden Geburtswehen ausgelöst, bevor es zu einer Plazentainsuffizienz kommen kann. Das muss letztlich immer individuell entschieden werden und hängt insbesondere vom Sicherheitsbedürfnis der werdenden Eltern ab.

### Die Blutdruckmessung

Während des CTGs kann zusätzlich der Blutdruck der Schwangeren über eine Oberarmmanschette gemessen und auf dem CTG aufgezeichnet werden. Der perfekte Blutdruck beträgt etwa 120/80 mmHg (gesprochen »120 zu 80«).

Warum interessieren wir uns überhaupt für den Blutdruck der Schwangeren? Einerseits führt zu niedriger Blutdruck dazu, dass der mütterliche Körper zuerst die Blutversorgung des eigenen und erst an zweiter Stelle die der Plazenta und damit des kindlichen Kreislaufs sicherstellt. Das kann zu einer Blutunterversorgung des Kindes und so zu einem Abfallen von dessen Herzfrequenz führen. Andererseits darf der Blutdruck aber auch nicht zu weit steigen, weil das Blutdrucksystem unseres Körpers sonst überlastet wird und irgendwann einen »Rohrbruch« erleidet, im schlimmsten Fall in Form einer Hirnblutung oder vorzeitigen Plazentalösung. Hoher Blutdruck in der Schwangerschaft kann durch hypertensive Schwangerschaftserkrankung verursacht werden (s. Kapitel »Die Blutdruckkrise, Präeklampsie und das HELLP-Syndrom«, S. 295). Darum ist es wichtig, die Blutdruckwerte regelmäßig im Blick zu behalten.

**Falsch gemessen – falsche Werte**

Bei allen Messungen kann immer nur der gesuchte Wert ermittelt werden, wenn korrekt gemessen wird. Wenn beispielsweise ein CTG-Knopf abrutscht, wird auch kein Herzschlag des Kindes abgeleitet. Eine Pulsoxymetrie kann ebenso abrutschen, sodass weder die Sauerstoffsättigung noch der Puls der Schwangeren gemessen werden kann. Ein Blutdruck kann falsch hoch sein, wenn die Blutdruckmanschette für den betreffenden Oberarm zu klein ist oder die Armmuskeln während der Messung angespannt werden – das passiert ziemlich häufig während der Geburt.

Machen Sie sich daher bitte keine Sorgen, wenn ein Gerät mal Alarm auslöst oder eine aufgezeichnete Kurve merkwürdig aussieht. In der Regel ist das für die Gesamtschau der unauffälligen Messergebnisse so irrelevant wie ein Rechtschreibfehler, der auch nicht gleich den gesamten Text unverständlich macht. Wenn Sie beunruhigt sind, fragen Sie nach, was das zu bedeuten hat.

Im Studium habe ich mal einen älteren Patienten mit niedrigem Puls untersucht, der mich fragte, ob er tot sei, weil die Pulsoxymetrie keinen Herzton mehr anzeigte. Als die abgerutschte Klemme wieder fest am Finger saß, war auch der Puls wieder auf der Monitoranzeige zu sehen – und der Gentleman weiterhin am Leben. Eine Beruhigung für uns beide.

Vertrauen Sie der Interpretation der Ergebnisse durch Ihre Hebamme und Ärztin. Eine kurze Lagekorrektur des CTG-Knopfes am Bauch oder eine erneute Blutdruckmessung am entspannten Oberarm, und in der Regel ist alles wieder im Lot.

**Die Ultraschalluntersuchung**

Wenn die vaginale Untersuchung, der Urinstix und die CTG-Ableitung erfolgt sind, wird häufig eine Ultraschalluntersuchung von einer Ärztin durchgeführt. Das passiert mittels Ultraschallwellen, die, ausgehend von einem Ultraschallkopf, abhängig von der Gewebedichte mehr oder weniger als Echo zurückgeworfen werden. Eine geringe Dichte wie Wasser wirft wenig Ultraschallecho zurück und erscheint daher auf dem Monitor schwarz (echoleer). Eine hohe Dichte, wie z.B. Knochen, wirft viel Echo zurück und erscheint weiß (echoreich). Sämtliche Gewebearten haben einen sehr feinen Dichteunterschied, sodass die jeweiligen Organe in verschiedenen Graustufen voneinander unterschieden werden können.

Zugegeben, einen Ultraschall zu interpretieren, erscheint wie Hieroglyphen aus einer schwarz-grau-weißen Nebelwolke zu lesen. Das geht anfangs jedem so, auch jeder Ärztin und jedem Arzt. Mit der Zeit lernen wir aber, Strukturen zu erkennen und sie voneinander zu unterscheiden. Ähnlich, wie man beim Lesenlernen anfangs ewig braucht, um ein Wort zu entziffern, und irgendwann wie selbstverständlich flüssig lesen und schreiben kann.

Abhängig von der Fragestellung kann Folgendes mithilfe eines Ultraschalls untersucht werden:

### Die Lage des Kindes

Die Lage des Kindes im Bauch wird natürlich nicht erst in der Kreißsaalaufnahme festgestellt, sondern schon (viel) früher bei der Frauenärztin. Denn davon hängt oftmals ab, wo und wie geboren wird. In der Kreißsaalaufnahme wird die Kindslage in der Regel noch einmal bestätigt.

Bei etwa 96 Prozent aller ausgetragenen Schwangerschaften befindet sich das Kind in Schädellage. Dabei liegt das Baby mit dem Kopf nach unten und kann am einfachsten vaginal geboren werden.

Im Arztbrief könnte es dann heißen: »normosomer Fet in SL«. Übersetzt heißt das: »Ein für die Schwangerschaftswoche ganz normal entwickeltes Baby, das mit dem Kopf nach unten liegt.« Mit anderen Worten: gute Voraussetzungen und startklar zur vaginalen Geburt, um die es auf den kommenden 100 Seiten geht. Wer mehr über einen geplanten Kaiserschnitt erfahren möchte, bitte hier nachlesen: »Der primäre Kaiserschnitt« (Seite 241).

In drei bis fünf Prozent der Fälle befindet sich das Baby in Beckenendlage, wobei das kindliche Gesäß führend ist. In solch einem Fall muss entschieden werden, ob das Kind in einer für Beckenendlagengeburten spezialisierten Klinik vaginal geboren werden soll. Alternativ kann ab der 37. Schwangerschaftswoche von einer Ärztin versucht werden, das Baby durch eine sogenannte äußere Wendung in Schädellage zu drehen[3]. Oder aber die Schwangere entscheidet sich, es mit einem geplanten Kaiserschnitt zu gebären.

---

3 *Wer sehen möchte, wie eine solche Wendung funktioniert, kann sich auf YouTube Videos zur äußeren Wendung vom leitenden Oberarzt Dr. med. Larry Hinkson vom Campus Mitte der Geburtsklinik der Berliner Charité anschauen.*

In etwa 0,3 bis 0,5 Prozent der Fälle befindet sich das Baby in Querlage, was eine äußere Wendung in Schädellage oder die Geburt per Kaiserschnitt notwendig macht, da das Kind aus einer Querlage nicht vaginal geboren werden kann.

**Der Plazentasitz**

Anschließend wird per Ultraschalluntersuchung der Plazentasitz beurteilt. Etwa die Hälfte aller Plazenten liegt an der Gebärmuttervorderwand. Liegt eine Plazenta nicht an der Vorderwand, kann sie auch an der Hinterwand, am oberen Ende der Gebärmutter – dem sogenannten Fundus – liegen, an der linken oder rechten Seitenwand oder ganz unten vor dem inneren Muttermund. Letzteres nennt man Placenta praevia, die bei etwa einer von 200 Schwangerschaften (0,5 Prozent) vorkommt. Sie versperrt durch ihre Lage dem Kind den Weg nach draußen. In diesem Fall muss das Kind zwangsläufig durch einen Kaiserschnitt geboren werden. Andernfalls geraten Mutter und Kind durch den Abriss der Plazenta während der Geburt in Lebensgefahr. Durch das Größenwachstum der Gebärmutter im zweiten und dritten Schwangerschaftsdrittel »wandert« die Placenta praevia allerdings häufig weiter nach oben, sodass nur noch bei einer von 800 Geburten tatsächlich eine Placenta praevia vorliegt.

**OP-Planung**

Sollte es zu einem Kaiserschnitt kommen, ist es wichtig zu wissen, ob bei der Operation durch die Plazenta geschnitten werden muss, um an das Kind heranzukommen, oder ob die Plazenta außerhalb des Schnittbereiches liegt (das ist meistens der Fall). Beides stellt kein Problem dar, es ist nur vorteilhaft, zu wissen, was einen erwartet. Wenn man beispielsweise um die Ecke biegt, und man sieht in einem Straßenverkehrsspiegel, dass einem jemand entgegenkommt, ist das kein Problem und man kann sich entsprechend vorbereiten. Problematisch ist, wenn man »blind« um eine Ecke biegt und es zu einer Kollision kommt (vor allem, wenn beide große Sahnetorten tragen).

**Die Doppleruntersuchung per Ultraschall**

Die Dopplersonographie ist eine Ultraschalluntersuchung, die den Blutfluss im Gefäßsystem des Körpers sichtbar macht. Möchte man die aktuelle Blutversorgung des Ungeborenen untersuchen, wird die Nabelschnurarteriendurchblutung gemessen. Sie zeigt an, ob das Herz – der Motor des Kindes – rhythmisch und ohne Anstrengung das Blut zurück zur Plazenta pumpt oder ob es dazu eines erhöhten Kraftaufwandes bedarf. Es ist die alles entscheidende Untersuchung, um zu beurteilen, wie der Blutkreislauf des Kindes arbeitet. Ist der gemessene Gefäßwiderstand niedrig, ist die Blutversorgung zwischen dem Kind und der Plazenta über die Nabelschnurarterien (Arteriae umbilicales) in Ordnung. Erhöhte Gefäßwiderstände deuten eine drohende Unterversorgung an, und dementsprechend muss die Schwangerschaft engmaschiger überwacht oder die Geburt eingeleitet werden. Neben der Nabelschnur wird in der Schwangerschaft auch die Durchblutung der Gebärmutterarterien (Arteriae uterinae) und des Gehirns des Kindes (über die Arteria cerebri media) gemessen.

### Die Untersuchung des Fruchtwassers

Anfangs besteht Fruchtwasser aus Flüssigkeit, die von Zellen in der Fruchtblasenwand, in der Lunge und der Haut des Babys produziert wird. Das ungeborene Kind trinkt das Fruchtwasser, verdaut es, scheidet es wieder aus und »atmet« es in seine Lunge ein. Dabei kommt es nicht zum Sauerstoffaustausch, sondern das Baby übt damit nur die Atembewegung. Insgesamt wird also der Gastrointestinaltrakt (der lange Verdauungsschlauch vom Mund bis zum Anus), die Nieren mit Harnblase, Harnleiter und -röhre sowie die Lunge trainiert, und alle Organe können sich regelrecht entwickeln. Flüssigkeit und Sauerstoff sowie alle Nährstoffe erhält das Kind allerdings von der Mutter über die Nabelschnur.

Außerdem ist das Fruchtwasser, ähnlich dem Airbag im Auto, ein Schutz für das Kind. Ein Aufprall gegen den Bauch trifft darum nicht mit voller Wucht direkt das sich darin befindende Baby, sondern der entstehende Druck wird über das Fruchtwasser gleichmäßig verteilt.

Das Kind bewegt sich im Fruchtwasser, es kann Arme und Beine frei bewegen. Sobald alle Organsysteme ausgebildet sind, braucht es eigentlich für die eigene Entwicklung keine Flüssigkeit mehr, in der es schwimmen kann. Dennoch interessieren sich die Ärztinnen und Hebammen bis kurz vor die Geburt noch für das Fruchtwasser. Denn zu viel oder zu wenig davon kann auf Ursachen zurückzuführen sein, die für das Baby zum Problem werden können. Gegen Ende der Schwangerschaft ist eine Menge von etwa 500 bis 2.000 ml Fruchtwasser normal und unauffällig.

**Polyhydramnion** bedeutet, dass zu viel Fruchtwasser vorhanden ist, und tritt bei etwa einem Prozent aller Schwangerschaften auf. Sehr häufig kann hierfür keine Ursache gefunden werden. Am zweithäufigsten ist ein vorbestehender oder ein in der Schwangerschaft entwickelter Diabetes der Schwangeren (auch »Gestationsdiabetes« genannt) verantwortlich, bei dem es zu erhöhten Blutzuckerwerten im Schwangerschaftsverlauf kommt. Hohe Blutzuckerwerte führen beim Baby zu einer vermehrten Urinproduktion, was schließlich im Polyhydramnion endet.

Ein bereits sehr früh in der Schwangerschaft auftretendes Polyhydramnion kann auch auf eine Fehlbildung der kindlichen Speiseröhre (Oesophagusatresie) oder des Dünndarms (Duodenalatresie) hinweisen, aufgrund derer das Kind kein Fruchtwasser trinken oder verdauen kann. Und es gibt auch einige genetische Erkrankungen, die zu einem Polyhydramnion führen können.

**Oligohydramnion** bedeutet hingegen, dass zu wenig Fruchtwasser vorhanden ist. Es tritt bei 0,5 bis 4 Prozent aller Schwangerschaften auf. Wie erwähnt, braucht ein reifes Kind eigentlich kein Fruchtwasser mehr. Ein neu aufgetretenes Oligohydramnion bei einem reifen Kind ist dennoch ein Grund zur Abklärung, weil es eventuell eine Ursache haben kann, die dem Kind gefährlich werden kann. Dann bedarf es ggf. der Einleitung der Geburt. Die häufigste (normale) Ursache für zu wenig Fruchtwasser beim reifen Kind ist der Blasensprung (s. Kapitel »Der Blasensprung«, Seite 51). Logischerweise läuft dann Fruchtwasser über die Vagina ab. Wenn dieser ausgeschlossen werden kann, ist ein Oligohydramnion am Ende der Schwangerschaft ein Anzeichen für eine beginnende Plazentainsuffizienz.

Wenn bereits seit Schwangerschaftsbeginn dauerhaft wenig Fruchtwasser nachgewiesen wird, kann dies auf eine genetische Erkrankung oder eine Fehlbildung des fetalen Urogenitaltraktes (z.B. eine Lower Urinary Tract Obstruction – kurz: LUTO) hinweisen, weswegen das Kind kein oder nur wenig Fruchtwasser ausscheiden kann.

**Anhydramnion** bedeutet, dass gar kein Fruchtwasser mehr vorhanden ist. Ein neu aufgetretenes Anhydramnion zeigt bis zum Beweis des Gegenteils einen Blasensprung an, über den das Fruchtwasser komplett abgelaufen ist (s. Kapitel »Der Blasensprung«, Seite 51). In extrem seltenen Fällen – wenn zu keinem Zeitpunkt der Schwangerschaft Fruchtwasser vorhanden ist – kann ein Anhydramnion mit fehlenden Nieren des Kindes (einer Nierenagenesie) einhergehen. Dann wäre das Baby nicht lebensfähig.

### Die Gewichtsschätzung des Kindes

*Silvana, 33 Jahre, ist von ihrer Frauenärztin in die Klinik überwiesen worden, weil ihre Ultraschalluntersuchung darauf hindeutet, dass Silvanas Baby in 37+5 Schwangerschaftswochen mit 2700 g untergewichtig für das Schwangerschaftsalter ist. Silvana und ihr Partner Felix machen sich große Sorgen, ob es ihrem Baby gut geht. Die Kontrolluntersuchung in der Klinik zeigt einen ganz normal entwickelten männlichen Fötus mit 3.000 g Schätzgewicht, reichlich Kindsbewegungen und einer hervorragenden Nabelschnurdurchblutung. Silvana und Felix wollen wissen: »Wie kann es sein, dass Sie mir sagen, unser Kind wiegt 3.000 g, und unsere Frauenärztin, es seien nur 2.700 g? Wie kommt es zu dieser Abweichung? Und worauf können wir uns nun verlassen?«*

»Biometrie« bedeutet »Messung des Lebens« und meint in der Geburtsmedizin die Gewichtsschätzung eines ungeborenen Kindes per Ultraschalluntersuchung. Dabei werden verschiedene Körpermaße und -umfänge bestimmt und versucht, mithilfe von komplizierten Formeln das Körpergewicht des Kindes zu schätzen. Dafür haben vor mehreren Jahrzehnten renommierte Geburtsmediziner tausende Kinder untersucht und ihre daraus entwickelten Formeln dann nach sich selbst benannt – wie so oft in der Wissenschaft. Unterschiedliche Körpermaße werden in den jeweiligen Formeln verschieden gewichtet. Bei jedem Ultraschallbefund muss deshalb angegeben werden, nach welcher Formel das Schätzgewicht berechnet wurde.

Hier zur Anschauung einmal die zwei gängigsten von über 14 etablierten Formeln.

**Schätzgewicht des Kindes berechnet nach Hadlock =** 1,5622 – 0,0108 x Kopfumfang (cm) + 0,0468 x Bauchumfang (cm) + 0,171 x **Oberschenkelknochenlänge** (cm) + 0,00034 x (Kopfumfang)$^2$ (cm$^2$) – 0,003685 x Bauchumfang (cm) x **Oberschenkelknochenlänge** (cm)

**Schätzgewicht des Kindes berechnet nach Hansmann =** – 1,05775 x Kopfbreite (cm) + 0,649145 x **Bauchbreite** (cm) + 0,0930707 x (Kopfbreite)$^2$ (cm$^2$) – 0,020562 x **(Bauchbreite)$^2$** (cm$^2$) + 0,515263

Bei der Formel nach Hadlock wird die fetale Oberschenkelknochenlänge besonders stark gewichtet, bei Hansmann jedoch überhaupt nicht berücksichtigt, stattdessen die Breite des Bauches. Wenn ein Baby beispielsweise einen langen Oberschenkelknochen hat, würde es daher mit der Formel nach Hadlock verhältnismäßig schwerer geschätzt werden als mit der Formel nach Hansmann. Kommen verschiedene Formeln zur Berechnung des fetalen Schätzgewichtes zum ähnlichen Ergebnis, kann mit erhöhter Wahrscheinlichkeit davon ausgegangen werden, dass es sich um das tatsächliche aktuelle Gewicht des Babys handelt.

Zunächst einmal müssen natürlich sämtliche Ultraschallmessungen von der Ärztin richtig durchgeführt werden. Je mehr Erfahrung eine Ärztin mit der Ultraschalluntersuchung hat, desto geringer werden mögliche Messfehler ausfallen. Insgesamt wird eine Fehlervarianz von zehn Prozent als »normal« akzeptiert. Ein ungeborenes Kind, dessen tatsächliches Gewicht 3.000 g beträgt, kann also bei einer korrekten Ultraschalluntersuchung von 2.700 g bis 3300 g korrekt geschätzt werden. Deswegen ist es auch sinnlos, am nächsten Tag nachzumessen. Die Gewichtszunahme des Kindes von einem auf den anderen Tag kann nicht gemessen werden. Stattdessen ist eher die Wachstumstendenz alle zwei bis drei Wochen relevant.

Bei jeder Vorstellung einer Schwangeren in der Geburtsklinik wird das ungefähre Gewicht des Kindes mithilfe einer Biometrie ermittelt, um abschätzen zu können, ob es zeitgerecht entwickelt ist und voraussichtlich durch das mütterliche Becken passt. Ansonsten muss besprochen werden, ob die Geburt eingeleitet werden oder per Kaiserschnitt erfolgen soll, um einen Geburtsstillstand bei der vaginalen Geburt aufgrund eines fetomaternalen Missverhältnisses zu verhindern (s. Kapitel »Die protrahierte Geburt und der Geburtsstillstand«, Seite 280).

## Die Entscheidung: Ambulante Kontrolle oder stationäre Aufnahme?

### Die ambulante Kontrolle

Ist der Muttermund – manchmal trotz regelmäßiger Kontraktionen der Gebärmutter – geschlossen, das CTG gut, sind Blutdruck und Urinstix unauffällig, wird das Kind ausreichend mit Blut versorgt, hat es ein normales Schätzgewicht und liegt kein Blasensprung vor, wird einer Schwangeren empfohlen, wieder nach Hause zu gehen. Das Baby braucht noch etwas Zeit. Die Geburtsklinik ist für diese Schwangere dann offiziell nicht verantwortlich, kann ihr aber krampflösende Medikamente zur Entspannung des Beckenbodens und für die Schmerzlinderung mitgeben (z.B. Buscopan®, s. Kapitel »Die medikamentöse Schmerzlinderung«, Seite 116). Entweder wird dann ein Kontrolltermin bei der Frauenärztin empfohlen oder in der Geburtsklinik vereinbart. Zusätzlich wird die Schwangere gebeten, sich jederzeit wieder vorzustellen, wenn es zu regelmäßigen Wehen, einem Blasensprung, abnehmenden Kindsbewegungen oder einer vaginalen Blutung kommen sollte. Im Falle einer erneuten Vorstellung in der Kreißsaalaufnahme geht das gesamte Untersuchungsprozedere dann meistens wieder von vorne los.

Wenn sich eine Schwangere mit beginnenden Wehen vorstellt und hierunter der Muttermund schon ein oder zwei Zentimeter geöffnet ist, wird sie nach den Untersuchungen manchmal vom Personal gebeten, mit ihrer Begleitperson einen langen Spaziergang zu machen. Denn eine der ältesten und einfachsten Methoden, um die Muttermundseröffnung zu fördern und sich von den schmerzhaften Wehen abzulenken, ist Bewegung. In vielen afrikanischen Ländern, in denen eine medikamentöse Schmerzlinderung weniger möglich und etabliert ist, unterstützen sich die Gebärenden gegenseitig und gehen eingehakt in großen Kreisen um die Geburtsklinik.

Nach dem Spaziergang wird die Schwangere erneut vaginal untersucht, um festzustellen, ob sich der Muttermund weiter geöffnet hat. Ist das nicht der Fall, geht es für die Schwangere meistens noch mal nach Hause.

### Die stationäre Aufnahme

Wenn sich der Muttermund bereits einige Zentimeter geöffnet hat oder eine Schwangere medizinische Unterstützung (z.B. aufgrund schmerzhafter Wehen) benötigt, wird sie stationär aufgenommen. Mit dem Moment der stationären Aufnahme ist die Geburtsklinik für die Schwangere dann offiziell verantwortlich. Hat bereits eine Anmeldung zur Geburt in der Klinik stattgefunden, wird die entsprechende Akte herausgesucht oder per Mausklick geöffnet (s. Kapitel »Die Wahl der Geburtsklinik«, Seite 36). Hat die Anmeldung noch nicht stattgefunden, muss nun der Papierkram erledigt werden, Gesundheitskarte und Ausweis werden kopiert, eine Befragung durch die Ärztin oder Hebamme zur eigenen Krankengeschichte (Anamnese) erfolgt, und etliche Unterschriften werden erbeten. Dann geht es in ein Patientinnenzimmer auf der Schwangerenstation oder in den Kreißsaal.

#### *Der periphere venöse Zugang*[4]

*Luise, 28 Jahre, kommt mit kräftigen Geburtswehen in die Kreißsaalaufnahme. Nach der vaginalen Untersuchung ist schnell klar:*

4 *Häufig spricht man nur vom »venösen Zugang«. Es gibt aber neben dem peripheren auch den zentralen venösen Zugang/Katheter (ZVK), der die Blutentnahme und Medikamentengabe über die große Halsvene ermöglicht. Deshalb ist es formal korrekt, am Handrücken oder in der Armbeuge von einem »peripheren venösen Zugang« zu sprechen.*

*Für weiteren Papierkram und alles andere ist später Zeit, sie wird mit ihrer Schwägerin, die sie begleitet, sofort in einen Kreißsaal gebracht. Ihre Hebamme möchte ihr einen peripheren venösen Zugang legen. Luise hat darüber viel gelesen und in einigen Podcasts und Blogs gehört, dass das ein medizinischer Eingriff ist, den sie ablehnen kann. Notfalls ginge das problemlos auch noch später, wenn man ihr im Geburtsverlauf tatsächlich ein Medikament geben muss. Luise ist kerngesund, ihr Baby allem Anschein nach ebenso, und deshalb will sie wissen: »Brauche ich wirklich so ein nerviges Ding im Arm? Kann die Nadel mich bei Bewegung nicht vielmehr verletzten? Können Sie den Zugang nicht erst legen, falls er überhaupt notwendig sein sollte?«*

Ob die Schwangere gleich mit der stationären Aufnahme einen peripheren venösen Zugang erhält oder nicht, regelt jede Klinik eigenverantwortlich und verschieden. Natürlich darf jede Schwangere dem zustimmen oder dies ablehnen. Eine klare Handlungsempfehlung von der deutschen, österreichischen und schweizerischen Gesellschaft für Gynäkologie und Geburtshilfe besteht hierfür nur bei Schwangeren mit einer (nicht näher definierten) Risikokonstellation für eine verstärkte Blutung im Zusammenhang mit der Geburt. In diesem Fall soll ein »adäquater Venenzugang unter der Geburt bei jeder Gebärenden« (Leitlinie zur Diagnostik und Therapie von peripartalen Blutungen) vorhanden sein. Warum? Weil er potenziell lebensrettend ist.

Ähnlich, wie man ein Taschentuch auch als Tempo oder Kleenex bezeichnet, nennt man in vielen Kliniken einen venösen Zugang bei seinem jeweiligen Handelsnamen: Flexüle®, Braunüle® oder Viggo®.

Ein venöser Zugang ermöglicht jederzeit die Gabe eines Medikaments direkt in den Blutkreislauf einer Schwangeren – auch bei Bewusstlosigkeit, nach großem Blutverlust oder bei einer Notoperation. Genau in solchen Situationen ist es allerdings sehr schwer, einen Zugang zu legen, weil es dann sehr schnell gehen muss, das Licht vielleicht nicht gut ist, der Arm nicht ruhig liegt, das Personal sehr viel zu tun hat und vor allem: die Vene kaum punktiert werden kann. Denn hat bereits ein Blutverlust stattgefunden, ist der Blutdruck erniedrigt und die Venen sind darum flacher und schlaffer. Es ist viel schwieriger, dann einen Zugang zu legen, als in eine prall gefüllte Vene. Häufig braucht es hierfür dann mehrere Versuche.

Die Nadel bleibt übrigens nicht im Arm liegen. Mit der Nadel wird die Vene zwar angepikst, anschließend wird sie jedoch herausgezogen. Was zurückbleibt, ist ein feiner, biegsamer Kunststoffschlauch. Deswegen kann man mit einem peripheren venösen Katheter in der Armbeuge problem- und bedenkenlos den Arm bewegen.

**Der Gruppe-B-Streptokokken-Abstrich**

Es handelt sich um einen Abstrich vom Muttermund, der zeigt, ob Bakterien namens Gruppe-B-Streptokokken (Streptococcus agalactiae, kurz GBS) vorhanden sind oder nicht. Eine vaginale Besiedelung mit Gruppe-B-Streptokokken verursacht in der Regel keine Beschwerden und ist für die Schwangere selbst ungefährlich. Die Bakterien können allerdings nach einem Blasensprung in die Gebärmutter aufsteigen und dort das ungeborene Kind infizieren. Noch häufiger ist eine Ansteckung während der Geburt, wenn sich das Baby im Geburtskanal befindet. Dadurch kann eine Lungen- oder Hirnhautentzündung beim Kind ausgelöst werden.

Der Vaginalabstrich auf GBS ist eine individuelle Gesundheitsleistung (iGeL), die der Schwangeren bei der niedergelassenen Frauenärztin zwischen der 35. und 38. Schwangerschaftswoche angeboten wird und selbst bezahlt werden muss. Ist das Testergebnis positiv und kommt es zu einem Blasensprung oder dem Einsetzen regelmäßiger Wehen, erhält die Schwangere in der Geburtsklinik eine intravenöse Antibiotikaprophylaxe in regelmäßigen Zeitabständen bis zur Geburt, um die nachgewiesenen Keime im Geburtskanal zu eliminieren. Ist das Testergebnis negativ, kann auf die Antibiotikaprophylaxe bei Geburtsbeginn verzichtet werden. Liegt kein Abstrichergebnis bei Blasensprung vor, wird in der Annahme, dass Gruppe-B-Streptokokken vorliegen könnten, bei einem Fruchtwasserabgang prophylaktisch eine Antibiotikagabe nach etwa zwölf Stunden erfolgen. Dadurch kann unnötigerweise die Darmflora (Mikrobiom) Ihres Kindes nachteilig beeinflusst werden. Die Deutsche Gesellschaft für Gynäkologie und Geburtshilfe (DGGG) empfiehlt daher jeder Schwangeren, einen GBS-Abstrich bei der Frauenärztin durchführen zu lassen, um bereits bei der stationären Aufnahme in der Klinik selektieren zu können, in welchem Fall Schwangere und Baby von einer Antibiotikaprophylaxe profitieren und wann hierauf verzichtet werden kann. Mehr zum Thema »Mikrobiom« bitte nachlesen in den Kapiteln: »Das Stillen« (Seite 201) und »Vor- und Nachteile einer Sectio für das Kind« (Seite 271).

## Die Geburtseinleitung auf der Schwangerenstation

*Anina (33) erwartet ihre erste Tochter, die zehn Tage nach dem errechneten Termin noch nicht auf die Welt kommen möchte. Alle zwei Tage wird Anina nun in ihrer Geburtsklinik erwartet, um die* Herztöne *des Kindes kontrollieren und die Nabelschnurdurchblutung per Ultraschall untersuchen zu lassen. Bislang war alles ganz hervorragend, aber die Ärztin empfiehlt heute, in 41+3 Schwangerschaftswochen, die stationäre Aufnahme, um die Wehen mit Medikamenten einzuleiten. Eigentlich wollte Anina den natürlichen Geburtsbeginn abwarten und ist von einer Einleitung der Wehen gar nicht begeistert. Ihre Freundin Maike hatte vor zwei Monaten einen Blasensprung. Nachdem die Wehen ebenfalls ausgeblieben waren, wurden sie im Verlauf mit Medikamenten eingeleitet. Drei Tage habe es gedauert, in denen Maike alle vier Stunden eine Tablette einnehmen musste, und andauernd sei dabei ein nerviges CTG im Liegen abgeleitet worden, bis endlich die Wehen eingesetzt hätten. Die seien dann so schmerzhaft gewesen, dass Maike ganz früh eine PDA zur Schmerzlinderung gebraucht habe, und am Ende habe sie Fieber bekommen und alles habe in einem Kaiserschnitt geendet. Anina möchte auf keinen Fall einen Kaiserschnitt und darum auch die Geburtseinleitung verhindern und will daher wissen: »Können wir nicht noch warten mit der Einleitung? Oder gibt es da nicht etwas Natürliches, Pflanzliches, anstelle von Medikamenten? Ich habe auch gehört, dass eine Geburtseinleitung einen Wehensturm verursachen kann, stimmt das?«*

Die Geburtseinleitung ist eine der häufigsten geburtsmedizinischen Maßnahmen und wird bei einer von vier bis fünf (20 bis 25 Prozent) aller Geburten genutzt. Dazu wird eine Schwangere in der Regel stationär aufgenommen. In großen Kliniken gibt es manchmal eigene Schwangerenstationen, in den meisten Krankenhäusern jedoch werden Schwangere, Wöchnerinnen und gynäkologische Patientinnen auf einer gemeinsamen Frauenstation betreut.

**Für die Begleitperson**

Als Begleitperson kann man zu diesem Zeitpunkt leider häufig noch nicht mitaufgenommen werden, weil andere Schwangere von der dauerhaften Präsenz von Begleitpersonen gestört würden. Erst wenn es nach erfolgreicher Einleitung von Wehen und beginnender Muttermundseröffnung in den Kreißsaal geht, dürfen Sie bis zur Geburt und noch mehrere Stunden danach bei Ihrer Gebärenden bleiben. Bitte erfragen Sie in der jeweiligen Geburtsklinik die genauen Regelungen für Familienzimmer oder Besuchszeiten im Falle einer Geburtseinleitung.

## Gründe für eine Geburtseinleitung

Sechs von zehn Babys (60 Prozent) kommen bis einschließlich 40+0 Schwangerschaftswochen zur Welt, vier von zehn Babys (40 Prozent) später. Es ist also ganz normal, wenn die Schwangerschaft über den errechneten Geburtstermin (ET) hinaus andauert. Allerdings muss auf Folgendes geachtet werden, wenn das Baby sich dazu entschließt, es noch eine Weile länger im Bauch der Mutter gemütlich zu finden. Die Plazenta ist ein Organ, das nur auf Zeit angelegt ist. Irgendwann kann sie die Versorgung des Kindes im Bauch nicht mehr aufrechterhalten, dann spricht man von einer Plazentainsuffizienz.

Aus diesem Grund werden Schwangere ab dem ET alle zwei bis drei Tage bei ihrer Frauenärztin oder in die Klinik zur CTG-Kontrolle einbestellt, um durch die Ableitung der Herzfrequenz des Kindes auf dessen Blutversorgung durch die Plazenta schließen zu können. Gegebenenfalls erfolgt auch eine Ultraschall-Doppler-Untersuchung.

Bei einem unkomplizierten Schwangerschaftsverlauf mit gesunder Mutter und Kind wartet man in der Regel nach dem ET zunächst sieben Tage bis 41+0 Schwangerschaftswochen. Dann wird der Schwangeren eine Geburtseinleitung angeboten und spätestens in 41+3 Schwangerschaftswochen (zehn Tage über dem ET) empfohlen. Ziel ist es, eine Übertragung zu vermeiden, die ab 42+0 Schwangerschaftswochen definiert ist und ab der eine Plazentainsuffizenz immer wahrscheinlicher wird.

## Was ist eine Einleitung?

Eine Geburtseinleitung beschreibt das künstliche Auslösen von Kontraktionen der Gebärmutter, bis diese zu regelmäßigen Geburtswehen werden. Ärztinnen empfehlen eine Geburtseinleitung, wenn aus medizinischer Sicht das Kind eindeutig mehr von der Geburt als von der Fortführung der Schwangerschaft profitiert, jedoch keinerlei Wehen abzusehen sind. Dann schickt die niedergelassene Frauenärztin ihre Patientin mit einem Über- oder Einweisungsschein in die Geburtsklinik. Es ist immer eine Einzelfallentscheidung, ob aus ärztlicher Sicht noch auf den spontanen Wehenbeginn gewartet werden kann oder gute Gründe für eine Geburtseinleitung sprechen.

Die häufigsten Gründe für eine Einleitung sind: ausbleibende Wehen nach einem Blasensprung (wie bei Maike), die Terminüberschreitung (wie bei Anina), die Entwicklung einer schwangerschaftsinduzierten Blutdruckerkrankung (s. Kapitel »Hypertensive Schwangerschaftserkrankungen (Präeklampsie, Eklampsie und HELLP-Syndrom)«, Seite 295), suspekte Herztöne des Kindes, ein Oligohydramnion, ein erhöhtes Alter der Schwangeren (40 Jahre oder älter), Übergewicht, ein Schwangerschaftsdiabetes und abnehmende Kindsbewegungen. Die Entscheidung hierüber wird immer mit der Schwangeren gemeinsam getroffen.

## Wie werden Wehen eingeleitet?

Grundsätzlich kann eine Schwangere nach Beratung durch ihre Hebamme viel tun, um den Wehenbeginn ohne Medikamente zu unterstützen. Das ist weniger effektiv als mit Medikamenten und die Wirkung ist häufig wissenschaftlich nicht belegt, aber von vielen Schwangeren und Hebammen werden diese »natürlichen« Maßnahmen gegenüber einer medikamentösen Geburtseinleitung bevorzugt. Besteht kein Zeitdruck und geht es der Schwangeren und ihrem Kind gut, spricht aus ärztlicher Sicht überhaupt nichts dagegen.

Einige Hilfestellungen, um Wehen auszulösen, können zu Hause oder in der Klinik erfolgen, ohne dass die Schwangere und das Kind dabei in der Klinik überwacht werden müssten. Dies bezeichnet man als »ambulante Geburtseinleitung«.

Besonders Medikamente zur Weheneinleitung dürfen in Deutschland jedoch nur im Rahmen einer stationären Überwachung in der Klinik verabreicht werden, was dann als »stationäre Geburtseinleitung« bezeichnet wird.

### Ambulante naturheilkundliche Methoden

**Himbeerblättertee:** soll entkrampfend auf den Beckenboden wirken. Das ist gut für die Muttermundseröffnung.

**Brustwarzenstimulation:** Das Rubbeln der mütterlichen Brustwarzen in Intervallen über mehrere Stunden führt zur Ausschüttung des Hormons Oxytocin, das für Kontraktionen der Gebärmutter verantwortlich ist und so am Ende der Schwangerschaft Geburtswehen auslösen kann. Zu Oxytocin kommen wir gleich ausführlicher.

### Ambulante mechanische Methoden

**Bewegung und Sex:** Wie Spazierengehen und Treppensteigen führt Geschlechtsverkehr zur mechanischen Stimulation am Gebärmutterhals. Zudem beinhaltet die Samenflüssigkeit Prostaglandine (zu diesen Hormonen gleich mehr), die Gebärmutterkontraktionen auslösen können.

**Eipollösung:** Wenn der Muttermund bereits weich ist, kann eine Hebamme oder Ärztin mit dem Finger den Muttermund aufdehnen und vorsichtig mit einer Drehbewegung die Fruchtblase vom Muttermund ablösen. Diese Methode kann wehenfördernd wirken, allerdings auch unangenehm bis schmerzhaft sein.

Fragen Sie bei Interesse an diesen natürlichen Methoden gern Ihre betreuende Hebamme, sie ist Expertin auf dem Gebiet der ambulanten Geburtseinleitung, die zu Hause, in der Hebammenpraxis oder in der Klinik ausprobiert werden kann und nicht im Rahmen eines stationären Aufenthaltes erfolgen muss. Für die genauen Abläufe und Anwendungen der genannten Methoden haben die meisten Hebammen ihr eigenes Geheimrezept.

Sollten die Geburtswehen aufgrund der naturheilkundlichen Maßnahmen oder auch ganz ohne deren Wirkung von allein beginnen, müssen keine weiteren Einleitungsversuche unternommen werden. Falls jedoch weiterhin die Wehen ausbleiben, stehen folgende Möglichkeiten zur Verfügung:

### Stationäre mechanische Methoden

Wissenschaftlich belegt ist die Geburtswehen auslösende Wirkung folgender mechanischer Methoden, die alternativ zur medikamentösen Einleitung verwendet werden:

**Balloneinlage:** In der Klinik legt eine Ärztin über die Vagina einen wenige Zentimeter großen Ballonkatheter in den Gebärmutterhals ein und befüllt ihn über ein Spritzensystem mit Wasser. Dadurch kommt es zur Dehnung des Gebärmutterhalses, was Wehen auslösen kann. Die Einlage erfolgt auf einem gynäkologischen Stuhl und kann unangenehm bis schmerzhaft sein.

**Quellstäbcheneinlage:** Diese Stäbchen werden aus Naturstoffen (wie z.B. Algen) hergestellt, die beim Kontakt mit Flüssigkeit – z.B. Vaginalschleim – aufquellen und so nach Einlage den Muttermund aufdehnen. Ihre Einlage erfolgt wie die des Ballonkatheters.

Anschließend wird bei beiden mechanischen Methoden 24 Stunden abgewartet. Sollten sich keine Geburtswehen entwickeln, wird am Folgetag der Katheter weiter mit Wasser befüllt beziehungsweise eine größere Anzahl von Quellstäbchen eingelegt, um den Muttermund zusätzlich zu dehnen.

Diese mechanischen Methoden werden vor allem gewählt, wenn Schwangere diese einer medikamentösen Einleitung vorziehen oder die notwendigen Medikamente nicht verwendet werden dürfen, z.B., weil zuvor im Rahmen eines Kaiserschnitts die Gebärmutter operiert wurde (mehr zur vaginalen Geburt nach einem Kaiserschnitt erfahren Sie im Kapitel »Die vaginale Geburt nach dem Kaiserschnitt«, Seite 277).

### Stationäre medikamentöse Methoden

Bei einem Geburtsbeginn schüttet der Körper jeder Schwangeren natürlicherweise die Hormone Prostaglandin und Oxytocin aus. Wissenschaftliche Studien beweisen, dass die Geburtswehen am effektivsten eingeleitet werden, wenn diese Hormone als Medikamente gegeben werden.

**Prostaglandine:** Prostaglandinrezeptoren befinden sich sowohl in der Gebärmutter als auch am Gebärmutterhals. Prostaglandine, die sich an diesen Rezeptoren binden, führen damit einerseits zum Zusammenziehen der Gebärmutter (Kontraktionen), andererseits machen sie den Muttermund weich, sodass sich dieser leichter öffnen kann. Dabei kann es als Nebenwirkung zu Magengrummeln, Übelkeit und Durchfall kommen.

Prostaglandine können zur Geburtseinleitung als Tablette oral eingenommen oder als Tablette oder Gel in die Vagina eingeführt werden.

**Oxytocin:** Im Gegensatz zu den Prostaglandinrezeptoren befinden sich Oxytocinrezeptoren nur in der Gebärmutter und führen dort bei Bindung von Oxytocin zu Kontraktionen. Im Gebärmutterhals gibt es keine Oxytocinrezeptoren, wo dieses Hormon wirken könnte, dementsprechend wird durch Oxytocin der Muttermund auch nicht weicher. Oxytocin kann daher nur als Infusion gegeben werden, wenn der Muttermund bereits weich und ein wenig geöffnet ist, ansonsten kommt es zu Wehen bei einem unreifen Muttermundsbefund, was sehr unangenehm sein kann und wenig effektiv ist.

**Sonderfall »Wehencocktail«:** Dieses sagenumwobene Getränk besteht aus Rizinusöl und häufig einem geschmacklich erfreulichen (z.B. Aprikosen-)Saft. Rizinolsäure bindet ebenfalls an Prostaglandinrezeptoren der Muskulatur von Darm und Gebärmutter und provoziert damit gleichzeitig die erwünschte Wirkung und Nebenwirkung: Die Muskulatur wird stimuliert, und an der Gebärmutter können Kontraktionen ausgelöst werden, die im weiteren Verlauf zu Wehen führen können. Jedoch führen Wehencocktails viel häufiger als reine Prostaglandintabletten zu (teils heftigen) Durchfällen und Übelkeit. Die abführende Wirkung von Rizinusöl kann für das Kind zu mehr Platz im mütterlichen Becken führen und während der Geburt ist dann das Absetzen von Stuhlgang durch die Gebärende weniger wahrscheinlich. Anders als ein Einlauf (hierzu gleich) hat Rizinusöl aber nicht nur eine einmalige und zeitlich kontrollierbare Wirkung, sondern kann auch über eine gewünschte Zeitspanne hinaus weiterhin Durchfall und Übelkeit verursachen. Deshalb wird in der Leitlinie zur Geburtseinleitung davon abgeraten, Rizinusöl zur Einleitung im häuslichen Gebrauch (also ambulant) zu verwenden, sondern nur im Rahmen von klinischen Studien unter stationärer Überwachung.

Welche Medikamente zur Geburtseinleitung genau und in welchem zeitlichen Abstand gegeben werden, unterscheidet sich von Klinik zu Klinik. Bitte fragen Sie bei Interesse in Ihrer Geburtsklinik nach, welche Möglichkeiten zur Geburtseinleitung angeboten werden.

### *Der »Wehensturm«*

Neben den möglichen Auswirkungen auf den Magen-Darm-Trakt mit Durchfall und Übelkeit ist eine sehr seltene Nebenwirkung einer medikamentösen Geburtseinleitung eine Überstimulation der Gebärmuttermuskulatur bis hin zu einem sogenannten »Wehensturm«. Dabei folgt eine Wehe direkt auf eine andere, ohne Pause. Das Problem dabei ist, dass die Gebärende Schmerzen hat und schnell erschöpft ist, während das Kind im Bauch dauerhaft Druck auf den Schädel bekommt, was wiederum zum Abfall der kindlichen Herzfrequenz (Dezelerationen) führen kann. Um das zu vermeiden, werden alle Prostaglandine ausschließlich sehr niedrig dosiert gegeben. Das Ziel ist, genau die Schwelle zu erreichen, bei der im übertragenen Sinne ein weiterer »Medikamententropfen« das Fass zum Überlaufen bringt und so regelmäßige Wehen auslöst. Sobald das erreicht ist, werden keine Medikamente mehr gegeben. Die Krux ist, dass niemand weiß, wo diese Schwelle liegt, ab der die körpereigenen Wehen übernehmen – sie ist individuell ganz verschieden.

Ganz grob kann man sagen: Bei acht von zehn Schwangeren kommt es nach Beginn einer medikamentösen Geburtseinleitung innerhalb von 24 Stunden zu regelmäßigen Wehen. Bei einer von zehn Schwangeren braucht es bis zu 48 Stunden (zwei volle Tage), bis die Wehen einsetzen. Bei einer von zehn Frauen dauert es länger als 48 Stunden vom Beginn der Einleitung bis zum Einsetzen regelmäßiger Wehen oder es gelingt gar nicht.

Jede Frau ist verschieden und reagiert vielleicht auf das eine Medikament früher mit Wehen als auf das andere. Deshalb wird nach ein paar Tagen erfolgloser Geburtseinleitung mit dem einen auf ein anderes Medikament gewechselt. Falls im allerseltensten Fall dann immer noch keine Wehen ausgelöst werden, muss das geburtsmedizinische Team mit der Schwangeren abwägen: Soll weiter abgewartet oder ein Kaiserschnitt in Betracht gezogen werden?

Was viele nicht wissen, ist: Es kann auch ohne Geburtseinleitung zu einem »Wehensturm« kommen. Sind – aus welchem

Grund auch immer – die Wehen zu häufig, kann man das Medikament Partusisten® (Wirkstoff: Fenoterol) geben, das die Frequenz der Wehen verlangsamt, und umgehend haben Mutter und Kind wieder ihre notwendigen Pausen zwischen den Wehen.

Einige Frauen nehmen ihre regulären Wehen nach Geburtseinleitung als »Wehensturm« wahr, obwohl die Frequenz und Stärke der Wehen für die Geburtsphase ganz natürlich ist. Das könnte womöglich damit erklärt werden, dass bei der medikamentösen Geburtseinleitung die Wehen durch Hormone angeregt werden, aber anfangs noch keine zusätzlichen schmerzlindernden Hormone vom Körper ausgeschüttet wurden wie z.B. Endorphine. Mit zunehmenden Wehen, die der Körper selbst produziert, werden aber auch alle anderen mit der Geburt in Verbindung stehenden Hormone ausgeschüttet, und die eigentlichen Geburtswehen werden gleichsam wahrgenommen, egal, ob eingeleitet oder natürlichen Ursprungs.

*CTG-Kontrollen*

Um die Herzfrequenz des Kindes sowie die Entwicklung von Wehen bei der Schwangeren als Reaktion auf die Medikamente zur Einleitung kontrollieren zu können, wird vor jeder Medikamentengabe, bis etwa eine Stunde danach, ein CTG abgeleitet. Setzen in dieser Zeit keine Wehen ein und die Herzfrequenz des Kindes bleibt wie erwartet unauffällig, wird das CTG gestoppt, und die Schwangere kann bis zur nächsten Gabe in ein paar Stunden spazieren, ruhen, essen (und zur Toilette gehen). In sehr seltenen Fällen reagiert ein Baby auf die beginnenden Wehen mit einem Abfall der Herzfrequenz. Deshalb erfolgt eine medikamentöse Einleitung zumeist im Rahmen einer stationären Überwachung mit CTG-Ableitung und nicht zu Hause.[5] Mit der Zeit entwickeln sich dann regelmäßige Geburtswehen und die Schwangere kommt mit ihrer Begleitperson zum schönsten Ort einer Klinik – die Geburtenstation!

**Off-Label-Use**

Viele Wehencocktails und geburtseinleitende Medikamente haben keine offizielle Zulassung für die Geburtseinleitung, funktionieren aber trotzdem wunderbar. Häufig liegt das an den komplizierten und sehr teuren Zulassungsverfahren von Medikamenten, die durch den Off-Label-Use (»andere Verwendung als auf dem Etikett«) von einem Pharmaunternehmen umgangen werden. Man darf sie daher nur nach Aufklärung über den Off-Label-Use geben, dem die Schwangere vor der Medikamentenanwendung mit ihrer Unterschrift zustimmen muss.

In allen medizinischen Bereichen werden nach diesem Prinzip überall auf der Welt Medikamente im Off-Label-Use eingesetzt, und so eben auch in der Geburtsmedizin.

## Die Geburtenstation

In den meisten Kliniken wird der Raum, in dem die Frau ihr Kind zur Welt bringt, immer noch als »Kreißsaal« bezeichnet. Der Begriff »Kreißsaal« rührt allerdings nicht von einem kreisförmigen

---

5 *In manchen europäischen Ländern ist das im Übrigen anders. Dort gibt man Schwangeren die Medikamente zur Geburtseinleitung mit nach Hause.*

Grundriss her, sondern vom alten deutschen Wort »Kreißen« für »Kreischen«. Dank der Möglichkeiten der modernen Schmerzlinderung muss heutzutage aber keine Schwangere mehr »kreischen«, obwohl es gelogen wäre zu behaupten, dass Schwangere während der Geburt nicht auch laut werden können.

In diesem Buch soll ab diesem Kapitel der Begriff »Geburtsraum« den Kreißsaal ersetzen. Alle Geburtsräume befinden sich wiederum auf der Geburtenstation.

## Die späte Eröffnungsphase

*Synonym: aktive Eröffnungsperiode, Akzelerationsphase*

*Jasmina (42 Jahre alt) erwartet das zweite Mädchen, ihre erste Tochter kam vor acht Jahren zur Welt. Jasmina hat so lange versucht, wieder schwanger zu werden, sie hätte nicht gedacht, dass es mit 42 Jahren doch noch klappt, und kann sich kaum daran erinnern, wie es bei der letzten Geburt war. Sie ist nun in 39+1 Schwangerschaftswochen, und die Geburt wird, aufgrund von ausbleibenden Wehen und ihres (für eine Schwangere) erhöhten mütterlichen Alters, eingeleitet. Sie fragt während der ärztlichen Visite auf der Schwangerenstation: »Ab wann komme ich eigentlich in den Geburtsraum, wenn die Wehen losgehen? Und wird das mit der Eins-zu-eins-Betreuung durch eine Hebamme klappen?«*

Ab einer Muttermundseröffnung von etwa vier bis sechs Zentimetern beginnt die späte und damit aktive Eröffnungsphase der Geburt und löst die Latenz- oder frühe Eröffnungsphase ab. Spätestens jetzt wird eine Schwangere mit ihrer Begleitperson in ihren Einzel-Geburtsraum gebracht. Zweibettzimmer gibt es auf der Geburtenstation nicht.

Im Geburtsraum soll (laut Leitlinie »Die vaginale Geburt am Termin«) zu 95 Prozent der Zeit eine Eins-zu-eins-Betreuung, also von einer Hebamme zu einer Schwangeren, gewährleistet sein. Abhängig von der Personalsituation der Klinik (Krankheitsausfälle oder unbesetzte Stellen) und dem unvorhersehbaren Andrang Gebärender zu einem bestimmten Zeitpunkt kann es aber auch zu einer Eins-zu-zwei-Betreuung kommen. Also eine Hebamme, die für zwei Gebärende zuständig ist (in zwei verschiedenen Geburtsräumen).

In jedem Fall bleibt dieselbe Hebamme bis zum Ende ihres Früh-, Spät- oder Nachtdienstes für eine Schwangere zuständig und wechselt sich nicht während ihrer Schicht mit einer anderen Hebamme ab. Am Ende ihrer Arbeitsschicht wird sie sich jedoch verabschieden. Für viele Schwangere ist der Personalwechsel verständlicherweise enttäuschend, weil man sich eben erst aneinander gewöhnt hat. Der klare Vorteil ist aber, dass sich eine neue Hebamme frisch, motiviert und ausgeschlafen um Sie kümmern wird. Gleiches gilt auch für die betreuende Assistenzärztin, deren Schicht abhängig von der Klinik manchmal auch zwölf oder 24 Stunden dauern kann. Ich stelle mich immer mit den Worten vor: »Ich bin Ihr ausgeschlafener und zuständiger Arzt für die Nacht. Schön, Sie kennenzulernen.« Das soll zumindest ein bisschen für gute Stimmung und Zuversicht sorgen.

Seien Sie gewiss: Sie sind nicht allein, auch wenn Ihre betreuende Hebamme den Geburtsraum für eine gewisse Zeit verlässt (weil sie ins Nachbarzimmer zu einer anderen Gebärenden oder zur Dokumentation des Geburtsverlaufs in den Hebammenstützpunkt geht). Alle anwesenden Hebammen und Ärztinnen sind ebenso über Ihren Zustand im Bilde und erhalten per CTG-Übertragung alle Informationen zum Zustand Ihres Kindes und Ihrer Wehenfrequenz.

Falls gerade niemand bei Ihnen im Zimmer ist, Sie sich aber die Anwesenheit einer Hebamme oder Ärztin wünschen, klingeln Sie bitte einfach. Ansonsten kommt Ihre Hebamme in regelmäßigen Abständen zu Ihnen.

**Für die Begleitperson**

Die Begleitperson ist im Geburtsraum sehr wichtig, weil sie, im Gegensatz zum Personal, nicht wechselt, sondern immer an der Seite der werdenden Mutter bleibt. Sie ist die vertraute und emotionale Bank für die Gebärende. Ihre Unterstützung passiert durch physische und psychische Anwesenheit. Nur körperlich anwesend zu sein, reicht manchmal schon aus. Trotzdem bitte auch Handy und Kopfhörer weglegen, um auch mental anwesend zu sein und der Gebärenden nicht das Gefühl zu geben, etwas anderes sei jetzt wichtiger als sie und die anstehende Geburt.

Jede Hebamme und Ärztin hat schon etliche Schwägerinnen und Partner als Begleitperson erlebt, die Spiele auf dem Smartphone neben der in den Wehen liegenden Schwangeren gespielt oder mit der besten Freundin über die Urlaubspläne telefoniert haben. Das ist letztlich schlimmer, als gar nicht anwesend zu sein, weil es fehlende Würdigung und Empathie gegenüber der Gebärenden ausstrahlt.

Die späte Eröffnungsphase wird auch Akzelerationsphase genannt. Denn im Gegensatz zur Latenzphase, während der die Muttermundseröffnung von Zentimeter zu Zentimeter viele Stunden oder Tage dauern kann, beschleunigt (akzeleriert) sich der Prozess nun, dauert bei Erstgebärenden in der Regel aber immer noch mehrere Stunden. Es ist wichtig, in dieser Phase nicht mitzudrücken, sondern passiv die Wehen alle Arbeit machen zu lassen. Schließlich ist der Muttermund immer noch nicht komplett geöffnet und liegt also zwischen Baby und Geburtskanal. Wenn das Kind durch Mitpressen zu stark gegen den Muttermund gedrückt wird, kann dieser anschwellen, verliert an Geschmeidigkeit und es kann schneller zu Verletzungen des Muttermunds kommen – einem sogenannten Zervixriss (s. Kapitel »Geburtsverletzungen«, Seite 331). Außerdem sollte die Gebärende sich die Kraft zum Mitdrücken für das Ende der Geburt aufsparen. Das erklärt Ihnen aber auch noch mal Ihre Hebamme im Geburtsraum.

Irgendwann hat sich der Muttermund so weit geöffnet, dass nur noch eine kleine Muttermundslippe, wie die Geburtshelferinnen es nennen, wie eine Krone auf dem kindlichen Köpfchen (oder auf der noch stehenden Fruchtblase) zu tasten ist. Diesen Muttermundsbefund nennt man Saum, und er bedeutet, dass die Schwangere es bald zur vollständigen Muttermundseröffnung geschafft hat. Dann ist bildlich gesprochen die Tür auf und das Baby kann endlich hindurchtreten, die Austrittsphase beginnt (s. Kapitel »Die Austrittsphase«, Seite 133).

**Für die Begleitperson**

Die Hebamme kümmert sich um Durst, Hunger, Müdigkeit und alle anderen Bedürfnisse der Gebärenden. Die Begleitperson muss sich leider um sich selbst kümmern. Auch sie sollte mögliche Momente für ein Nickerchen im Sessel nutzen, z.B., wenn die Schwangere selbst mal schläft. Den Geburtsraum von Zeit zu Zeit zu verlassen, kann guttun, um Kraft zu tanken, in

Ruhe zur Toilette zu gehen und auch mal ein Telefonat zu führen. Essen und Trinken ist jederzeit im Geburtsraum erlaubt. Wer zu lange nicht zur Toilette geht, die eigene Müdigkeit verdrängt und weder isst noch trinkt, wird am Ende nur »hangry« (»hungrig« und »angry«) und ist keine gute Unterstützung für die Gebärende.

Allzu oft erlebt man jedoch, dass eine Begleitperson ohne Ankündigung einfach hinausgeht. Das kann die Schwangere verunsichern und verletzen. Daher bitte immer kurz Bescheid geben.

## Die Extremsituation Geburtswehen – Umgang mit Schmerzen

### Schreien, Fluchen, Schimpfen

Viele Frauen beschreiben Geburtswehen als einen unvergleichlichen und den am schlimmsten erlebten Schmerz ihres Lebens. Allerdings wird das sehr unterschiedlich wahrgenommen. Es gibt keine allgemeingültige Aussage, wie stark die Wehenschmerzen für jede einzelne Schwangere sein werden, und es ist unmöglich vorauszusagen, welche mit ihnen gut klarkommt und für welche sie unerträglich sind. Schmerz ist etwas sehr Ursprüngliches, auf das auch sehr ursprüngliche, gar animalische Reaktionen folgen können. Es ist normal, sich unter starken Schmerzen nicht kontrollieren zu können. Man kann gereizt reagieren, fluchen und schimpfen. In jeder Frau stecken aber ungeahnte Kräfte, die Extremsituation einer vaginalen Geburt zu meistern und durchzuhalten, auch, wenn sie es selbst manchmal kaum für möglich hält.

**Für die Begleitperson**
Wenn die Geburtswehen einsetzen, beginnt ein klassischer Moment, in dem die Begleitperson so richtig wichtig ist. Jetzt können Sie am besten – wie auch schon zu Hause – einfach Ruhe und Nähe ausstrahlen.

Schreie oder auch mal eine Beleidigung der Gebärenden können einer Begleitperson Angst einjagen oder sie verärgern. Stellen Sie sich darauf ein, dass Wehen eine Extremsituation darstellen, unter der jede anders reagiert. Die Gebärende selbst erinnert sich im Nachhinein häufig nicht oder kaum an ihre Äußerungen. Versuchen Sie, diese nicht persönlich zu nehmen, denn es ist nicht persönlich gemeint – auch, wenn Sie direkt angesprochen werden. Sie haben keine Schuld an den Wehenschmerzen. Das weiß auch die Gebärende. Da hilft es manchmal, einfach auf »Durchzug« zu schalten und nicht zu diskutieren.

**Den Wehenschmerz lindern**

Heutzutage haben wir aber nicht mehr nur die Wahl zwischen Durchhalten und vielleicht einem schönen Beißholz, sondern uns stehen die Errungenschaften der modernen Medizin zur Verfügung, um Ihnen bei Bedarf medikamentös die Schmerzen zu erleichtern. Bei der Frage, ob man medizinische Unterstützung möchte oder nicht, sollte man sich auch immer fragen, wozu der Schmerz dient und wozu nicht. Oft ist eine Mutter stolz, ohne jegliches Medikament die Geburtswehen durchgestanden zu haben. Das muss sie aber nicht, um eine gute Mutter zu sein. Wenn die Schmerzen zu belastend werden, können diese die Geburt verlängern oder sogar unmöglich machen und sind dann kontraproduktiv. Hier ist eine rechtzeitige Schmerzlinderung sinnvoll, um neue Kraft zu geben.

Sie entscheiden, ob Sie die Geburt mit oder ohne die Linderung der Wehenschmerzen erleben möchten, und können einfach ausprobieren, wohin die Reise geht. Ihre Hebamme und Ärztin stehen Ihnen jederzeit beratend zur Seite. Wann auch immer Sie mögen, können Sie auf alle Möglichkeiten der medizinischen Schmerzlinderung zugreifen, die im Folgenden erklärt werden. Es ist aber auch genauso in Ordnung, darauf zu verzichten.

### *Physikalische Maßnahmen – Entspannung für die Gebärende*

*Klara (19) kommt zur Geburtsanmeldung in die Klinik und möchte im Gespräch mit der Hebamme wissen: »Wenn ich mit beginnenden Wehen in die Klinik komme, was kann man dann tun, um mich und meinen Körper gut auf die Geburt vorzubereiten? Und was bringt so ein Einlauf? Kann mein Freund meine Schmerzen irgendwie erträglicher machen?«*

Bereits große Unterstützung in der frühen (aber auch späten) Eröffnungsphase kann die entspannende und schmerzlindernde Wirkung von physikalischen Maßnahmen bieten. Hierfür stehen in vielen Kliniken auf der Geburtenstation sogenannte Vorwehenzimmer zur Verfügung, in denen sich die Schwangere und ihre Begleitperson aufhalten können. Es handelt sich dabei meistens um Räume, die mit einem Bett und Bad ausgestattet sind. Ihre genaue Ausstattung unterscheidet sich je nach Klinik. Ein Entbindungsbett ist aber in keinem dieser Räume zu finden. Die Hebammenbetreuung ist in Vorwehenzimmern meistens noch nicht so intensiv wie im

Geburtsraum. Das ist ganz normal, denn es geht in einem Vorwehenzimmer darum, dem Baby und dem Körper der Mutter Zeit zu geben, um sich auf den weiteren Geburtsfortschritt einzustellen. Ein bisschen Privatsphäre für Schwangere und Begleitperson kann da sehr guttun.

Der Geburtsfortschritt wird etwa alle zwei bis vier Stunden von einer Hebamme durch eine vaginale Untersuchung überprüft. Es ist jederzeit möglich, Unterstützung zu bekommen – wenn gewünscht, bitte einfach die hierfür vorgesehene Klingel im Zimmer betätigen.

### Wärme

Wärme kann guttun, um den Beckenboden und sich im Ganzen zu entspannen. Ein entspannter Beckenboden beschleunigt auch den Geburtsvorgang. Darum wird der Schwangeren in der Geburtsklinik häufig angeboten, eine Dusche oder ein Bad zu nehmen. Manche Gebärenden empfinden ein Bad als große Erleichterung, andere als nervig, weil die Badewanne vielleicht kein gutes Widerlager zum Abstützen bietet oder man einfach nicht so der »Badewannen-Typ« ist. Sagen Sie geradeheraus, was Sie sich vorstellen können und was nicht, oder probieren Sie es einfach aus. Manche Kliniken haben keine Badewanne, sondern nur eine Dusche oder umgekehrt. Die Ausstattung kann jederzeit bei der Wunschgeburtsklinik erfragt werden, ebenso die Möglichkeit einer Wassergeburt, die in einer dafür speziell konzipierten Badewanne stattfindet.

### Massage

Jede Schwangere muss für sich entscheiden, ob sie Berührungen während der Wehen als störend oder angenehm empfindet. Für die Massage der Gesäßmuskulatur, des Steißbeines, des Rückens und der Schultern ist die Begleitperson prädestiniert, weil sie dauerhaft anwesend ist und Sie miteinander vertraut sind.

**Für die Begleitperson**

Zur Unterstützung von Geburtswehen stehen viele Massagetechniken zur Verfügung. Gern können Sie sich hierüber bereits vor dem Klinikaufenthalt informieren, oder Sie fragen Ihre betreuende Hebamme im Geburtsraum nach Tipps und Tricks.

Über einen langen Zeitraum zu massieren, kann sehr anstrengend sein. Vergessen Sie nicht, von Zeit zu Zeit eine Pause zu machen, um selbst Kraft zu schöpfen. So halten Sie länger durch, wovon Ihre Gebärende am meisten profitiert. Wenn Sie sich mit der Massage unwohl fühlen oder selbst erschöpft sind, sprechen Sie darüber offen mit Ihrer Schwangeren und Hebamme. Letztere kann dies jederzeit übernehmen.

### Der Einlauf

Viele Hebammen empfehlen Schwangeren einen Einlauf in der frühen Eröffnungsphase. Das hat mehrere Gründe: Der Enddarm liegt im Becken neben dem Muttermund, sodass Enddarm und Baby bei der Geburt um den Platz in Richtung Beckenboden konkurrieren. Im Umkehrschluss führen ein Einlauf und der dadurch provozierte Stuhlgang zu mehr Platz im Becken. Das Kind kann in der Folge tiefer treten, und der Geburtsvorgang beschleunigt sich.

Unabhängig von dem beschleunigenden Einfluss auf die Geburt erleben zudem viele Gebärende einen Einlauf aus zwei Gründen als Erleichterung: Erstens drückt bei zunehmenden

Wehen ohnehin schon viel nach unten, da ist es angenehmer, wenn es nicht auch noch ein gefüllter Darm ist. Zweitens empfinden sie es als unhygienisch, bei der Geburt Stuhlgang abzusetzen, und möchten dieses Erlebnis sich selbst und ihrer Begleitperson ersparen. Sollte das dennoch passieren, sei Ihnen aber versichert: Das Personal geht damit ganz professionell um. Falls während der Geburt Stuhlgang austritt, wird er von Ihrer betreuenden Hebamme dezent weggewischt.

Um vor der Geburt Stuhlgang zu provozieren (damit später nichts mehr austreten kann), gibt es zwei verschiedene Arten von Einläufen, die häufig verwendet werden. Bei beiden legt sich die Schwangere in Seitenlage auf eine Liege und zieht die Knie in Richtung Bauch an.

Bei einem **hohen Einlauf** steckt die Hebamme einen Gummischlauch – den kann man sich wie einen weichen Strohhalm vorstellen – in den Po. Den verbindet sie mit einem Beutel, in dem sich 500 bis 2.000 ml körperwarme Kochsalzlösung oder Leitungswasser befindet, und hängt ihn hoch an einen Infusionsständer. Die Schwerkraft lässt die Flüssigkeit in den Enddarm laufen. Anschließend versucht die Schwangere ein paar Minuten den Schließmuskel geschlossen zu halten, um den Einlauf einwirken zu lassen. Schließlich entlädt sie dann die Flüssigkeit samt Stuhlgang in die Toilette. Der hohe Einlauf führt zu einer sehr umfangreichen Entleerung, sodass fast sicher ist, dass während der Geburt kein Stuhlgang mehr austritt.

Viele Schwangere empfinden aber die Flüssigkeitsmenge von 500 bis 2.000 ml als belastend, daher gibt es noch eine Alternative: **Ein Klistier** – oder Klysma genannt – ist ein Beutel, der je nach Fabrikat etwa 130 bis 350 ml Kochsalzlösung fasst. Die Hebamme steckt dabei einen viel kürzeren, weichen Gummischlauch in den Anus der Schwangeren und drückt den gefüllten Quetschbeutel zusammen. Bei Bedarf kann dieser Vorgang wiederholt werden. Viele Schwangere empfinden diesen Einlauf als angenehmer, er löst aber meistens weniger Kot aus dem Darm als sein Konkurrent, der hohe Einlauf.

Ihre Hebamme wird Sie gern hierzu beraten und bestimmt hat sie auch noch andere Tricks und Kniffe in Sachen »Einlauf« in ihrem Repertoire. Letztlich bleibt es ganz Ihnen überlassen, ob Sie einen Einlauf wünschen oder nicht.

### Medikamentöse Schmerzlinderung

*Julia (36) erwartet das zweite Kind. Bei ihrer ersten Geburt hatte sie in der Latenzphase sehr lange Schmerzen, und der Muttermund brauchte zwei Tage, um sich auf vier Zentimeter zu öffnen. Dann ging es aber schnell und wenige Stunden später hatte sie ihren Sohn Benjamin unkompliziert geboren. Julia wollte damals wie heute keine PDA, aber kannte keine andere medikamentöse Unterstützung der Wehenschmerzen. Eine befreundete Krankenschwester hat ihr nun erzählt, dass sie selbst bei den beginnenden Geburtswehen ein Buscopan®-Zäpfchen bekommen habe und sich der Muttermund damit in Windeseile geöffnet habe.*

*Mit beginnenden Wehen möchte Julia nun wissen: »Meine letzte Geburt war toll, aber die zwei Tage Latenzphase mit geschlossenem Muttermund hätte ich mir gern erspart. Buscopan® kenne ich als Medikament bei Periodenschmerzen. Kann man das wirklich auch für die Geburt nehmen? Ab wann kann ich Medikamente zur Wehenlinderung bekommen und helfen die überhaupt bei diesen starken Schmerzen? Eine PDA möchte ich auf keinen Fall!«*

Um ein bisschen Licht ins Medikamenten-Dunkel zu bringen, folgen hier die gängigsten und bekanntesten Medikamente zur Schmerzlinderung in der Geburtsmedizin. Wichtig ist, bei der

Schmerzlinderung während der Geburt zu verstehen, dass es nicht darum geht, die Schmerzen komplett auszuschalten, sondern sie erträglich zu machen und die Geburt dadurch häufig zu beschleunigen oder für die Gebärende eine Ruhepause zu ermöglichen. Die Medikamente, die man hierfür in der Geburtshilfe verwendet, kennen Sie vielleicht von zu Hause und haben sie bereits vor der Schwangerschaft eingenommen. Die Dosierung in der Klinik ist in der Regel aber eine viel höhere als die freiverkäuflichen Medikamente aus der Apotheke. Alle Medikamente, die dabei über die Vene gegeben und nicht oral eingenommen werden, fluten im Blut deutlich schneller an und wirken stärker, weil sie nicht erst verdaut und von der Leber verstoffwechselt werden müssen. Ein klarer Vorteil des peripheren venösen Zugangs.

**Spasmolytika** wirken krampflösend an der Muskulatur, die wir nicht willkürlich kontrahieren können, wie z.B. Teile unserer Beckenbodenmuskulatur, die Muskulatur in den Bronchien der Lunge und die Muskulatur der Verdauungsorgane. Auf die willkürliche Muskulatur, also die, die wir bewusst steuern können – wie z.B. den Bizeps am Oberarm oder die Zunge –, haben diese Medikamente keinen Einfluss.

Der in der Geburtsmedizin am häufigsten verwendete Vertreter der Spasmolytika heißt Buscopan® (Wirkstoff: Butylscopolaminiumbromid). Die meisten Frauen kennen es zur Linderung von Periodenschmerzen oder Magenkrämpfen. Buscopan® führt auch bei Wehen zu einer Entspannung der Muskulatur von Muttermund und Beckenboden. Beides ist während der Geburt extrem sinnvoll, denn der Muttermund muss erst weich werden, bevor er sich öffnen kann, und der Beckenboden sich entspannen, um das Baby durchzulassen.

Der entkrampfende Effekt von Buscopan® ermöglicht in der frühen Latenzphase vielen Gebärenden außerdem noch etwas Erholung, weil sie die beginnenden Geburtswehen bei noch geschlossenem Muttermund weniger schmerzhaft spüren und einfacher »loslassen« können. Ein, zwei Stunden später setzen die Wehen dann häufig wieder kräftiger mit einem zunehmenden Muttermundsbefund von zwei, drei Zentimetern ein.

Sobald die Wehen stärker werden, können Spasmolytika aber nicht mehr viel ausrichten. Sie sind perfekt für den Anfang der Geburt und dürfen auch zu Hause eingenommen werden, sobald das Kind ab 37+0 Schwangerschaftswochen reif für die Geburt ist. Man kann Buscopan® als Tablette einnehmen, es wirkt aber deutlich effektiver und schneller als Zäpfchen, was sich die Schwangere selbst rektal einführt. In der Klinik kann man es auch als Infusion über die Vene geben und mit schmerzlindernden Medikamenten kombinieren.

**Nicht-Opioid-Analgetika** (Analgesie = Schmerztherapie) hemmen Entzündungs- und Schmerzreaktionen in unserem Körper, aber binden nicht an Opioid-Rezeptoren. Ihre bekanntesten Vertreter sind Aspirin®, Ibuprofen und Paracetamol. Wie sie im Körper wirken, unterscheidet sich von einem Medikament zum anderen und ist teilweise nicht vollständig bekannt. Sie lindern gut leichte bis mittelstarke Schmerzen – auch während der beginnenden Geburt.

Aspirin® (Wirkstoff: Acetylsalicylsäure/ASS) wird in der Schwangerschaft ausschließlich zur Vorbeugung einer Präeklampsie als Tablette von der Frauenärztin verschrieben und dann täglich eingenommen (mehr zu diesem Thema, s. Kapitel »Die Blutdruckkrise, Präeklampsie und das HELLP-Syndrom«, Seite 295). ASS ist ein sogenannter Thrombozyten-Aggregationshemmer und verhindert das Verklumpen von Blutplättchen (den Thrombozyten). Sollte es zu einer Blutung kommen, nachdem ASS eingenommen wurde, hört diese daher nicht so schnell wieder auf, weil die Blutgerinnung verlangsamt ist. Das kann zu einem großen Problem werden – vor allem bei operativen Eingriffen oder eben bei der Geburt. Darum darf es NICHT zur Schmerzlinderung während der Schwangerschaft oder Geburt eingenommen werden!

Ibuprofen darf als Schmerzmittel ausschließlich bis zur 20. Schwangerschaftswoche eingenommen werden, weil es zu einem Gefäßverschluss im kindlichen Blutkreislauf führen kann.[6] Nur in Ausnahmefällen und nur nach ärztlicher Rücksprache ist nach der 20. Schwangerschaftswoche die sporadische Einnahme von Ibuprofen möglich. Nach der Geburt ist es jedoch unbedenklich und das Medikament der ersten Wahl zur Schmerzlinderung bei Geburtsverletzungen oder nach einem Kaiserschnitt. Auch die Einnahme von Ibuprofen während des Stillens ist für Mutter und Kind problemlos möglich. Da Ibuprofen zu Magenschleimhautreizungen führen kann, sollten Menschen mit empfindlichem Magen oder häufigem Sodbrennen zusätzlich ein »Magenschutz«-Medikament wie Pantoprazol® oder Omeprazol® einnehmen. Ibuprofen kann als Infusion gegeben oder als Tablette eingenommen werden – Letzteres auch zu Hause.

---

6 *Ibuprofen kann ein ganz wichtiges Blutgefäß verschließen, das nur bei Ungeborenen eine Rolle spielt: den »Ductus arteriosus«. Dieses Blutgefäß ermöglicht dem Baby die Verteilung von sauerstoffreichem Blut im Körper und schließt die Lunge von der Blutversorgung aus. Die Lunge des Babys ist im Bauch der Mutter mit Fruchtwasser gefüllt und nicht am lebensnotwendigen Sauerstoffaustausch beteiligt. Wenige Tage nach der Geburt verschließt sich der Ductus arteriosus. Stattdessen wird ab dem Moment der Geburt die Lunge durchblutet, die nun luftgefüllt bis zum Lebensende die Sauerstoffversorgung für jeden Menschen (und jedes andere Säugetier) übernimmt. Verschließt sich der Ductus arteriosus vor der Geburt – z.B. durch wiederholte Ibuprofeneinnahme in der Schwangerschaft –, bekommt das Kind ein Problem mit der Sauerstoffverteilung im Körper, was lebensbedrohlich sein kann.*

Paracetamol ist das Medikament der ersten Wahl bei Schmerzen in der Schwangerschaft ab der 20. Schwangerschaftswoche und ist auch in der frühen Schwangerschaft ungefährlich. Paracetamol senkt nebenbei auch Fieber und wird häufig bei beginnenden Wehenschmerzen in Kombination mit Buscopan® gegeben. Wie Ibuprofen kann Paracetamol als Infusion gegeben oder als Tablette eingenommen werden – Letzteres auch zu Hause. Wie alle Schmerzmedikamente darf Paracetamol nicht unkritisch, unbegründet und ohne ärztliche Rücksprache tagelang oder sogar über mehrere Wochen eingenommen werden.

**Opioid-Analgetika** bezeichnet eine Gruppe von sehr wirksamen Schmerzmitteln, die an Opioid-Rezeptoren binden. Ihr bekanntester Vertreter heißt Morphin und kann abhängig machen. In der Geburtsmedizin werden die Opioide Meptid® (Wirkstoff: Meptazinol) oder Nalpain® (Wirkstoff: Nalbuphin) verwendet, die bei einmaliger Gabe keine Substanzabhängigkeit verursachen können.

Meptid® oder Nalpain® machen wie alle Opioide nebenbei müde. Sie können daher Gebärenden mit starken Wehenschmerzen in der frühen Eröffnungsphase als Infusion gegeben werden, damit sie sich noch etwas entspannen, häufig sogar schlafen, Kraft tanken und sich anschließend wieder auf die Geburt konzentrieren können.

Da Opioide über die Plazenta auch auf das Ungeborene übergehen und potenziell die kindliche Atmung nach der Geburt unterdrücken können, dürfen diese nur verabreicht werden, wenn innerhalb der nachfolgenden zwei bis vier Stunden eine Geburt nicht zu erwarten ist. Das ist praktisch nur bei Erstgebärenden in der Latenzphase mit wenigen Zentimetern Muttermundseröffnung der Fall – bei Mehrgebärenden weiß man nie, wie schnell es doch plötzlich zur Geburt kommen kann.

Nach spätestens vier Stunden ist das Medikament im mütterlichen und kindlichen Körper abgebaut und das Baby kann nach der Geburt zweifelsfrei ungehindert atmen, wenn es das (Mond- oder) Tageslicht erblickt.

Opioide dürfen ausschließlich unter stationärer Überwachung über die Vene gegeben werden.

**Sonderfall: Lachgas** (Livopan®) kann als Gasgemisch von 50 % Distickstoffmonoxid ($N_2O$) und 50 % Sauerstoff ($O_2$) zur Sedierung (Dämpfung des zentralen Nervensystems, sozusagen »Benebeln« oder »Schläfrigmachen«) eingeatmet werden. Gleichzeitig hellt es ein wenig die Stimmung auf, daher der Name »Lachgas«. Aufgrund seiner kurzen Wirkdauer kann man es sehr gut dosieren. Die Gebärende hält sich dabei selbst eine weiche Kunststoffmaske zum Einatmen vor Nase und Mund. So kann sie eigenständig über das Maß ihrer Sedierung entscheiden, indem sie mehr oder weniger Lachgas einatmet. Das Mundstück ist mit einem Schlauch verbunden, der an eine Gasflasche angeschlossen ist, die neben dem Entbindungsbett steht. Weil man die Gasflasche nicht gut tragen kann, ist die Gebärende an den Bewegungsradius des Geburtsbetts gebunden. Wenn einem vom Einatmen des Lachgases ein wenig schwindelig oder übel wird, sollte man die Sedierung abbrechen.

Lachgas wird häufig in den letzten Zügen der Geburt oder beim Nähen von Geburtsverletzungen im Anschluss angewendet. Das Einatmen über mehrere Stunden ist unpraktisch und wird daher nicht empfohlen, denn eine Hand der Gebärenden muss immer das Mundstück halten.

Lachgas gerät jedoch zunehmend in die Kritik, weil es als Treibhausgas die Umwelt belastet und seine chemische Halbwertszeit beträgt mehr als einhundert Jahre. Außerdem sind seine Langzeitfolgen von wiederholten Einwirkungen auf den Körper noch nicht abschließend erforscht. Die einmalige

Anwendung bei der Geburt scheint für die Patientin unproblematisch zu sein. Das begleitende Klinikpersonal atmet jedoch unvermeidbar ebenfalls Lachgas ein – und das nicht nur einmal.

### Die Periduralanästhesie (PDA)

*Marie (27 Jahre alt) bekommt ihr erstes Kind und hat sich bereits über eine PDA zur Schmerzlinderung von Geburtswehen informiert. Nun ist es Samstagmorgen, 06.40 Uhr. Sie befindet sich in 38+6 Schwangerschaftswochen in der späten Eröffnungsphase, ihr Muttermund ist sieben Zentimeter weit geöffnet. Sie hat das Gefühl, es geht nicht weiter und hat starke Geburtsschmerzen. Ihre Hebamme hat ihr eine PDA angeboten. Die Ärztin kommt dazu, weil Marie in Sachen PDA einige Fragen klären möchte: »Ich kann einfach nicht mehr, aber ich habe gelesen, dass die PDA das Geburtserlebnis zerstört - das will ich nicht. Meine Freundin Laura meinte, die PDA sei für sie die pure Erlösung gewesen und hätte die Geburt beschleunigt, aber sie konnte sich dann kaum noch bewegen, auch nicht mehr zur Toilette gehen, und musste katheterisiert werden. Was meinen Sie? Was soll ich machen?«*

Maries Unsicherheit ist absolut verständlich. Und all ihre Fragen gerechtfertigt. Es ist wichtig, darüber zu sprechen, was eine PDA ist, was sie kann, was sie nicht kann und was ihre möglichen Nebenwirkungen sind. Also los!

PDA steht für Periduralanästhesie (im Englischen auch kurz epidural genannt; griechisch: peri = drum herum, epi = darauf) und ist eine rückenmarksnahe Regionalanästhesie. Mit diesem Verfahren wird eine Körperregion betäubt, in unserem Fall alles unterhalb des Bauchnabels. »Rückenmarksnah« bedeutet, dass das Betäubungsmittel nur in die Nähe des Rückenmarks und nicht in das Rückenmark gespritzt wird (wie manchmal fälschlicherweise angenommen wird).

Das Gehirn mit dem Rückenmark kann man sich als einen Computer mit herunterhängendem Stromkabel vorstellen, wobei das Gehirn der Computer ist, das Rückenmark stellt das Kabel dar. Innen liegt ein Drahtfaserbündel, das von einer schützenden Isolierschicht überzogen ist. Diese Isolierschicht nennt man »Hirnhaut«, die (entgegen ihrem Namen) nicht nur das Gehirn, sondern auch das Rückenmark umschließt. Sie besteht aus mehreren Schichten. Eine davon ist die »harte Hirnhaut«, sie wird in der Medizin Dura mater genannt, was so viel heißt wie »harte Mutter«, weil sie ihr kostbares »Baby« schützend umhüllt: nämlich das Gehirn und das Rückenmark. Diese harte Hirnhaut wird wiederum von einem mit Fett-, Bindegewebe und Venengeflecht gefüllten Periduralraum ummantelt. Immer, wenn ein Nerv auf der jeweiligen Körperhöhe zur Bewegung und Empfindung notwendig ist, tritt dieser durch die Hirnhaut hindurch, läuft durch den Periduralraum und führt dann in das umliegende Gewebe. Diese Nerven nennt man Spinalnerven. In ihrem Verlauf verästeln sie sich immer weiter, bis sie mikroskopisch klein sind. Nach ihrem Austritt durch die Hirnhaut werden Spinalnerven im Periduralraum durch die angewendeten Medikamente einer PDA betäubt und damit ganze Körperregionen schmerzunempfindlicher gemacht.

Und das geht so: Die Patientin setzt sich hin und beugt sich gegen eine bereitstehende Hebamme nach vorne, macht also einen Katzenbuckel, damit der schmale Raum zwischen den schützenden Rückenwirbeln größer wird. Das ist auch in Seitenlage mit angezogenen Beinen möglich. Wenn kräftige Wehen dazu führen, dass Sie gar nicht mehr stillsitzen können, kann Ihnen ein kurzwirksames Medikament namens Partusisten® (Wirkstoff: Fenoterol) über die Vene verabreicht werden, das vorübergehend die Wehen hemmt. So haben Sie und Ihr Kind kurz Pause, damit die PDA-Anlage in Ruhe erfolgen kann.

**Für die Begleitperson**
Für viele Schwangere ist es ein sicheres und damit gutes Gefühl, während einer PDA-Anlage die vertraute Hand ihrer Begleitperson zu drücken. Dazu wird Ihnen gern ein Stuhl neben die Schwangere gestellt. Mehr als Händchenhalten müssen und können Sie in diesem Moment nicht tun.

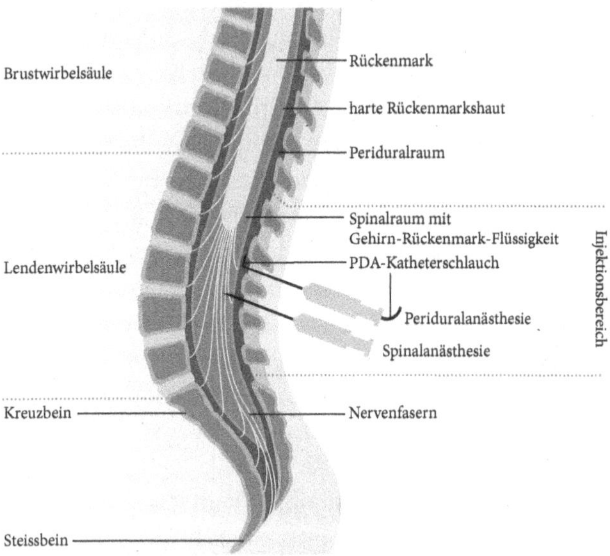


Abbildung: geburtshilfliche Regionalanästhesie

Nach mehrmaliger Desinfektion betäubt eine Narkoseärztin, auch Anästhesistin genannt, zunächst mit einer Spritze die Haut und das Unterhautfettgewebe. Anschließend pikst sie in den betäubten Bereich mit einer längeren, aber ganz dünnen Hohlnadel (Durchmesser 1,3 Millimeter). Das passiert genau in der Rückenmitte im Bereich der Lendenwirbelsäule. Um die richtige Höhe hierfür zu finden, ertastet die Anästhesistin zuvor links und rechts die Beckenkämme, was ein bisschen kitzeln kann. Wenn die Anästhesistin den Periduralraum mit der Hohlnadel erreicht hat, bewegt sie diese Kanüle nicht weiter vor, sondern schiebt einen PDA-Katheter, der aus einem feinen, ganz dünnen Plastikschlauch besteht, in den Periduralraum und dort bis an die Hirnhaut heran.

Eine einfache Anlage dauert etwa fünf bis 20 Minuten, bei erschwerten Bedingungen kann es länger dauern. Wie einfach oder schwer es ist, den Periduralraum zu treffen, kann von der individuellen Wirbelsäulenanatomie abhängen. Viele Menschen haben eine Skoliose. Das ist eine Verkrümmung der Wirbelsäule, die mal ganz leicht und mal deutlich stärker ausgeprägt sein kann. Dann ist manchmal der Periduralraum vollkommen unzugänglich. Zusätzlich können Bänder, die sich entlang der gesamten Wirbelsäule ziehen und die einzelnen Wirbel zusammenhalten, verknöchern und eine Nadel nur schwer oder gar nicht durchlassen. Bei Schwangeren ist das aufgrund ihres jungen Alters allerdings sehr selten.

Ist die Nadel am richtigen Ort, wird sie anschließend komplett herausgezogen und entfernt. Der flexible PDA-Katheter bleibt im Periduralraum liegen und wird auf dem Rücken mit einem Pflaster festgeklebt. Mit einer angeschlossenen Schmerzpumpe kann man so in festen Zeitabständen der Gebärenden automatisiert ein lokales Betäubungsmittel spritzen. Die Hirnhaut wird dann von dem Betäubungsmittel umspült, was wiederum bis auf die Spinalnerven wirkt. Die Betäubung durch die PDA setzt langsam ein und die Geburtsschmerzen werden von Wehe zu Wehe erträglicher.

**Die Walking Epidural**

Weil man damit in der Regel im Geburtsraum herumlaufen kann – wenn auch nicht so trittsicher wie ganz ohne PDA –, nennt man diese Art der PDA im Englischen auch Walking Epidural. Dieser Begriff hat sich auch in der deutschen Medizinsprache etabliert. Dabei trägt die Gebärende die Taschentuchbox-große Schmerzpumpe in einer Umhängetasche mit sich herum. Die Walking Epidural ist immer das erklärte Ziel der PDA-Anlage.

In den letzten Jahren wurde die PDA deutlich weiterentwickelt. Früher wurde nach einem festen Schema viel mehr Lokalanästhetikum gegeben, um alle Schmerzen zu betäuben. War die Medikamentenmenge für eine Patientin zu viel, wurde nicht nur die Schmerzempfindlichkeit betäubt, sondern auch die Bewegungsfähigkeit. Das will man bei einer vaginalen Geburt jedoch keinesfalls. Heute weiß man, dass jeder Mensch verschieden viel Betäubungsmittel benötigt. Auch die Schmerzwahrnehmung selbst verändert sich im Verlauf der Geburt, weshalb man die PDA von der One-fits-all-Methode zur individuellen Schmerztherapie hin entwickelt hat.

Meistens wird etwa alle 60 Minuten eine feste Dosis (auch Bolus genannt) an Betäubungsmittel gegeben, zusätzlich kann eine Schwangere selbst noch eine festgelegte Extradosis per Knopfdruck hinzufügen und so steuern, wie viel lokales Schmerzmittel sie haben möchte – genial! Eine Überdosierung ist durch die einprogrammierte Schmerzpumpe dabei ausgeschlossen.

Das Ziel einer PDA ist nicht, gar keine Wehen mehr zu spüren, sondern die teils kaum erträglichen Schmerzspitzen zu nehmen. In enger Rücksprache zwischen Patientin, Hebamme und Anästhesistin wird versucht, alles so einzustellen, dass die Wehen zwar wahrgenommen werden, aber eben nicht mehr als so unangenehm und schmerzhaft.

Sollte in seltenen Fällen eine Schwangere sehr empfindlich auf Betäubungsmittel reagieren, kann sie manchmal ihre Wehen gar nicht mehr kommen und gehen spüren. Sie kann dann schlechter mitpressen, wenn am Ende der Geburt der Kopf des Kindes geboren werden soll. Deshalb wird zum Geburtsfinale die Menge an Schmerzmittel gedrosselt, die über die Schmerzpumpe appliziert wird. So wird das Anästhetikum im Körper abgebaut, und es steht dem aktiven Mitpressen nichts mehr im Wege. Dann sind jedoch auch die Wehen wieder stärker und schmerzhafter spürbar.

Später, zum Nähen von eventuellen Geburtsverletzungen, kann die Dosis dann wieder gesteigert werden (s. Kapitel »Geburtsverletzungen«, Seite 331).

## Mein Tipp: Sich rechtzeitig über die PDA aufklären lassen

Weil das Aufklärungsgespräch für eine PDA Zeit in Anspruch nimmt, die es gegebenenfalls im Verlauf einer Geburt nicht gibt, ist es sehr sinnvoll, sich schon bei der Wahl der Geburtsklinik über die Möglichkeit einer PDA zu informieren und einen PDA-Aufklärungsbogen mit nach Hause zu nehmen, durchzulesen und den zugehörigen Fragebogen auszufüllen – auch, wenn man gar nicht plant, eine PDA zu bekommen. Vielleicht ändert sich die Meinung während der Geburt, oder auch nicht – beides ist völlig in Ordnung. Wenn die Gebärende es wünscht, darf rechtlich gesehen bei starken Wehen eine PDA auch ohne Aufklärung über den Eingriff gelegt werden. Dann erfolgt die Aufklärung anschließend, wenn die Wehenschmerzen durch die PDA gelindert sind. Aber einfacher ist es, sich vor der Geburt über alle Vor- und Nachteile zu informieren, um mit einem guten Gefühl eine überlegte Entscheidung für oder gegen eine PDA treffen zu können.

### Der richtige Zeitpunkt für eine PDA

Die aktuelle und gültige Leitlinie »Die geburtshilfliche Analgesie und Anästhesie« sagt Folgendes: »Das Abwarten einer willkürlich festgelegten Muttermundweite vor Durchführung einer PDA ist nicht erforderlich und wird nicht mehr empfohlen. Die frühe im Vergleich zur späten Anlage einer PDA geht nicht mit einem erhöhten Risiko für [einen Kaiserschnitt, eine Saugglocken- oder Zangengeburt] einher. Es bestehen keine Unterschiede in der Dauer der Eröffnungs- und Austrittsphase [...] [oder] in der Anzahl von Neugeborenen [...], [die von Kinderärztinnen betreut werden müssen. Der Wunsch der Schwangeren nach Linderung ihrer Wehenschmerzen stellt die ausschließliche] Indikation für eine PDA dar. Der Schwangeren kann versichert werden, dass bei Verwendung empfohlener Medikamente und Dosierungen durch den Anlagezeitpunkt weder die Dauer des Geburtsverlaufs noch die Art der Entbindung und/oder der Zustand des Neugeborenen verändert wird.« Übersetzt heißt das: Die PDA hat, egal zu welchem Zeitpunkt, keinen negativen Einfluss auf den Geburtsverlauf und die Geburt – weder für die Schwangere noch für das Baby.

Bei beginnenden Wehen ist es zunächst sinnvoll, mit Bewegung, einem Bad, Entspannungstechniken und gegebenenfalls im weiteren Verlauf mit Buscopan®, Paracetamol und eventuell auch einem Opioid die Schmerzen in den Griff zu bekommen. Werden die Geburtsschmerzen zu stark, gibt es aber keinen »zu frühen Zeitpunkt« für eine PDA. In der Latenzphase darf allerdings anfangs nur sehr wenig Betäubungsmittel über die PDA gegeben werden, weil ansonsten die beginnenden Wehen komplett unterbunden werden und die Geburt gar nicht mehr stattfindet.

In der späten Eröffnungsphase hat die PDA häufig einen positiven Einfluss auf die Geburt, weil unter den gelinderten Schmerzen eine Gebärende den Beckenboden entspannen kann und sich der Muttermund viel schneller öffnet (wie im Fall von Maries Freundin). Lediglich direkt vor der Geburt des Kindes ist das Legen einer PDA nicht mehr sinnvoll, weil erstens eine Gebärende dann nicht mehr ruhig sitzen oder liegen kann und zweitens die tatsächliche Wirkung einer PDA erst in

15 bis 20 Minuten eintritt. Ist das Kind bis dahin geboren, ist das Anlegen einer PDA umsonst gewesen. Daher muss die Entscheidung für oder gegen eine PDA vor der Endphase der Geburt getroffen werden.

### Gibt es Risiken und Nebenwirkungen der PDA?

Ja, die gibt es. Dabei ist aber alles eine Frage der Wahrscheinlichkeit. Das häufigste Problem ist, dass die PDA unzureichend wirkt oder auf einer Körperseite weniger als auf der anderen. Dann muss die korrekte Lage der PDA überprüft und eventuell korrigiert, manchmal muss die PDA auch komplett neu gelegt werden.

Auch die Nervenfasern der Harnblase können manchmal durch eine PDA mitbetäubt werden. Dann kann eine Gebärende nicht mehr allein urinieren und spürt auch bei gefüllter Harnblase keinen Harndrang mehr. Die Harnblase würde überfüllt werden und könnte Schaden nehmen. In diesem Fall muss daher eine Hebamme alle zwei bis vier Stunden die Harnblase mit einem Einmalkatheter entleeren, was die Patientin aufgrund der Betäubung meistens nicht als schmerzhaft, jedoch als unangenehm empfinden kann. Manche Frauen spüren aber auch gar nichts. Je unangenehmer der Einmalkatheter wird, umso größer ist die Wahrscheinlichkeit, dass die Schwangere die Kontrolle über die Blase zurückerhält und selbstständig Wasser lassen kann. Es hängt also alles von der Menge des Betäubungsmittels ab, das über die PDA gegeben oder von der Patientin per Knopfdruck abgerufen wurde. Ein Blasendauerkatheter muss nicht gelegt werden.

Bei der PDA-Anlage besteht beim Vorschieben der Nadel das seltene Risiko, die Hirnhaut zu verletzen, sodass Hirnflüssigkeit (sogenannter Liquor), die das Rückenmark direkt umgibt, in das umgebende Gewebe austreten kann. Das ist nicht besonders problematisch, aber ein dadurch abfallender Hirnwasserdruck kann zu Kopfschmerzen führen, die dann mehrere Tage andauern können. Dies bezeichnet man als postpunktionellen Kopfschmerz, er tritt bei etwa einem Prozent der Frauen nach PDA-Anlage auf, beginnt meistens ein, zwei Tage nach der Geburt und endet in der Regel von allein. Falls nicht, können vor das kleine Loch in der Hirnhaut geringe Mengen eigenes Blut gespritzt werden, welches die Öffnung durch die körpereigene Gerinnung dann abdichtet und den Unterdruck ausgleicht – ein sogenanntes Blutpatch. Das funktioniert ein bisschen wie einen Fahrradschlauch zu reparieren.

Das Rückenmark – das Stromkabel – reicht von oben nur bis auf Höhe des ersten oder zweiten Lendenwirbelkörpers runter. Das ist ungefähr die Höhe, auf der die Rippenbögen links und rechts enden. Die PDA in der Geburtsmedizin wird unterhalb dieser Stelle angelegt, nämlich im Bereich des vierten Lendenwirbels auf Höhe des linken und rechten Beckenkamms. Anschließend führt der Spinalkanal – der Isolationsraum – noch bis zum Gesäß. In ihm befindet sich aber kein Rückenmark mehr, sondern nur noch ein herunterhängendes Bündel von Spinalnerven, die locker in der Hirnflüssigkeit gelagert sind. Sollte eine Ärztin zu tief und durch die Hirnhaut hindurchstechen und so mit der Nadel in den Rückenmarkskanal gelangen, schiebt die Nadel die Nerven zur Seite, zerstört sie also nicht.

Sollten Spinalnerven unwahrscheinlicherweise trotzdem verletzt werden, kann der Nervenschaden von einem vorübergehenden Kribbelgefühl in den Beinen bis zu einem dauerhaften Taubheitsgefühl führen. Eine echte Querschnittslähmung mit Durchtrennung des viel höher liegenden Rückenmarks, bei der sich die Beine nicht mehr bewegen lassen, ist extrem selten. Die Wahrscheinlichkeit hierfür beträgt seltener als 1:100.000.

Manchmal kommt es durch eine Verletzung mit der Nadel eines Blutgefäßes im Periduralraum zu einer kleinen Blutung. Dadurch kann sich im Periduralraum ein Hämatom bilden. Das ist in der Regel aber kein Problem. Stattdessen wird dann die PDA-Anlage auf der betroffenen Höhe abgebrochen und etwas höher oder tiefer wiederholt, um kein Betäubungsmittel in den Blutkreislauf zu spritzen.

Ebenfalls kann es besonders selten zu einer allergischen Reaktion auf das bei der PDA-Anlage verwendete Betäubungsmittel kommen. Dann wird die PDA abgebrochen. Bitte geben Sie daher unbedingt Bescheid, wenn bei Ihnen bereits einmal eine allergische Reaktion auf ein Schmerz- oder Betäubungsmittel, zum Beispiel beim Zahnarzt oder bei einer vorherigen Operation, aufgetreten ist. Danach werden Sie aber ohnehin vor der PDA-Anlage von der Anästhesistin gefragt.

Die PDA wird unter sterilen Bedingungen wie in einem Operationssaal angelegt. Eine Infektion an der Einstichstelle oder des zentralen Nervensystems ist extrem unwahrscheinlich. Sollte es dennoch dazu kommen, wird die Infektion mit einer Antibiotikatherapie behandelt.

Häufig reagiert der Körper auf die PDA kurzfristig mit einem Blutdruckabfall. Dann kann der Gebärenden schwindelig werden, und ihr Körper priorisiert zunächst die eigenen Organe. Dabei wird die Blutversorgung der Plazenta heruntergefahren, sodass es zu einer Minderblutversorgung der Gebärmutter, hierdurch der Plazenta und schließlich des Babys kommt, was zu einem Abfall von dessen Herzfrequenz führen kann. Deshalb bleibt die Narkoseärztin nach der Anlage der PDA so lange bei der Gebärenden, bis sich die Wirkung voll ausgebreitet hat. Bei Bedarf wird der Blutdruck durch Flüssigkeitsgabe über die Vene oder Medikamente angehoben.

Puh, das war ein langes und nicht immer angenehmes Kapitel in Sachen »Schmerzlinderung«. Sie haben es geschafft! Jetzt geht es endlich mit dem weiter, was natürlicherweise auf die Eröffnungsphase der Geburt folgt:

## Die Austrittsphase

*Synonym: Austrittsperiode, Austreibungsperiode, Austreibungsphase*

*Alina (20) bekommt ihr erstes Kind. Die Latenzphase ging entgegen allem, was sie gelesen hat, recht schnell: Kaum in der Klinik, hatte sich der Muttermund schon vier Zentimeter geöffnet. Die aktive Eröffnungsphase hatte sich für sie wiederum ewig gezogen, und die Schmerzen waren irgendwann zu stark für sie geworden. Mit der PDA ging es dann viel besser. Sie konnte ein bisschen schlafen, und jetzt, zehn Stunden später, verkündet die Hebamme die erlösenden Worte: »Super, ich kann keine Muttermundslippe mehr tasten, der Muttermund ist vollständig (geöffnet).« Alina freut sich, aber möchte wissen: »Wie lange dauert es denn jetzt noch? Und wie schafft es das Baby bloß, dass es durch mein Becken passt?«*

Manchmal kann sich wie bei Alina die Geschwindigkeit der Latenzphase (beginnende Muttermundseröffnung) und der aktiven Eröffnungsperiode (ab vier bis sechs Zentimeter bis zur vollständigen Muttermundseröffnung) genau umkehren. Dann geht es anfangs richtig schnell, im Anschluss braucht es aber viel länger für die zweite Etappe der Eröffnungsphase.

Wie es jetzt weitergeht? Bitte folgen Sie mir!

Nachdem der Muttermund dem Druck der regelmäßigen Wehen – egal ob mit oder ohne medikamentöse Schmerzlinderung oder PDA – nachgegeben und sich vollständig geöffnet hat, ist der Weg für das Baby frei. Es kann »ausgetrieben« werden. Weil das unglaublich schrecklich klingt, wurde der alte Begriff »Austreibungsperiode« (der noch in vielen Büchern, im geburtshilflichen Sprachgebrauch und Internet zu finden ist) von der »Austrittsphase« ersetzt. Das Baby darf seit Neuestem also »austreten« und wird nicht mehr »ausgetrieben«. Dazu macht das Baby ein paar Hin- und Her-Drehungen im Becken. Das schauen Sie sich bei Interesse am besten in einem der vielen animierten Videos bei YouTube unter dem Stichwort »Geburtsmechanik« an. Hinzu kommt aber noch ein Phänomen der Neugeborenenanatomie. Der Schädel eines Neugeborenen ist nicht wie bei einem Erwachsenen vollständig verknöchert. Stattdessen werden die knöchernen Anteile des Babyschädels durch weichere Gewebebrücken, die sogenannten Fontanellen, und die Schädelnähte miteinander verbunden. Dadurch kann sich der Kopf des Kindes während der Geburt leicht verformen und an das mütterliche Becken anpassen. Deshalb sehen Köpfe von Neugeborenen manchmal ein bisschen deformiert aus, das bildet sich aber innerhalb der ersten Lebenstage von ganz allein wieder zurück. Im Laufe der ersten zwei Lebensjahre verknöchern dann auch diese Fontanellen und Schädelnähte und damit der Schädel vollständig.

### Wie lange dauert es noch?

In vielen Quellen wird die Dauer der Austrittsphase mit 20 bis 60 Minuten beschrieben. Eine solche pauschale Antwort lässt sich aber gar nicht geben. Bei Mehrgebärenden mag es so schnell gehen, bei Erstgebärenden kann diese Phase auch mehrere Stunden dauern. Als grobe Orientierung wird angenommen, dass die Austrittsperiode bei Erstgebärenden nicht länger als zwei bis drei Stunden und bei Mehrgebärenden nicht länger als ein bis zwei Stunden dauern sollte.

Falls es doch länger wird, kein Grund zur Panik. Das Baby muss eben nach dem Schlüssel-Schloss-Prinzip den perfekten Winkel der mütterlichen Beckenkrümmungen treffen. Das schaffen Mutter und Kind meistens von ganz allein. Falls es hier aber doch Unterstützung braucht, sind die Hebammen echte Zauberinnen, die mit ihren Tricks zur Umlagerung und Veränderung der Gebärposition das Baby und mütterliche Becken so drehen, dass das Kind den Weg nach draußen findet. Für die Infos, was es braucht, wenn das in ganz seltenen Fällen dann immer noch nicht klappt, bitte hierhin blättern: »Die protrahierte Geburt – der Geburtsstillstand«, S. 280.

Ab der Austrittsphase verlässt die Hebamme den Geburtsraum nicht mehr, sondern bleibt bei ihrer Gebärenden, bis alles geschafft ist. Die Austrittsphase ist für viele die wichtigste Etappe des langen Geburtsmarathons vor dem Zieleinlauf und ist für Gebärende und Baby gleichsam anstrengend.

**Für die Begleitperson**

Die Austrittsphase ist eine Phase, in der die Begleitperson häufig ungeduldig wird. Man hat schon so lange bei den mühsam gewonnenen Zentimetern der Muttermundseröffnung mitgefiebert, jetzt soll es endlich mal zu Ende gehen. Es ist aber wichtig, gegenüber der Gebärenden weiterhin die liebevolle Egal-wie-lange-es-dauert-ich-bleibe-an-deiner-Seite-Ruhe auszustrahlen. Jetzt geht es schließlich um den Zieleinlauf, bei dem die werdende Mutter von allen das Gefühl bekommen muss: »Du schaffst das!«

Oft passiert es, dass die Begleitperson für die Gebärende antwortet, wenn eine Hebamme oder Ärztin sie nach ihrem Befinden fragt. Sie möchten ihr die Anstrengung der Antwort ersparen, wo sie ohnehin gerade so viel zu tun und zu meistern hat. Es geht dem Personal aber nicht nur um die bloße Aussage »gut« oder »schlecht«, sondern darum, einen Eindruck davon zu bekommen, wie die Gebärende antwortet, um so zwischen den Zeilen lesen zu können, wie viel Kraft übriggeblieben ist und wie es um ihre Emotionen steht. Bitte überlassen Sie daher Ihrer Gebärenden das Antworten auf die Fragen, die direkt an sie gestellt werden.

**Die passive Austrittsphase**

Man unterscheidet die Austrittsphase in eine zunächst passive und dann aktive Austrittsphase. Die passive Austrittsphase beginnt ab der vollständigen Muttermundseröffnung, der Muttermund ist also nicht mehr tastbar. Die Mutter verspürt jedoch noch keinen Pressdrang und das Baby ist auch noch nicht in der Vulva (von außen) sichtbar.

In dieser Zeit dreht sich das Baby weiter und tiefer durch das mütterliche Becken und wird allein von den Kontraktionen der Gebärmutter in Richtung Vaginalausgang geschoben. Diese Phase kann man ein bisschen als die »Ruhe vor dem Sturm« bezeichnen. Hat der Körper die vollständige Muttermundseröffnung geschafft, wird die Hebamme die Schwangere motivieren, die gewonnene Ruhe zu nutzen, um Kraft zu sammeln, bevor passiv zu aktiv wird.

**Für die Begleitperson**

Spätestens jetzt ist der Moment gekommen, um mit der Hebamme zu besprechen, wie weit Sie in die Schlussphase der Geburt eingebunden werden möchten. Die meisten Paare entscheiden sich dafür, dass die Begleitperson am Kopfende des Entbindungsbetts bleibt, für die mentale Unterstützung und das Händedrücken der Schwangeren. Andere Paare möchten die Geburt noch weitgehender gemeinsam gestalten, von Bein-Halten bis Die-Hand-auf-den-austretenden-Kopf-des-Kindes-Legen ist alles möglich. Überlegen Sie zusammen, was für Sie eine sinnvolle Aufgabenverteilung ist.

Besprechen Sie jetzt auch, was Sie tun können, wenn alles in dem Moment der Geburt vielleicht ein bisschen zu viel für Sie wird: dass Sie dann womöglich kurz ohne Ankündigung den Raum verlassen werden, um sich zu sammeln oder dass Sie sich hinsetzen oder einen Schluck trinken etc.

### Die aktive Austrittsphase

Die aktive Austrittsphase ist definiert durch einen vollständig geöffneten Muttermund und, wenn mindestens eines dieser zusätzlichen Kriterien erfüllt ist:

Die Gebärende verspürt 1. einen Pressdrang, oder 2. sie hat keinen Pressdrang, presst aber trotzdem und/oder 3. das Baby ist bereits von außen in der Vulva zu sehen.

*Was ist der Pressdrang?*

Irgendwann ist das Baby so tief in das Becken getreten, dass es dort einen nervlichen Reiz auslöst, der das Bedürfnis, ja, vielleicht sogar den nicht unterdrückbaren Drang zum Pressen auslöst. Die Gebärende muss einfach mitdrücken und könnte es gar nicht nicht tun. Manche Frauen spüren aber auch keinen Pressdrang oder er wird möglicherweise durch die Wirkung der PDA unterdrückt. Unabhängig davon, ob ein Pressdrang vorliegt oder nicht, kann jede Frau mitpressen.

Gepresst wird mit der sogenannten Bauchpresse. Der Bauch an sich ist weich und zu allen Seiten mit Muskulatur umgeben. Unten liegt die Beckenbodenmuskulatur, oben befindet sich das Zwerchfell, das wie ein Muskelsegel von links nach rechts, von vorn nach hinten und zu allen Seiten auf Höhe des untersten Rippenbogens gespannt ist. Beim Ausatmen ist das Zwerchfell entspannt und dehnt sich nach oben aus, wie ein Zirkuszelt, die Lunge ist dann ganz klein und leer. Beim Einatmen zieht sich das Zwerchfell zusammen und bildet eine ebene Fläche wie ein Trampolin. Die Lunge folgt passiv, wird nach unten gezogen und füllt sich mit Luft. Dieses durchs Einatmen gespannte Trampolin ist die Bauchpresse von oben, von den Seiten kommt die kontrahierte Bauch- und Seitenmuskulatur dazu. Das kennen wir alle vom Stuhlgang: einatmen, Bauch- und Seitenmuskulatur anspannen und schon kommt der Druck unten an und Kot heraus. Wenn man diese Bauchpresse zusätzlich zu den Kontraktionen der Gebärmutter – den Wehen – durchführt und damit alles nach unten rausschiebt, was keine Miete zahlt, nennt man das in der Geburtshilfe schlicht und ergreifend »Pressen«. Die Wehen in der Austrittsphase, bei denen gleichzeitig gepresst wird, werden als »Presswehen« bezeichnet.

Beim Pressen ist aus geburtsmedizinischer und anatomischer Sicht jede Art von Lautäußerung eher kontraproduktiv, weil dabei zwangsläufig Luft aus der Lunge entweicht, das Zwerchfell an Spannung und damit die Bauchpresse an Kraft verliert. Zwischen den Wehen ist der richtige Moment, um normal zu atmen, zu stöhnen und bei Bedarf auch laut zu werden.

**Der Stuhlgang und entweichende Gase während der Geburt**

Wie erwähnt, konkurrieren die Harnblase und der Enddarm mit dem Baby um den Platz im mütterlichen Becken. Das Tiefertreten des kindlichen Köpfchens drückt (wie bei einer Tube Zahnpasta) alles raus, was sich noch im Darm befindet: Stuhlgang und Gase. Das Mitdrücken (Pressen) trägt zudem noch seinen Teil dazu bei. Wenn die Gebärende vor der Geburt keinen Stuhlgang mehr hatte, passiert dieser natürliche Vorgang jetzt in der Pressphase: Der Enddarm entleert sich. Machen Sie sich aber keine Sorgen, das wird ganz professionell und äußerst diskret von der Hebamme weggewischt und entsorgt. Sämtliche Menschen, die in der Geburtshilfe arbeiten, sind daran gewöhnt und wissen, dass das ganz natürlich ist.

## Die vaginale Geburt

*Synonyme: Spontangeburt, Spontanpartus (SPP)*

Alles, was in diesem Kapitel folgt, passiert praktisch gleichzeitig oder innerhalb weniger aufeinanderfolgenden Minuten. Das, was Sie tun müssen, wird Ihnen vom Personal ganz genau gesagt.

Zum Marathon-Zieleinlauf, zur Geburt des Kindes, ruft die betreuende Hebamme in den meisten Kliniken die zuständige Ärztin hinzu. Dafür muss die Hebamme aber nicht den Geburtsraum verlassen, sondern betätigt einfach die Patientinnenklingel. In Hebammen-geführten Geburtenstationen ist das nicht vorgesehen. Hier kommt die Ärztin nur dazu, falls eine Komplikation auftritt.

Während die Hebamme sich bei egal welcher Gebärposition zwischen die Beine der Schwangeren begibt und auf die Geburtsmechanik, die Wehen und das kindliche Köpfchen konzentriert, bleibt die Ärztin häufig auf Höhe des Bauches der Gebärenden und hat die kindlichen Herztöne im Blick, die vom CTG abgeleitet werden. Falls die CTG-Knöpfe verrutschen, kann sie diese an der richtigen Stelle halten. Falls nötig, kann die Ärztin auch mithelfen und die Kommunikation mit der Gebärenden oder dem Personal außerhalb des Geburtsraums übernehmen.

Jede Frau darf in der Gebärposition, die für sie angenehm ist, pressen und so ihr Kind gebären, wie sie es für richtig hält und mit ihrer Hebamme besprochen hat. Wenn das so klappt, gibt es keinen Grund, daran irgendetwas zu ändern. Wenn man als Ärztin oder Arzt kurz vor der Geburt dazugerufen wird, zeigt sich aber manchmal folgendes Szenario: Die Gebärende presst, es kommt aber keine Power mehr unten an und das Baby tritt nicht tiefer. Die Frau verausgabt sich, und die kindlichen Herztöne zeigen an, dass sich die Sauerstoffversorgung des Kindes über die zu diesem Zeitpunkt abgedrückte Nabelschnur dem Ende zuneigt. Wenn die Gebärende und ihre Hebamme schon so viele Stunden miteinander gearbeitet haben, die Gebärende alles gibt, die Hebamme alles gesagt hat, um der Gebärenden klarzumachen, wie sie am besten pressen soll, kann das Auftreten einer neuen Person der Schlüssel zum Erfolg sein. Allein deshalb, weil jemand Neues einen anderen Zugang zur hochkonzentrierten Gebärenden gewinnen kann – das kennen sämtliche Hebammen und Geburtsmedizinerinnen. Es gibt nicht die einzig richtige Wahrheit und jede hat ihr eigenes Vokabular.

Ich persönlich sage immer Folgendes, um in dieser Stresssituation mit ganz einfachen Worten der Gebärenden eindeutig zu erklären, wie sie jetzt pressen muss, um ihr Kind zu gebären:

**Meine Motivation-Speech**

»Sie machen das großartig und Sie haben es gleich geschafft! Man kann den Kopf Ihres Kindes schon sehen, und da sind ganz viele süße Haare. Wir brauchen jetzt Ihre letzte Reserve für die Geburt. Sie müssen nochmal alles geben. Wenn die Hebamme es Ihnen sagt, dann atmen Sie ein wie vorm Tauchen, holen tief Luft und behalten die Luft drinnen. Denken Sie daran: Beim Schreien, Stöhnen und anderen Lautäußerungen entweicht Luft aus Ihrer Lunge. Diese Luft brauchen wir aber, damit die Kraft unten beim Baby ankommt. Versuchen Sie daher, Lautäußerungen beim Pressen zu vermeiden.

Wenn die Hebamme es Ihnen sagt und die Wehe da ist, dann schieben Sie Ihr Baby mit allem, was Sie können, nach unten. Es kann nichts Schlimmes passieren, und wenn Sie das Gefühl haben, dass Sie den Schmerz nicht mehr aushalten können, dann drücken Sie durch diese Schmerzwand hindurch. Das ist die letzte Kraftanstrengung, die Ihr Baby braucht, um in Ihre Arme zu kommen.

Für jede Wehe machen wir jetzt genau diesen Durchlauf zwei- oder dreimal: Einatmen wie vor dem Tauchen, keine Luft und kein Geräusch soll rauskommen, pressen, so doll Sie können, durch die Schmerzwand hindurch. Wenn die Hebamme sagt: ›Einatmen‹, dann atmen Sie ein, wenn sie sagt: ›Ausatmen und wieder Luft holen‹, dann machen Sie bitte genau das. Wenn sie sagt: ›Und schieb‹, dann ›schieben‹ Sie.«

PS: »Schieben«, »Drücken« und »Pressen« meint im Geburtsprozess und in der »Kliniksprache« übrigens dasselbe.

### Das Einschneiden und Durchschneiden des kindlichen Kopfes

Nach einigem Schieben und Pressen ist der Kopf des Kindes in der Vulva sichtbar. Das bezeichnet man als Einschneiden des Kopfes. Mal wieder ein unpassender Geburtshilfebegriff, denn da wird natürlich nichts geschnitten! Der Kopf ist beim Höhepunkt der Wehe und des Mitpressens zunächst sichtbar und rutscht dann ein Stück wieder zurück. Dabei ist wichtig, dass es mit der Zeit weiter nach vorn geht, auch gaaaaanz langsam ist okay. Andernfalls würden geburtshilfliche Maßnahmen notwendig (s. Kapitel »Der Geburtsstillstand«, Seite 280).

Letzten Endes wird das Baby immer weiter nach vorn geschoben, bis der Kopf auch außerhalb der Wehe, also bei der

Entspannungspause zwischen zwei Wehen, in der Vulva zu sehen ist. Das nennt man Durchschneiden des Kopfes.

Der Druck im Bereich der Vulva ist jetzt maximal und dies der Schmerzhöhepunkt der Geburt. Diesen Moment zu überwinden, ist notwendig und tatsächlich schaffbar (auch wenn eine Gebärende das manchmal nicht für möglich hält).

### Der Dammschutz

Spätestens ab dem Zeitpunkt des Durchschneidens hat die Hebamme eine Hand am Kopf Ihres Babys, um seine Bewegungen genau zu spüren und unterstützen zu können. Wenn der größte Durchmesser des kindlichen Kopfes durch den Vaginaleingang tritt, unterstützt die Hebamme außerdem Ihren Damm mit der anderen Hand, indem sie dagegendrückt. Das nennt man dann auch ganz folgerichtig Dammschutz.

**Der Damm**

Der Damm ist die Region zwischen Vulva und Anus und nur wenige Zentimeter lang. Von Frau zu Frau ist der Damm vor allem aber ganz unterschiedlich lang. Gleiches gilt für den ganz individuell verschieden geformten und verschieden großen Vaginaleingang einer jeden Frau.

Jetzt versucht die Hebamme mit ihrer Hand am Kopf des Kindes ein zu schnelles, ruckartiges Durchtreten des Kopfes durch die Vulva zu verhindern. Sie wird gleichzeitig sagen: »Jetzt nicht mehr drücken!« oder: »Nur noch Ausatmen wie eine Lokomotive: ›pffff, pffff, pffff, pfff‹ oder ›schhhhh, schhhhh, schhhhhh‹«, um trotz des herrschenden Pressdrangs diesen Moment des größten Drucks auf den Damm und die Vulva zu verlangsamen. Das kann man sich ein bisschen vorstellen wie ein Fenster festzuhalten und langsam zu schließen, das sonst droht, im Windzug zuzuschlagen. Am Ende tritt dann nämlich der Kopf des Babys dosiert und langsam aus und provoziert weniger wahrscheinlich eine Geburtsverletzung. Es ist daher in diesem Moment besonders wichtig, genau das zu tun, was Ihre Hebamme Ihnen sagt.

**Tipps und Tricks für einen dehnbaren Damm**

Es gibt sehr viele Anleitungen, um den Damm für die Geburt weich und dehnbar zu machen. Hierzu zählt unter anderem das Auflegen von mit warmem Wasser oder Kaffee getränkten Kompressen auf den Damm und die Dammmassage mit hierfür speziell hergestellten und wohlriechenden Ölen (ggf. schon während der Schwangerschaft). Bitte fragen Sie hierzu Ihre betreuende Hebamme, jede hat ihre eigene Erfahrung und ihr individuelles »Geheimrezept«. Speziell für die Dammmassage in der Schwangerschaft gibt es im Internet diverse Videos, was genau zu tun ist, und den entsprechenden Dammmassage-Ölen liegen Anwendungsbeschreibungen bei. Die aktuelle Studienlage bestätigt den Nutzen solcher Maßnahmen, um geringgradige (oberflächliche) Geburtsverletzungen zu vermeiden.

**Für die Begleitperson**

Gleich wird das Baby geboren, und je nachdem, was Sie in der Eröffnungsphase mit der Hebamme und Ihrer Gebärenden vereinbart haben, werden Sie in dieser letzten Phase der Geburt, beim großen Finale, eingebunden.

Aber vergessen Sie nicht: Die Presswehen und die Geburt sind auch für Sie sehr anstrengend: körperlich, weil Sie ebenso schon viele Stunden in der Klinik sind und kaum geschlafen haben, und emotional. Der Fokus der Hebamme und Ärztin liegt jetzt ganz auf der Gebärenden und dem Baby. Sollte Ihnen schwummrig oder unwohl sein, wird das vielleicht niemand bemerken und Ihnen keinen Stuhl anbieten können. Bitte achten Sie daher gut auf sich selbst, und setzen Sie sich dann einfach hin (falls kein Stuhl zur Hand sein sollte, einfach auf den Boden), um nicht umzufallen. Das ist keine Schande, sondern intelligent. Ihr Kreislauf wird sich schnell stabilisieren, und wenn das Baby auf der Welt ist, werden Sie alles weiterhin hautnah miterleben können. Auch den Geburtsraum kurz diskret zu verlassen, ist problemlos möglich. Jetzt ist aber kein guter Zeitpunkt mehr, um das anzukündigen. Im besten Falle haben Sie vorher besprochen, was Sie tun, wenn Hebamme und Ärztin Ihrer Gebärenden zur Seite stehen und Ihnen alles in dem Moment der Geburt vielleicht ein bisschen zu viel wird.

Jeder Medizinstudentin und jedem Medizinstudenten ist übrigens schon mal am Operationstisch unwohl und schwummrig geworden – auch mir natürlich. Ich habe kurz den OP verlassen, mich hingesetzt und einen Schluck getrunken. Wenn die Operation vorbei ist, lacht einen das OP-Personal nicht als Weichei aus, sondern – nach kurzer Nachfrage, ob alles okay ist – dankt einem, weil man eben gerade nicht den Starken oder die Starke markiert hat, dabeigeblieben und schließlich in den sterilen Operationsbereich gefallen ist.

## Die Geburt des kindlichen Kopfes und des Körpers

Was für eine Erlösung für die werdenden Eltern, wenn das Signal von der Hebamme oder Ärztin ertönt: »Das Köpfchen ist geboren!« Damit ist der Körperteil des Kindes mit dem größten Umfang auf der Welt, das Schwierigste ist gemeistert. Das Kind schaut dabei am häufigsten nach unten in Richtung Anus der Mutter und ihm läuft Fruchtwasser aus Mund und Nase, das sich vorher in der Lunge befunden hat. Weil der enge Geburtskanal den Oberkörper des Babys zusammendrückt, wird so alles Fruchtwasser aus ihm herausgedrückt. Ein super praktischer Mechanismus, denn es folgt mit der nächsten Wehe die Geburt des gesamten restlichen Körpers: Flutsch, und das Baby ist in den (behandschuhten) Händen der Hebamme.

Sie haben das Baby geboren. Die Hebamme oder Ärztin schaut auf die Uhr, verkündet die Geburtszeit und notiert sie auf dem Papierstreifen des CTG. Eventuelle CTG-Knöpfe werden von Ihrem Bauch entfernt und das Baby zum ersten Haut-zu-Haut-Kontakt direkt auf Ihren Bauch oder die Brust gelegt. Hierzu können Sie T-Shirt oder BH einfach hochschieben. Aber zum sogenannten Bonding kommen wir gleich noch ausführlicher, denn das Baby ist noch mit der Plazenta in der Gebärmutter über die Nabelschnur verbunden.

## Der erste Schrei des Kindes

Die meisten Eltern denken, dass ihr Kind nach der Geburt sofort einen Schrei ausstößt und damit zeigt, dass es ohne Probleme atmen kann. Aber machen Sie sich bitte keine Sorgen, wenn das nicht der Fall sein sollte. Das Baby ist noch durch die Nabelschnur mit der Plazenta verbunden und bekommt bis zuletzt hierüber Sauerstoff und Nährstoffe. Erst einmal muss sich der ganze Kreislauf des Kindes an die neue Umgebung gewöhnen und bemerken, dass es langsam, aber sicher eine gute Idee wäre, die Sauerstoffversorgung selbst zu übernehmen. Ein, zwei Minuten sind hier überhaupt kein Problem, können aber die längsten Minuten im Leben der Eltern sein – bis endlich der erlösende erste Schrei ertönt und alle buchstäblich aufatmen: das Baby, die Eltern (oder die Mama und die Begleitperson) (und die Hebamme und Ärztin). Manche Babys haben aber auch von Anfang an die Ruhe weg, atmen ganz ruhig. Das ist vollkommen normal.

In der Zwischenzeit ist ein guter Zeitpunkt für:

## Die Oxytocin-Blutungsprophylaxe

*Sarah (33 Jahre alt) hat soeben ihr drittes Kind unkompliziert geboren. Bei den letzten beiden Geburten war ebenso alles reibungslos verlaufen. Dennoch hat sie jedes Mal einen peripheren venösen Zugang gelegt bekommen, der unangenehm war. Auch dieses Mal musste wiederholt gestochen werden, bis das Ding endlich korrekt in ihrer Vene lag. Ihre Hebamme hatte ihr mit einer kleinen Spritze über diesen Zugang nach der Geburt der ersten beiden Kinder jeweils »ein bisschen ›Oxy‹« gespritzt. Sarah bemerkte keinen Unterschied zu vorher. Jetzt möchte sie wissen: »Ist es wirklich notwendig, das zu spritzen? Was macht dieses ›Oxy‹ überhaupt? Können wir nicht erst mal abwarten, ob ich das überhaupt brauche?«*

Die klare Antwort lautet: Nein, leider ist es unklug zu warten, denn der Vorteil für Sie ist zu groß und es gibt keinen nennenswerten Nachteil dieser Prophylaxe. Empfohlen wird die Oxytocin-Blutungsprophylaxe allen Gebärenden mit erhöhtem Blutungsrisko, erhalten kann sie aber jede Schwangere.

Bei der Oxytocin-Blutungsprophylaxe werden über die in der Regel bei der Aufnahme zur Geburt gelegte Flexüle im Arm der Mutter wenige Milliliter des Hormons Oxytocin in die Vene gegeben. Das passiert ab der Geburt der Babyschulter (wenn kein Risiko für eine Schulterdystokie mehr besteht, aber Bauch und Beine noch nicht geboren wurden) oder nach der Geburt des Kindes, jedoch noch vor dem Abnabeln (der Durchtrennung der Nabelschnur). Diese wenigen Milliliter Oxytocin (kurz »Oxy« genannt) verhindern fünf bis sieben von zehn verstärkten Blutungen im Zusammenhang mit der Geburt. Oxytocin wirkt an der Gebärmuttermuskulatur und führt zur korrekten Kontraktion, damit sich die Plazenta rasch und problemlos ablösen kann. Eine »verstärkte Blutung« ist definiert mit einem Verlust von mehr als 500 ml Blut, was ein Kreislaufproblem bei der Mutter auslösen kann. Es geht also in diesem Fall einmal nicht um Ihr Baby, sondern darum, Sie selbst zu schützen.

Hat eine verstärkte Blutung erst begonnen, hilft keine Oxytocin-Prophylaxe mehr, um das Unglück zu stoppen. Stattdessen werden bei einer verstärkten Blutung nach der Geburt starke Medikamente und gegebenenfalls ein operativer Eingriff nötig, der einerseits unangenehm bis schmerzhaft sein kann, andererseits die Mutter zwangsläufig erst einmal von ihrem Kind trennt. Denn wenn es aufgrund einer verstärkten Blutung um die Gesundheit der Mutter geht, wird nicht der erste Haut-zu-Haut-Kontakt mit dem Baby abgewartet, sondern das Baby der Begleitperson in die Arme oder in ein Babybett gelegt und das Notfallmanagement für die Mutter gestartet; in akuten Notfällen mit dem Transport in den Operationsraum und möglichem Aufenthalt auf der Intensivstation. Mehr hierzu im Kapitel »Komplikationen nach der Geburt des Kindes«, S. 323.

**Unterschied Prophylaxe – Therapie**
Mit einer Prophylaxe soll verhindert werden, dass ein unerwünschtes Ereignis eintritt. Mit einer Therapie wird versucht, ein eingetretenes unerwünschtes Ereignis, so gut es geht, in den Griff zu kriegen. Beispiel: Karies-Prophylaxe: Zähneputzen. Therapie: Zahn aufbohren oder ziehen. Meistens ist die Prophylaxe deutlich angenehmer als die Therapie.

## Der erste Haut-zu-Haut-Kontakt – das Bonden

*Nathalia (37) ist soeben in 40+5 Schwangerschaftswochen mit regelmäßigen Wehen und einem Blasensprung in die Geburtsräume gekommen. Ihre Partnerin Sophie ist bereits bei der Arbeit informiert worden und wird in etwa 20 Minuten bei ihr sein. Sie freut sich unendlich auf ihr Baby – es soll Emilia heißen. Nathalia ist besonders wichtig: »Ich möchte, dass Emilia ihren ersten Hautkontakt zu mir oder Sophie hat. Würden Sie das bitte berücksichtigen?«*

Egal, wer Ihr Baby zuerst in den Händen hält, den ersten direkten Hautkontakt hat das Baby mit Ihnen! Die Hebamme und Ärztin tragen nämlich zur Geburt immer Gummi-Einmalhandschuhe. Nach der Geburt wird das nackte Baby direkt auf den Bauch oder häufig auch auf die nackte Brust der

Mutter gelegt. Bedeckt werden der Körper und auch die vom Fruchtwasser noch nassen Haare des Kindes mit einem trockenen und mindestens zimmerwarmen Handtuch. Denn wie man auch im Sommer kurz friert, wenn man aus dem Pool steigt, obwohl es 30 °C Umgebungstemperatur sind, kann ein nasses Baby durch die Verdunstungskälte schnell unterkühlen.

Spätestens jetzt wird geguckt, ob das Baby auch fleißig atmet. Wenn das Neugeborene etwas Animierung zum Atmen braucht, wird es manchmal mit einem Handtuch am Rücken oder an der Fußsohle gerubbelt. Bitte niemals am Bauch reiben! Die darunter befindlichen Babyorgane sind sehr empfindlich. Wenn alles in Ordnung ist, verbleibt das Baby ruhig atmend auf Mutterbauch oder -brust. Andernfalls wird es einer Kinderärztin vorgestellt. Hierzu kommen wir später.

## Die Durchtrennung der Nabelschnur

Während der Schwangerschaft wird das in der Plazenta mit Sauerstoff angereicherte Blut über die (eine) Nabelschnurvene zum Baby transportiert, vom Babybauchnabel an der Leber vorbei in das Herz und dann im restlichen Körper verteilt. Die Lunge wird dabei umgangen, weil sie, mit Fruchtwasser gefüllt, nicht zum Sauerstoffaustausch beitragen kann. Nach Verwendung von sauerstoffreichem Blut in Gehirn, Muskeln und den weiteren Organen des Kindes wird das anschließend sauerstoffarme Blut über die beiden Leistenarterien und schließlich über die zwei Nabelschnurarterien zurück zur Plazenta geleitet.

Nach der Geburt stellt sich mit dem ersten Atemzug des Babys der kindliche Kreislauf auf den eines Säugetiers um. Hierfür muss das Kind das Fruchtwasser in der Lunge ausspucken und anfangen, Luft einzuatmen, damit es die Anreicherung des eigenen Blutes mit Sauerstoff selbst übernehmen kann. Die Nabelschnur braucht es dann nicht mehr.

Nachdem das Baby geboren ist, wird die Nabelschnur abgeklemmt und durchtrennt. Die Weltgesundheitsorganisation (WHO) empfiehlt seit 2010, wie auch die deutsche Leitlinie »Die vaginale Geburt am Termin«, dass die Nabelschnur frühestens eine Minute, spätestens fünf Minuten nach der Geburt des Kindes abgeklemmt und durchtrennt werden soll. Häufig wird dennoch darüber diskutiert, was der am besten geeignete Zeitpunkt ist – so schnell wie möglich oder lieber doch erst nach ein paar Minuten? Der Grund sind die Blutzellen des Kindes, die sich unmittelbar nach der Geburt noch in der Nabelschnur befinden. Klemmt man früh ab, bleiben Zellen darin zurück, klemmt man später ab, sind die meisten Zellen zurück ins Kind geflossen. Das erkennt man daran, dass die pralle Nabelschnur auspulsiert und erschlafft (kollabiert) ist, weil kein Blut mehr vom Kind in Richtung Plazenta fließt. Allerdings berücksichtigen weder WHO noch Leitlinie bei ihrer Empfehlung die eventuelle Nabelschnurblutspende oder -einlagerung (was das ist, dazu gleich).

### Gründe für das Abnabeln nach dem Auspulsieren der Nabelschnurarterien

Viele Eltern wünschen sich, dass erst nach dem Auspulsieren die Nabelschnur abgeklemmt und durchtrennt wird. Das kann einige Minuten dauern und verhindert eine Blutarmut (Anämie) des Kindes. Eine Neugeborenenanämie kann in den ersten Lebenstagen zu einem schlappen, müden und appetitlosen Säugling führen. Wird nach dem Auspulsieren abgenabelt, hat dadurch ein Großteil der in der Nabelschnur befindlichen Blutzellen Zeit, in das Baby zurückzufließen, bevor die Verbindung zur Plazenta unterbrochen wird. Darüber hinaus wird der Kreislauf des Kindes durch das zurückfließende Blutplasma stabilisiert, in dem wiederum die Blutzellen schwimmen.

### Gründe für das Abnabeln vor dem Auspulsieren der Nabelschnurarterien

Es gibt drei gute Gründe, die Nabelschnur zeitnah nach der Geburt abzuklemmen und zu durchtrennen, bevor das Nabelschnurblut in das Baby zurückfließt:

1. Manche Quellen stellen die Theorie auf, dass durch verzögertes Abnabeln zu viel Blut in das Kind zurückfließe, was zu einer Überladung an roten Blutkörperchen und in den ersten Lebenstagen zu einer Gelbsucht führen könne, die man Neugeborenenikterus nennt. Dieser kommt bei etwa 70 Prozent der Neugeborenen vor (s. Kapitel »Die Abschlussuntersuchung des Neugeborenen – die U2«, Seite 212). Als optimaler Zeitpunkt wird diesen Quellen zufolge das Abnabeln nach der ersten Lebensminute angesehen.
2. Wenn das Kind zeitnah der Kinderärztin vorgestellt werden muss (z.B. bei Atemproblemen oder einem zu langsamen Herzschlag). Dann sollte das Abklemmen und Durchtrennen so schnell wie möglich erfolgen und nicht erst mehrere Minuten nach der Geburt. Die unterstützende Versorgung des Kindes ist einfach wichtiger als ein paar zurückgelassene Blutkörperchen in der Nabelschnur. Hierzu später mehr.
3. Wegen der Nabelschnurblutspende und -einlagerung. Seit vielen Jahren kann das Blut aus der Nabelschnur gespendet oder eingelagert werden, dazu darf es aber nicht ins Baby zurückfließen. Die Nabelschnur muss deswegen unmittelbar nach der Geburt abgeklemmt werden, um die Nabelschnurblutentnahme durchführen zu können. Ein Auspulsieren ist dann nicht möglich, ggf. aber ein etwas verzögertes Abnabeln.

Allerdings wird aktuell bei nur zwei bis fünf von hundert Geburten (1 - 5 Prozent) in Deutschland überhaupt Nabelschnurblut konserviert. Häufig erfahren Eltern von der Möglichkeit einer Nabelschnurblutspende und -einlagerung erst nach der Geburt, dann ist es dafür aber leider zu spät. Daher ist jetzt ein prima Zeitpunkt, um sich zu diesem Thema Informationen einzuholen und Gedanken zu machen.

Wenn Sie sich für eine Nabelschnurbluteinlagerung entscheiden, sollten Sie sich darüber so früh wie möglich in der Schwangerschaft informieren. Die notwendigen Dokumente, vorherige Blutentnahmen bei der Schwangeren und die Organisation des individuellen Nabelschnurblutentnahme-Sets benötigen bei privaten Anbietern nämlich bis zu zwei Monate Vorlauf. Das Set wird den werdenden Eltern einige Wochen vor dem errechneten Geburtstermin per Kurier zugestellt. In diesem Fall muss es unbedingt mit in die Kliniktasche, denn ohne Nabelschnurblutentnahme-Set kann keine Nabelschnurblutentnahme in der Klinik erfolgen.

Zu einer Nabelschnurblutspende können Sie sich in einer Klinik, die mit einer der vier öffentlichen Blutbanken kooperiert, auch kurzfristig entscheiden. Alles Material ist dort permanent vorhanden und muss nicht mitgebracht werden.

## Spenden und Einlagern von Nabelschnurblut

### *Um welche Zellen geht es?*

Alle Einlingsschwangerschaften beginnen mit einer befruchteten Eizelle, die sich sofort anfängt zu teilen. Aus einer Zelle werden zwei, aus zwei werden vier, aus vier werden acht, usw. Das heißt, aus jeder dieser ersten Zellen muss von A bis Z (von einer Augenwimper bis zum zentralen Nervensystem) noch jedes erdenkliche Gewebe entstehen. Diese Zellen nennt man embryonale Stammzellen, sie enthalten alle Informationen zu den Zellen des menschlichen Körpers (also alle Baupläne für egal welches Bauvorhaben). Im Nabelschnurblut befinden sich keine oder nur einzelne solcher embryonalen Stammzellen. Es gibt aber ganz viele Blutstammzellen (hämatopoetische Stammzellen) im Blutkreislauf eines Neugeborenen. Aus ihnen können sich noch alle Zellen entwickeln, die im Blutkreislauf vorkommen, wie z.B. weiße Blutkörperchen (Leukozyten), rote Blutkörperchen (Erythrozyten), Blutplättchen (Thrombozyten), aber – im Gegensatz zur landläufigen Auffassung – keine Zellen anderer Gewebearten, wie z.B. Nervenzellen, Muskelzellen, Leberzellen, Nierenzellen etc. Mehr oder weniger handelt es sich um die gleichen Blutstammzellen, die auch Erwachsene im Knochenmark besitzen und die im Rahmen einer Knochenmarkspende transplantiert werden können. Zudem befinden sich im Gewebe der Nabelschnur, nicht in ihrem Blut, mesenchymale Stammzellen. Aus diesen können sich noch alle Zellen von Stütz- und Bindegewebe entwickeln, wie z.B. Knochenzellen, Knorpelzellen, Fettzellen, Kollagenzellen.

Hämatopoetische Stammzellen bilden also die Grundlage für die Bildung aller Blutzellen. Hat jemand damit Probleme, z.B. bei Blutkrebs (Leukämie), kann man versuchen, die kranken Blutstammzellen dieser Person durch gesunde Blutstammzellen einer Spenderin oder eines Spenders zu ersetzen. Es ist nicht ratsam, eine an Leukämie erkrankte Person mit den eigenen eingefrorenen Nabelschnur-Blutstammzellen zu behandeln, weil die ziemlich sicher ein genetisches Problem aufweisen. Sonst wäre man wahrscheinlich nicht an Leukämie erkrankt …

Es ist bislang nicht möglich, mit Blutstammzellen Querschnittslähmungen oder neurodegenerative Erkrankungen wie Alzheimer, Demenz oder Parkinson zu heilen, denn wie erwähnt können Blutzellen nicht zu Nervenzellen werden. Jedoch hat man festgestellt, dass Stammzellen aus Nabelschnurblut und -gewebe positive, sogenannte parakrine Wachstumseffekte auf geschädigte Nervenzellen haben. Sie leisten im übertragenen Sinne den geschädigten Zellen »Hilfe zur Selbsthilfe« und können so regenerative Heilungsprozesse anstoßen und unterstützen. Sie sagen praktisch zu den Nervenzellen: »Hey, ich kann zwar nicht zur Nervenzelle werden und deinen Job übernehmen, aber schau doch mal, wie ich mich selbst heilen kann. Versuch das doch auch mal!«

Die aktuelle Forschung beschäftigt sich mit dem Thema, ob mit den wenigen einzelnen embryonalen Stammzellen, die sich im Nabelschnurblut befinden (und die sich zu jeder Gewebeart entwickeln können), irgendwie Autoimmunkrankheiten wie z.B. Diabetes mellitus Typ I, Stoffwechselerkrankungen oder eben auch neurodegenerativen Erkrankungen wirklich geheilt werden können. Bislang gelang dies weltweit nur in Einzelfällen. Aktuell ist die Zahl der embryonalen Stammzellen im Nabelschnurblut für nahezu keine Behandlung ausreichend.

Momentan wird mit dem Ausblick geworben, aus mesenchymalen Stammzellen eines Tages neue Knorpelscheiben fürs Knie oder Blutgefäße im 3D-Drucker herstellen zu können. Es ist aber vollkommen ungewiss, ob und falls ja, wann dies möglich sein wird.

### *Wie erfolgen die Blutentnahme und -einlagerung?*

Es geht bei der Nabelschnurblutspende vor allem darum, Stammzellen zu gewinnen. Dazu könnte ein Neugeborenes einfach Blut spenden, aber es ist noch einfacher (und gar nicht schmerzhaft), das übriggebliebene Blut in der Nabelschnur abzuzwacken, und genau das nennt man Nabelschnurblutentnahme.

Es ist die einzige Gelegenheit, Stammzellen zu gewinnen, ohne in einen Menschen hineinzupiksen, aber eben nur unmittelbar nach der Geburt möglich. Dazu punktiert man nach Abklemmen und Durchtrennung der Nabelschnur mit einer Nadel die Nabelschnurvene. Durch den entstehenden Unterdruck läuft das darin befindliche Blut in einen kleinen sterilen Beutel. Es wird so viel Blut aufgefangen wie möglich und der Beutel luftdicht verschlossen. Anschließend holt ein Transportservice zu egal welcher Tages- und Nachtzeit das Blut ab und bringt es in das vereinbarte Blutlabor. Dort wird es gefiltert, nochmal ganz genau untersucht und, wenn die Zellen vital und ohne erkennbare Erkrankung sind, bei –200 °C in Flüssigstickstoff eingelagert.

*Was ist der Unterschied zwischen Spende und Einlagerung?*

Nabelschnurblutspende bedeutet genau das: Es wird gespendet. Das Nabelschnurblut steht also der Allgemeinheit zur Verfügung. Alle eigenen Ansprüche auf das eingelagerte Blut erlöschen, und man hat keinen selbstbestimmten Zugriff darauf. Es gibt in Deutschland eine Handvoll große gemeinnützige Nabelschnurblutbanken, z.B. die José-Carreras-Stammzellbank und die der Deutschen Knochenmarkspenderdatei (DKMS). Die Spende ist für die Eltern und die Klinik mit keinen Kosten verbunden. Sie werden von der jeweiligen Blutbank getragen, die sich wiederum durch Spenden finanziert. Die aktuell und auch zukünftig wahrscheinlichsten Behandlungsfelder für eine Nabelschnurblutspende an eine fremde Person sind gut- und bösartige Erkrankungen der Blutzellen (z.B. Leukämie) und Stoffwechselerkrankungen.

Die Einlagerung von Nabelschnurblut wird von privaten Konzernen kostenpflichtig angeboten. Die mit einer

Nabelschnurbluteinlagerung verbundenen Kosten belaufen sich je nach Anbieter und gewünschter Einlagerungsdauer (z.B. zehn, 25 und 50 Jahre oder zeitlich unbegrenzt) auf mehrere tausend Euro. Dabei wird das eingelagerte Nabelschnurblut und/oder Nabelschnurgewebe für den Selbstzweck eingefroren. Sollte das eigene Kind oder ein Geschwisterkind jemals diese eingelagerten Stammzellen benötigen, stehen sie zur Verfügung. Allerdings ist einerseits die wissenschaftliche Medizin noch nicht so weit entwickelt, dass mit Stammzellen Erkrankungen routinemäßig geheilt werden könnten, andererseits sind bei genetischen Erkrankungen (wie z.B. Leukämie) auch die eingelagerten Stammzellen genetisch »krank«. Ihre Transplantation zurück an den Spender oder die Spenderin ist sinnlos. Die möglichen und zukünftig wahrscheinlichen Behandlungsfelder für die Nutzung von eigenem Nabelschnurblut sind degenerative Erkrankungen wie Knorpelschäden und die erwähnten neurodegenerativen Erkrankungen wie Alzheimer, Parkinson und Demenz.

#### *Voraussetzungen für eine Nabelschnurblutspende oder -einlagerung*

Die Mutter muss mindestens 18 Jahre alt sein, darf keine Infektionskrankheit (wie z.B. HIV oder Hepatitis) haben und die Eltern dürfen keine bekannte genetische Erkrankung aufweisen – das wird sowohl vor als auch nach der Geburt getestet. Ansonsten kann jedes Nabelschnurblut potenziell gespendet und eingelagert werden.

Bei Interesse sollten Sie sich bei der jeweiligen Klinik informieren, ob eine Nabelschnurblutspende oder -einlagerung möglich ist und mit welchem öffentlichen oder privaten Anbieter die Klinik zusammenarbeitet. Weniger als ein Drittel der deutschen Geburtskliniken haben Kooperationsverträge mit den öffentlichen Anbietern für die Nabelschnurblutspende. Die privaten Anbieter der Nabelschnureinlagerung decken hingegen weit über 90 Prozent der deutschen Geburtskliniken ab.

**Wer durchtrennt die Nabelschnur?**

Bitte teilen Sie der Hebamme vor der Geburt mit, wer die Nabelschnur nach der Geburt durchtrennen möchte, das nennt sich auch »Abnabeln«: die Mutter oder die Begleitperson. So kommt es nicht zur Überforderung im Moment der Momente, indem die Hebamme z.B. dem Vater einfach die Nabelschnurschere hinhält. Natürlich kann auch die Hebamme die Nabelschnur für Sie durchtrennen.

Viele Hebammen sagen, Abnabeln sei, »wie ein Gummibärchen durchzuschneiden«. Ich habe schon viele Nabelschnüre, aber noch kein Gummibärchen durchtrennt. Deswegen habe ich mir beim Schreiben dieses Buch eine Tüte gekauft und mit einer Nabelschnurschere den Versuch gestartet: Es stimmt nicht! Eine Nabelschnur ist viel weicher als ein Gummibärchen und daher sogar noch leichter durchzuschneiden, no worries!

**Für die Begleitperson**

Wichtig ist also, dass man sich vor der Geburt Gedanken dazu macht, wer die Nabelschnur durchtrennt. Traditionell ist dies, die einzig klar aktive Tätigkeit der Begleitperson während der gesamten Geburt.

Erst in der Situation entscheiden zu müssen, ob man schneiden möchte oder nicht, überfordert viele und man trifft möglicherweise auch die falsche Entscheidung. Abnabeln zu wollen oder nicht – beides ist vollkommen in Ordnung.

**Das erste Anlegen an die Brust**

Jetzt liegt das Baby mit einer Nabelschnurklemme – die kann man sich wie einen Plastikclip zum Verschluss von Gefrierbeuteln vorstellen – und mit einem warmen Handtuch bedeckt auf Ihnen. Ein guter Zeitpunkt für das erste Anlegen des Babys an die Brust, was ihm so zeitnah wie möglich angeboten werden sollte. Denn das fördert die Stillbeziehung zwischen Mutter und Kind und führt bei der Mutter erneut zur Ausschüttung des körpereigenen Hormons Oxytocin. Wie beschrieben, verhindert jedes zusätzliche Molekül Oxytocin eine verstärkte Blutung. Aber Oxytocin ist auch als das »Kuschelhormon« schlechthin bekannt. In der neurochemischen Forschung wird es mit den Gefühlen Wohlbefinden, Liebe und Entspannung in Zusammenhang gebracht. Das tut jeder Mama nach einer anstrengenden Geburt gut.

Beim ersten Anlegen geht es nicht darum, das Neugeborene zu ernähren, die Milproduktion lässt teilweise noch Tage auf sich warten (s. Kapitel »Stillen«, Seite 201). Es geht um diese ganz intime Körperkontaktaufnahme von Mutter und Kind. Sie brauchen aber überhaupt nicht enttäuscht zu sein, wenn das Baby erst mal ein kleines Nickerchen auf Ihrer Brust macht und mit seinen kleinen Lippen noch nicht die Brustwarze sucht. Wichtig ist nur, sie ihm zeitnah nach der Geburt anzubieten, falls es möchte – wenn nicht, dann halt später, das ist kein Problem!

**Für die Begleitperson**

Dieser Moment ist unwiederbringlich. Und darum ist es der perfekte Moment für das allererste Foto von der Mama und ihrem Baby: Die Gesichter der beiden ganz nah beieinander, die nackte Haut von Mutter und Kind durch das warme Handtuch bedeckt.

Zögern Sie nicht, auch die Ärztin zu fragen, ob sie ein Bild von Ihnen dreien machen könnte. Sollte sie in dem Moment mit etwas anderem beschäftigt sein oder das nicht wollen, wird sie Ihnen das höflich mitteilen. Die Hebamme ist als primäre Betreuerin der Geburt meistens mit anderen Dingen beschäftigt, bitte fragen Sie sie jetzt nicht nach einem Foto. Bestimmt macht sie aber gern ein Bild von Ihnen, nachdem auch die Plazenta geboren und das Kind gewogen ist. Das Fotografieren gehört übrigens zu einer meiner Lieblingsaufgaben: Wenn man schon mitten in der Nacht zur Geburt gerufen wird und dabei (hoffentlich) als Arzt gar nichts weiter zu tun hat, kann man ja zumindest ein schönes erstes Familienfoto machen.

Von sich gegenseitig dürfen Sie natürlich so viele Bilder und Videos machen, wie Sie möchten. Haben Sie Interesse daran, ein Video oder Bild von dem Geburtsszenario zu machen, auf dem auch das Personal abgebildet ist, holen Sie bitte vor der Geburt in einer ruhigen Minute das Einverständnis der Beteiligten ein.

## Die Käseschmiere

Die meisten Kinder sind, mal mehr, mal weniger, mit einer talgig-weißlichen Schicht überzogen, der sogenannten Käseschmiere (Vernix caseosa). Das sieht manchmal ein bisschen so aus, als hätte man das Baby ordentlich mit Schmelzkäse eingerieben. Käseschmiere ist ganz normal und sinnvoll.

Sie bildet sich natürlicherweise ab der 17. Schwangerschaftswoche auf der Haut des Fötus. Sie besteht zu 80 Prozent aus Wasser, zu zehn Prozent aus Fetten und darüber hinaus aus abgestoßenen Haaren, Hautschuppen und antibakteriell wirkenden Stoffen. Die Käseschmiere schützt das Kind im Bauch vor eventuellen Keimen, die sich im Fruchtwasser befinden können, und vor der aufweichenden Wirkung des Fruchtwassers. Man stelle sich vor, man übernachtet in seinem Badewasser und würde völlig verschrumpelt am nächsten Morgen aus der Badewanne steigen. Eben das verhindert die Käseschmiere. Weil die Käseschmiere auch nach der Geburt die Barrierefunktion der Haut des Neugeborenen noch unterstützt, sollte sie nicht oder nur schonend abgewischt werden.

Generell lässt sich sagen, dass die Menge an Käseschmiere gegen Ende der Schwangerschaft nachlässt. Ist das Baby bei der Geburt völlig frei von Käseschmiere, deutet das auf eine Übertragung des Kindes hin.

## Erste Untersuchungen des Kindes

Es gibt zwei Zahlensysteme, mit denen man genau beschreiben kann, wie gut ein Kind die Geburt überstanden hat: den Nabelschnurblut-pH-Wert und den APGAR-Score.

### Der Nabelschnurblut-pH-Wert

Jeder Mensch wechselt in seinem Körper ganz verschiedene Stoffe aus, das nennt man Stoffwechsel. Dieser ist wiederum vom Gasaustausch von Sauerstoff und Kohlenstoffdioxid abhängig. Bei einem Sauerstoffmangel verändert sich der Stoffwechsel im Baby, und das kann man – vereinfacht erklärt – untersuchen, indem man den pH-Wert des Blutes misst. Man kann sogar mit genauen Zahlen den Schweregrad einer möglichen Sauerstoffunterversorgung beschreiben. Dafür gibt es zwei Nabelschnurblut-pH-Werte, den arteriellen pH, der aus einer der beiden Nabelschnurarterien gewonnen wird, und den venösen pH aus der Nabelschnurvene. Besonders interessant ist dabei der arterielle Nabelschnurblut-pH, weil damit das Blut untersucht wird, das direkt aus dem Baby herauskommt und in Richtung Plazenta fließt. Über den arteriellen Nabelschnurblut-pH kann man auf die Stoffwechsellage des Kindes und damit auf die Sauerstoffversorgung während der Geburt schließen.

Hier die Übersichtstabelle der arteriellen pH-Werte mit ihrer Interpretation und medizinischen Konsequenz:

| **arterieller Nabelschnur-pH:** | **Hatte das Baby Stress/Bestand eine Sauerstoffunterversorgung?** | **Konsequenz:** |
|---|---|---|
| ≥ 7,20 | nein, alles super | keine |
| 7,15 – 7,19 | bisschen Stress, aber alles okay | keine |
| 7,10 – 7,14 | bisschen mehr Stress | falls Baby fit: keine<br>falls Baby nicht fit: zur Kinderärztin |
| 7,00 – 7,10 | Sauerstoffunterversorgung | falls Baby fit: erneute Kontrolle des Blut-pH-Wertes in einer Stunde<br>falls Baby nicht fit: zur Kinderärztin |
| < 7,0 | schwere Sauerstoffunterversorgung | Verlegung des Babys auf die Neugeborenen-Intensivstation und eventuelle Kühlung des Kindes für 72 Stunden |

In allen Geburtskliniken wird routinemäßig der Nabelschnur-pH bestimmt. Sollten Sie nach der Geburt nichts davon gehört haben, hat Ihr Kind ganz sicher einen unauffälligen pH-Wert und damit eine spitzenmäßige Sauerstoffversorgung während der Geburt gehabt. Ansonsten würde Ihnen die Hebamme oder Ärztin erklären, warum ein Wert (z.B. nach einer Stunde) kontrolliert oder das Neugeborene der Kinderärztin vorgestellt wird. Bei einer schweren Sauerstoffunterversorgung – z.B. bei einem pH-Wert unter 7,0 – werden einige Neugeborene unter Berücksichtigung weiterer Parameter für 72 Stunden auf eine Körpertemperatur von 33,5°C heruntergekühlt. Denn eine Absenkung der Körpertemperatur kann mögliche Gewebe- und

Hirnschäden durch Sauerstoffmangel verhindern oder abschwächen, weil der gekühlte Körper und das gekühlte Gehirn nicht so viel Sauerstoff benötigen. Das gleiche Prinzip nutzen einige Tiere im Winterschlaf – z. B. Murmeltiere.

Unmittelbar nach dem Abnabeln des Kindes, aber noch bevor die Plazenta geboren ist, wird aus einer der beiden Nabelschnurarterien und aus der Nabelschnurvene mit einer Spritzenkanüle ein paar Milliliter Blut abgenommen. Eine Person – häufig die Ärztin – verlässt dann kurz den Raum, um die pH-Untersuchung an einem Analysegerät durchzuführen. Nach wenigen Minuten ist sie wieder zurück und verkündet den arteriellen pH-Wert. Die meisten Eltern bekommen das gar nicht mit, weil sie sich mit ihrem Baby beschäftigen. Die Hebamme jedoch weiß dann Bescheid, welche Sauerstoffversorgung das Neugeborene während der Geburt hatte.

### Der APGAR-Score

Parallel zur Nabelschnurblut-Analyse wird bei jedem Neugeborenen der APGAR-Score bestimmt, aber häufig nur mit den Eltern besprochen, sollten Werte auffällig sein. »APGAR« ist sowohl ein Eponym als auch Akronym – Eponym, weil der Score nach seiner Erfinderin, der amerikanischen Chirurgin und Narkoseärztin Virginia Apgar (1909–1974), benannt wurde, und Akronym, weil jeder Buchstabe des Wortes für ein Untersuchungskriterium steht. Für jedes dieser Kriterien werden null bis zwei Punkte vergeben. Null ist schlecht, zwei ist sehr gut. Alle Punkte werden am Ende addiert, maximal können also zehn Punkte vergeben werden.

Der Score wird nach der ersten, nach der fünften und nach der zehnten Lebensminute Ihres Kindes erhoben, sodass er immer aus drei Zahlenwerten besteht. Dazu muss bei unauffälligem APGAR-Score der Haut-zu-Haut-Kontakt von Mama und

Baby nicht mal unterbrochen werden. Jede Hebamme kann den Score Ihres Kindes durch bloßes Anschauen bestimmen.

| Kriterium | 0 Punkte | 1 Punkt | 2 Punkte |
|---|---|---|---|
| Aussehen | blass/blau | Körper rosig, Arme und Beine blass/blau | alles rosig |
| Puls (Herzschlag) | kein Puls | < 100 Schläge pro Minute | ≥ 100 Schläge pro Minute |
| Gesichtsbewegung | keine | Bewegung im Gesicht (sog. Grimassieren) | Schreien, Husten, Niesen |
| Aktivität | keine | leichte Beugung der Extremitäten | kräftige Bewegungen |
| Respiration (Atmung) | keine | langsame, unregelmäßige Atmung (z.B. Schnappatmung) | Schreien oder regelmäßige, ruhige Atmung (> 40 / min) |

Score-Ergebnisse:
8 – 10 = unauffällig (wird auch als »lebensfrisch« bezeichnet)
6 – 7 = grenzwertig, das Kind muss unterstützt, evtl. stimuliert werden
0 – 5 = kritisch, möglicherweise ist eine Reanimation notwendig

Falls der erste APGAR-Wert nicht sowieso schon mit 9 oder 10 die volle Punktzahl erreicht hat, steigen die Werte in aller Regel mit der Zeit an. In der ersten Lebensminute ist der APGAR-Wert eigentlich maximal neun. Das liegt daran, dass sich der fetale Kreislauf noch nicht vollständig umgestellt hat. Dadurch sind die Extremitäten häufig noch nicht vollständig rosig und bekommen nur einen statt zwei Punkte. Den wichtigsten

Vorhersagewert über den Zustand des Kindes liefert übrigens der 5-Minuten-APGAR-Wert.

Ein Kind, das nach einer anstrengenden Geburt noch ein bisschen schlapp ist, kann mit einem APGAR 6 zur Welt kommen und muss dann beobachtet und stimuliert werden. Auch das geht häufig, ohne den Haut-zu-Haut-Kontakt von Mutter und Kind zu unterbrechen, indem die Hebamme mit dem Handtuch ein bisschen den Rücken und die Fußsohlen des Neugeborenen rubbelt und es sich genau anguckt. Wenn nach fünf Minuten der Wert 8 und nach zehn Minuten 10 Punkte erreicht werden, ist alles in bester Ordnung (6/8/10). Problematischer wird es bei abfallenden APGAR-Werten (z.B. 9/7/6), dann wird ein Kind von einer Ärztin untersucht und eventuell unterstützt.

Jetzt aber erst mal zurück zu der Person, die gerade Mutter geworden ist, denn da muss noch etwas (nach)geboren werden!

### Die Plazentageburt

*Synonyme: Nachgeburt, Geburt des Mutterkuchens, Plazentarperiode*

*Yasemin (26 Jahre alt) bekommt ihren zweiten Sohn. Nach ihrer ersten Geburt ist die Plazenta wenige Minuten nach ihrem Kind geboren worden und wurde von ihrer Hebamme unkommentiert entsorgt. Nachdem ihr süßer zweiter Sohn Mohammed nun gerade zur Welt gekommen ist, sagt sie zu ihrer Hebamme: »Ich möchte diesmal unbedingt die Plazenta sehen. Was ist eigentlich genau ihre Funktion?«*

Die Plazenta ist ein auf Zeit angelegtes Organ, das die vollständige Versorgung des Kindes im Bauch übernimmt. Man nennt sie auch Mutterkuchen, weil sie rund ist und mit ihren

Nährstoffen das Kind ernährt. Mit dem Abnabeln hat sie ihren Dienst getan und wird nach dem Kind geboren, was man daher als »Nachgeburt« bezeichnet.

Die Plazenta besteht aus 15 bis 20 Untereinheiten, den sogenannten Kotyledonen. Die kann man sich wie Bienenwaben vorstellen, die in ihrer Gesamtheit wiederum die Plazenta formen. In ihnen wachsen die Gefäße von Mama und Kind aufeinander zu und sind auf mikroskopischer Ebene nur wenige Zellschichten voneinander getrennt. Hier findet der Übertritt von Nährstoffen und Sauerstoff von der Schwangeren zum Kind statt. Bildlich gesprochen springen vom mütterlichen Güterzug Nährstoffe und Sauerstoff auf den vorbeifahrenden kindlichen Güterzug auf. Ihr Blut hat dabei aber keinen direkten Kontakt. Darüber, welche Stoffe vom mütterlichen Blut zum kindlichen übertreten können, entscheidet die chemische Struktur eines Stoffes. Gifte vom Rauchen und von Alkohol dringen ungehindert zum Baby durch, weshalb so dringend von Alkohol- und Tabakkonsum in der Schwangerschaft abgeraten wird. Vor allem sind die Mengen an Gift, die für uns Erwachsene vielleicht etwas harmloser sind, für einen Fötus, der nur einen Bruchteil wiegt, dramatisch viel giftiger.

Es mag merkwürdig klingen, aber neben vielen verschiedenen Erklärungen, wie so eine Plazenta aussieht, finde ich immer noch am treffendsten: wie ein Kuhfladen – rund (mal mehr, mal weniger), mit etwa 20 Zentimetern Durchmesser und zwei Zentimetern Höhe (in der Mitte dicker, zu den Rändern hin abfallend). Sie hat zwei Seiten: die, die zur Mutter zeigt, ist uneben und hat die Farbe von Leber, dunkelrot-violett. Die Seite, die zum Kind zeigt, ist glatt und überzogen von der Fruchtblasenwand, hier ist die Farbe rosa-weißlich. Auf der kindlichen Seite entspringt (normalerweise) in der Mitte die Nabelschnur, die das Blut vom Kind in die Plazenta leitet und wieder zurück von der Plazenta zum Baby. Auf der kindlichen Oberfläche kann man Blutgefäße hindurchschimmern sehen, die wie ein Wurzelwerk aussehen und in die Nabelschnur münden. Die Nabelschnur ist im Prinzip der wurzelnde Baumstamm.

***

Es ist schon verrückt. Erst wird mit Beginn der Schwangerschaft ein ganz neues Organ namens Plazenta gebildet. Und plötzlich soll es sich mit der Geburt des Kindes von jetzt auf gleich von der Gebärmutter ablösen – das ist eine ziemliche Herausforderung. Die Plazenta wird kräftig durchblutet, um wiederum die Versorgung des Kindes im Bauch zu gewährleisten. Nach der Geburt erhält das Baby seine notwendigen Nährstoffe durch die Muttermilch und muss selbst schauen, dass es fleißig Sauerstoff einatmet. Die Zeit für die Plazenta ist abgelaufen: »Hasta la vista, placenta!«

Scherkräfte zwischen der Gebärmutterwand und der Plazenta kappen die mütterlichen Blutgefäße, die von der Gebärmutter in die Plazenta eingewachsen sind. Die Plazenta löst sich ab. Gleichzeitig zieht sich die Gebärmutter mit ihrer kräftigen Muskulatur zusammen, um die unterbrochenen Gefäßenden an der Oberfläche zusammenzudrücken. Außerdem werden diese Gefäßenden durch die körpereigene Gerinnung der Mutter abgedichtet, es entstehen sogenannte Thromben (griechisch für »Pfropf, Korken«). Genau in diesem Moment, wenn sich die Plazenta ablöst, aber die Gebärmutter noch nicht vollständig zusammengezogen ist, kommt es zu einer kurzen dunkelroten Blutung von etwa 200 ml, die als Lösungsblutung bezeichnet wird. Bei der Lösungsblutung handelt sich um die einzige unvermeidliche und normale (physiologische) Blutung, die während der Geburt stattfindet.

Nachdem Ihr Neugeborenes abgenabelt auf Ihrer Brust liegt, tastet Ihre Hebamme über Ihre Bauchdecke nach der Gebärmutter und fühlt, ob diese sich bereits zusammengezogen und die Plazenta sich gelöst hat. Dann sagt man: »Der Uterus ist gekantet«, weil sich die Gebärmutter nicht mehr rund anfühlt, sondern tatsächlich wie eine Kante. Es gibt noch mehr sogenannte Plazentalösungszeichen, die Sie gern unter diesem Stichwort googeln können. Oder Sie fragen einfach Ihre Hebamme, die Expertin auf diesem Gebiet ist. Diese wird Sie auch auffordern, ein letztes Mal per Bauchpresse mitzudrücken, und vorsichtig an der Nabelschnur ziehen. Dann folgt die Plazenta, und auch sie ist endlich geboren. Das kann nochmal ein bisschen unangenehm sein, ist aber nichts im Vergleich zur Geburt des Kindes. Viele Hebammen sagen zur Ermutigung: »Keine Angst, die Plazenta hat keine Knochen, sondern ist ganz weich. Sie haben es gleich geschafft.«

Bei diesem komplizierten Mechanismus von Ablösung der Plazenta und Zusammenziehen der Gebärmutter können viele unterschiedliche Schwierigkeiten auftreten, die aber in der Folge immer zum gleichen Problem führen: eine verstärkte Blutung. Nachdem die Plazenta geboren wurde, wird sie von der Hebamme vom anhaftenden Blut sauber gewischt und auf ihre Vollständigkeit hin überprüft. Sind Reste von der Plazenta oder gar das ganze Organ in der Gebärmutter zurückgeblieben, müssen diese eventuell operativ geborgen werden. Alles Weitere dazu bitte weiter hinten im Buch nachlesen: »Komplikationen nach der Geburt des Kindes«, Seite 323.

## Was man mit der Plazenta nach der Geburt alles machen kann

Nach der Inaugenscheinnahme durch das Personal darf jede Mutter ihre Plazenta betrachten. Fast alle Hebammen fragen aktiv ihre Gebärenden, ob sie das wollen. Falls es irgendwie untergeht, aber sie trotzdem ihre Plazenta kennenlernen möchten, fragen Sie bitte einfach danach. Anschließend müssen Sie entscheiden, ob die Klinik die Plazenta für Sie fachgerecht entsorgen darf oder ob Sie sie mitnehmen möchten (das ist legal).

In der Natur wird die Nachgeburt (die Plazenta) von vielen Säugetieren (auch von sonst reinen Pflanzenfressern wie beispielsweise Kühen) gefressen. Das hat zwei Gründe: Erstens hat die Mutter von meist mehreren Jungtieren wenig Kraft, um nach der Geburt alternative Nahrungsquellen zu suchen, und freut sich auf die Nährstoffe in der Plazenta. Zweitens kann der Geruch der blutigen Plazenta feindliche Tiere anlocken.

Wir gehen jetzt einfach mal davon aus, dass Sie nach der Geburt etwas zu essen bekommen und sich auch keine feindlichen Tiere in näherer Umgebung befinden. Verspeisen müssen Sie den Mutterkuchen also nicht, zumal die Plazenta während der Schwangerschaft Giftstoffe aus dem mütterlichen Blut herausfiltert und einlagert, bevor sie zum Kind in der Fruchthöhle gelangen können. Sie dürften es aber.

Die meisten Mütter (nach meiner subjektiven Erfahrung 19 von 20 Frauen) lassen die Plazenta vom Krankenhaus entsorgen, man kann aber auch: einen Baum darauf pflanzen, sie in Farbe tunken und einen Plazentaabdruck auf Papier machen, homöopathische Globuli daraus anfertigen lassen oder sie, wie erwähnt, verzehren. Es ist alles möglich, vor allem aber empfehlenswert, dass Sie sich vorher darüber Gedanken machen, denn ist die Plazenta erst mal entsorgt, ist es schwierig bis unmöglich, sie wieder zurückzubekommen.

Alle mir bekannten Hebammen und Ärztinnen raten allerdings von einem bestimmten Plazenta-Ritus klipp und klar ab, und zwar von der sogenannten Lotus-Geburt. Dieser Name beschreibt eine Praktik, bei der das Kind nach der Geburt nicht abgenabelt wird. Stattdessen bleibt es mit der geborenen Plazenta verbunden, bis diese nach etwa einer Woche von allein abfällt. Hierfür wird die Plazenta nach der Geburt zur »Konservierung« in Salz eingelegt. Diese als »besonders natürlich« beschriebene Praktik ist letztlich jedoch völlig unnatürlich und auch gefährlich. Alle Tiere durchtrennen (durchbeißen) die Nabelschnur ihrer Jungen und vermeiden so eine direkte Verbindung von ihrem Neugeborenen zu einem potenziell lebensbedrohlichen Infektionsherd, nämlich dem vergammelnden Plazentagewebe.

### Die Untersuchung auf Geburtsverletzungen

Wenn die Plazenta geboren ist und Ihr Kind mit einem warmen Handtuch bedeckt den Haut-zu-Haut-Kontakt zu Ihnen genießt, folgt als Allerletztes die Untersuchung im Bereich der Vulva und Vagina, ob es zu einer Geburtsverletzung gekommen ist. Geburtsverletzungen werden nicht einheitlich dokumentiert, sodass man nicht zuverlässig sagen kann, wie häufig es zu ihnen kommt. Bei Erstgebärenden tritt aber eine Geburtsverletzung, wenn auch häufig nur eine kleine, in etwa sieben bis neun von zehn Fällen, also zu etwa 70–90 Prozent, auf. Es ist also ganz normal und meistens überhaupt nicht schlimm, wenn ein bisschen Gewebe der Vagina, der Vulva oder des Damms vorübergehend oberflächlich verletzt wird. Bei Mehrgebärenden ist die Wahrscheinlichkeit für eine Geburtsverletzung deutlich geringer, weil der Geburtskanal und alles beteiligte Gewebe durch eine oder mehrere vorherige Geburten bereits vorgedehnt wurden.

Wie man Geburtsverletzungen versorgt und mehr zum Thema folgt später im Kapitel »Geburtsverletzungen« auf Seite 331.

## Die Gratulation

Sie haben es geschafft, Wahnsinn! Ihr Baby liegt in Ihren Armen, Sie haben Hochleistungssport betrieben und den Gipfel des Mount Everest erklommen. Sie können so stolz auf sich und Ihr Neugeborenes sein. Jetzt, erst nach der Geburt der Plazenta und der Versorgung von eventuellen Geburtsverletzungen, gratuliert Ihnen zuerst Ihre Hebamme und anschließend Ihre Ärztin: »Herzlichen Glückwunsch!«

Sie dürfen der Ärztin jetzt gern alles sagen oder sie fragen, was immer Sie möchten. Anschließend wird sie wahrscheinlich den Geburtsraum verlassen und Sie in den erfahrenen Händen Ihrer Hebamme zurücklassen. Sollte alles unauffällig bleiben und nichts bluten, sehen Sie eine Ärztin der Geburtsmedizin erst wieder, wenn sie Sie zur ärztlichen Visite auf der Station besucht oder zum Abschlussgespräch, falls Sie sich für eine ambulante Geburt entscheiden, hierzu gleich mehr.

### Für die Begleitperson

Herzlichen Glückwunsch, auch Sie haben es geschafft! Als Nebendarsteller oder Nebendarstellerin stehen Sie zwar nicht so sehr im Rampenlicht wie Mutter und Kind, aber Ihre Unterstützung war einzigartig und wirklich wichtig - Sie sind ein tolles Team! Vielen Dank, dass Sie durchgehalten und diesen einzigartigen und unwiederbringlichen Moment mitgestaltet haben.

## Die Kindervorsorgeuntersuchungen

*Marina (36 Jahre alt) hat sich während ihrer Schwangerschaft oft mit ihren Arbeitskolleginnen über die anstehende Geburt unterhalten. Jennifer, die ihr im Büro gegenübersitzt, hat leider eine sehr unangenehme Erfahrung nach der Geburt gemacht: »Alles lief super, und mir und Henry (Jennifers neugeborenem Sohn) ging es sehr gut. Aber er wurde mir nach dem ersten Anlegen einfach von der Hebamme weggenommen, und sie hat ihn rausgetragen. Matze (Jennifers Lebensgefährte) und ich wussten überhaupt nicht, was die mit Henry machen, und wir wurden weder nach unserem Einverständnis gefragt noch, ob Matze die Hebamme und Henry begleiten möchte. Nach 15 Minuten kamen sie dann mit Henry wieder und es war alles in Ordnung. Sie hatten ›nur‹ die erste Vorsorgeuntersuchung durchgeführt. Aber ich fand es nicht okay, ihn einfach so mit rauszunehmen, weg von mir, ohne uns irgendwas zu erklären.«*

*Marina hat soeben ihre kleine Stella zur Welt gebracht und will sie gar nicht mehr hergeben: »Egal, was Sie machen wollen, bitte nehmen Sie mir Stella nicht weg. Kann man diese erste Kindesuntersuchung nicht auch hier bei mir machen? Was wird da überhaupt untersucht und muss das eigentlich sein?«*

Ich glaube, jeder kann Marina gut verstehen, und wir wissen leider nicht, was bei ihrer Freundin Jennifer und ihrem Sohn Henry genau abgelaufen ist. Aber welche routinemäßigen Untersuchungen ein Neugeborenes nach der Geburt erwarten, soll an dieser Stelle einmal für alle Mütter und Kinder erklärt werden.

Keine Angst, niemand plant, Ihr Baby ohne Erklärung wegzunehmen, es geht lediglich darum, es standard- und routinemäßig zu untersuchen. Natürlich sollten die Eltern darüber aufgeklärt und möglichst miteinbezogen werden. Das alles passiert unmittelbar im Geburtsraum im Beisein der Eltern. Ist alles fein, bleibt das Kind zu jedem Moment bei seiner Mutter.

In diesem Buch werden die beiden Kindervorsorgeuntersuchungen erklärt, die in der Klinik stattfinden (können), die U1 und die U2. Alle weiteren finden bei der niedergelassenen Kinderärztin Ihrer Wahl ambulant und außerhalb der Klinik statt.

Erklärungen zur U2 folgen im Kapitel »Die ambulante U2 und das Neugeborenenscreening«, Seite 212. Im Geburtsraum und damit auf den folgenden Seiten starten wir mit der unangefochtenen Nummer eins: der U1.

**Mein Tipp**

Organisieren Sie bereits vor der Geburt eine Kinderarztpraxis, bei der Sie sich nach der Geburt zu den weiteren U-Untersuchungen vorstellen können. Dann haben Sie damit keinen (Telefon-)Stress, wenn das Neugeborene in den ersten Tagen und Wochen all Ihre Aufmerksamkeit benötigt.

### U1 bis U9

Irgendjemand hat sich überlegt, die Kindervorsorgeuntersuchungen durchzunummerieren und mit dem Buchstaben »U« wie »Untersuchung« abzukürzen. Sagt man U1-Untersuchung, bedeutet das daher genau genommen: »Untersuchung-1-Untersuchung«. Auch wenn die Namensgebung also wenig clever ist, sind die Untersuchungen an sich unvergleichlich sinnvoll und potenziell lebensrettend.

Insgesamt gibt es neun Vorsorgeuntersuchungen, U1 bis U9, die von wenigen Stunden nach der Geburt (U1) bis zum sechsten Lebensjahr (U9) in regelmäßigen und festgelegten Zeitabständen von einer Kinderärztin nach einem standardisierten Untersuchungsprotokoll durchgeführt werden. Sie sind für die Eltern kostenlos und werden von der Krankenkasse getragen – jedoch nur, wenn die jeweiligen Untersuchungen auch in dem vorgegebenen Zeitraum durchgeführt werden. Bei versäumten Terminen können die Eltern zur Kasse gebeten werden. Gesetzlich verpflichtend sind die U-Untersuchungen im föderalistischen Deutschland nur in Baden-Württemberg, Bayern und Hessen. In allen anderen Bundesländern führen versäumte U-Untersuchungen des Kindes zu einem Einschalten des zuständigen Jugendamtes, sodass auch hier quasi eine »Vorsorge-Pflicht« besteht.

Untersucht werden ganz viele Dinge, darunter: mögliche Fehlbildungen, die Reflexe, eine zeitgerechte Entwicklung (z.B. von Hörvermögen und Sprache), Stoffwechselerkrankungen, aber auch Hinweise auf eine mögliche Kindesmisshandlung oder Kindesvernachlässigung. Wenn nämlich bei diesen Untersuchungen irgendeine Unregelmäßigkeit festgestellt wird, kann das Kind mitunter so früh unterstützt werden, dass es sich anschließend ganz »normal« weiterentwickeln kann. Werden gesundheitliche Probleme zu spät erkannt, kann es für eine Therapie möglicherweise zu spät oder die Prognose ungünstig sein und das Kind lebenslang ein Defizit oder eine Behinderung behalten. Alle U-Untersuchungen sind für das Kind schmerzlos.

Weitere übersichtliche und verständliche Informationen zu den Kindervorsorgeuntersuchungen finden Sie auf der Website der Bundeszentrale für gesundheitliche Aufklärung: »kindergesundheit-info.de«.

### Das gelbe Heft

Dokumentiert werden alle Untersuchungen im gelben Kinderuntersuchungsheft, das auch kurz als »gelbes Heft« bezeichnet wird. Es wird Ihnen bei der Entlassung mit den ersten Eintragungen übergeben und muss auch für alle weiteren Vorstellungen bei der Kinderärztin (neben Ihrer Gesundheitskarte und dem Mutterpass) mitgebracht werden.

Die darin dokumentierten sensiblen Personendaten dürfen von keiner Institution wie Kita, Schule oder dem Jugendamt eingefordert werden – das ist Ärztin-Patientinnen-Geheimnis. Für den Nachweis der erfolgten Untersuchungen gegenüber Behörden ist stattdessen ein im gelben Heft herausklappbarer Bereich vorgesehen, in dem lediglich die jeweils durchgeführte Untersuchung mit Datum bestätigt wird, aber keine inhaltlichen Informationen genannt werden.

### Die erste Neugeborenenuntersuchung – U1

Bei der U1 geht es darum, die regelrechte Anpassung des Kindes an die Welt außerhalb der Gebärmutter zu kontrollieren und erkennbare Fehlbildungen auszuschließen. Die U1 ist die einzige Kindervorsorgeuntersuchung, die nicht nur von einer Kinderärztin, sondern auch von einer Hebamme oder einer Geburtsmedizinerin im Geburtsraum durchgeführt werden darf. Alle anderen Untersuchungen von U2 bis U9 werden ausschließlich von Kinderärztinnen durchgeführt.

Neben der bereits erläuterten Untersuchung des Nabelschnurblut-pH-Werts und der Vergabe des APGAR-Scores wiegt und vermisst die Hebamme bei der U1 Ihr Baby und misst die Körpertemperatur im Po des Kindes (das tut ihm nicht weh). Denn eine erhöhte Körpertemperatur kann auf eine Infektion, eine erniedrigte auf eine Unterkühlung hinweisen. Die gesamte Haut und die äußeren Organe des Kindes (wie z.B. die Brustwarzen, Nase und Ohren) werden auf mögliche Veränderungen hin untersucht sowie die Vollständigkeit der Finger und der Zehen überprüft. Im Mund wird getastet, ob der Gaumen geschlossen ist, andernfalls könnte das Kind keinen Unterdruck zum Saugen aufbauen. Der Bauch des Kindes wird abgetastet, ebenso der Schädel mit seinen Schädelnähten und Fontanellen, die Pulse des Kindes und bei Jungs die korrekte Lage der beiden Hoden im Hodensack (dem Scrotum). Abschließend werden noch die Lunge und das Herz abgehört.

### Die Vitamin-K-Prophylaxe

Die Blutgerinnung ist ein sehr komplexer Mechanismus, dessen essenzieller Bestandteil Vitamin K ist. Einige Neugeborene haben einen Vitamin-K-Mangel, sodass dringend empfohlen wird, allen Babys kurz nach der Geburt prophylaktisch zwei Milligramm Vitamin K als Tropfen in den Mund zu verabreichen, um gefährliche Blutungen, wie z.B. Hirnblutungen, zu vermeiden. Die Vitamin-K-Prophylaxe hat praktisch keine Nebenwirkungen. In extrem seltenen Einzelfällen kann ein Baby allergisch auf das Vitamin K reagieren und benötigt dann eine umgehende kinderärztliche Notfallversorgung. Die Vitamin-K-Prophylaxe wird daher zwar standardmäßig, allerdings nur nach eingeholtem Einverständnis der Eltern durchgeführt.

Vitamin-K-Tropfen werden dreimal gegeben, also zur U1, U2 und U3 – dann ist das Baby auf der sicheren (Gerinnungs-) Seite. Anschließend nimmt es von selbst ausreichend Vitamin K aus der Nahrung über den Darm auf und braucht keine weiteren Tropfen mehr.

## Wenn das Baby außerhalb des Geburtsraumes untersucht wird

Für den seltenen Fall, dass Ihr Baby außerhalb des Geburtsraumes gemessen, gewogen und untersucht wird oder aufgrund von möglichen Auffälligkeiten (z.B. einer sogenannten Anpassungsstörung oder dem Hinweis auf eine Neugeboreneninfektion) einer Kinderärztin vorgestellt werden muss, dürfen Sie trotzdem immer bei Ihrem Kind bleiben und mitverfolgen, was mit ihm geschieht. Dann wird ihr Kind in einen Neugeborenen-Untersuchungsraum gebracht, wo es richtig schön warm ist und die Bedingungen für die Untersuchung und möglicherweise Unterstützung Ihres Babys einfach besser und professioneller sind als im Geburtsraum. Es geht also nicht darum, irgendetwas mit Ihrem Kind zu machen, das Sie nicht mitbekommen sollen. Es geht dann ausschließlich um die bestmögliche medizinische Untersuchung und Unterstützung Ihres Kindes.

Vielleicht sind Sie als Mutter in diesem Moment noch von der Geburt erschöpft oder eine Ärztin der Geburtsmedizin muss zunächst eine Geburtsverletzung nähen. Dann kann nicht darauf gewartet werden, dass Sie Ihr Baby in den Neugeborenen-Untersuchungsraum begleiten können. Stattdessen darf aber gern Ihre Begleitperson bei dem Baby bleiben und alle Untersuchungen mitverfolgen.

Sollte das in seltenen Fällen zunächst nicht möglich sein, wird die Kinderärztin Ihre Begleitperson und Sie umgehend hinzuholen, sobald dies aus medizinischer Sicht für Ihr Baby und für Sie unproblematisch ist.

**Für die Begleitperson**
Sollte das Baby für eine Untersuchung von der Mutter getrennt werden, muss man sich als Begleitperson entscheiden, bei wem man bis zur Wiedervereinigung bleiben möchte: Mutter oder Kind. Es ist daher sinnvoll, dieses Szenario mit der Schwangeren vor der Geburt zu besprechen. Meistens sind alle Mütter glücklicher, wenn ihr Baby von einer ihr vertrauten Person begleitet wird, also von Ihnen.

### Das Armbändchen

Jedes Baby erhält um Hand- oder Fußgelenk ein Namensschild, auf dem sein oder ihr (vorläufiger) Vorname und meistens der Nachname der Mutter notiert wird.

Auch, wenn das Baby später nicht den Namen der Mutter, sondern des anderen Elternteils tragen soll, ist das zur sicheren Identifizierung des Kindes und für die Zuordnung zur Mutter in der Klinik wichtig. Der endgültige Name wird erst bei der Anmeldung des Kindes beim Standesamt innerhalb der ersten Werktage nach der Geburt benötigt. Bis dahin haben Sie gemeinsam Zeit, sich über letzte mögliche Änderungen und die Schreibweise des Namens Ihres Kindes Gedanken zu machen.

### Die ambulante Geburt

*Camilla (34) und Johannes (Camillas Partner) halten Noah in den Händen, der vor wenigen Stunden zur Welt gekommen ist. Die U1 war unkompliziert und unauffällig. Camilla hatte einen Dammriss ersten Grades, der etwas geblutet hatte und bereits von der Ärztin mit einem resorbierbaren Faden genäht wurde. Sie fühlt sich gut und fragt: »Gibt es eigentlich irgendeinen Grund, warum wir jetzt noch in der Klinik bleiben sollten? Eigentlich würde ich mit Noah und Johannes lieber gleich nach Hause gehen.«*

Nein, für Camilla, Noah und Johannes gibt es keinen notwendigen Grund, in der Klinik zu bleiben. Wenn Mutter und Kind einige Stunden nach der Geburt wieder nach Hause gehen, dann nennt man das: ambulante Geburt. »Ambulant« ist das Gegenteil von »stationär« und bedeutet, dass weder vor noch nach einer medizinischen Behandlung eine Nacht im Krankenhaus (auf Station) verbracht wird. Für eine ambulante Geburt kommt man also nur zur Geburt in einen Geburtsraum – das kann natürlich auch nachts sein. Mutter oder Kind werden bei einer ambulanten Geburt anschließend aber nicht auf die Mutter-Kind-Station verlegt, sondern gehen – im gegenseitigen Einverständnis mit den Hebammen und Ärztinnen der Geburtsklinik – ein paar Stunden nach der Geburt eigenverantwortlich wieder nach Hause.

### Voraussetzungen für eine ambulante Geburt

Möchte eine Mutter mit ihrem Neugeborenen die Klinik nach der Geburt verlassen, ist das grundsätzlich kein Problem. Die Hebammen und Ärztinnen freuen sich, wenn es Ihnen und Ihrem Baby gut geht und ihre Arbeit also von Erfolg gekrönt ist. Es gibt aber drei Voraussetzungen, die erfüllt sein müssen, damit das Personal einer ambulanten Geburt zustimmt.

#### 1. Dem Kind geht es gut

Ist das Baby normalgewichtig, hat gute Nabelschnur-pH- und APGAR-Werte, liegt kein Infektionsrisiko vor und ist die körperliche Untersuchung unauffällig und daher die U1 mit

Bravour gemeistert, gibt es keinen Grund, warum Ihr Kind in der Klinik bleiben sollte. Atmet es gut und bewegt sich fleißig, steht der ambulanten Geburt nichts im Wege.

Bei einem Hinweis auf ein Problem wäre es aber besser, Sie und Ihr Kind würden noch ein/zwei Tage zur Überwachung und bis zur abgeschlossenen U2 in der Klinik bleiben. In diesem Fall kommt Ihr Kind mit zu Ihnen auf die Mutter-Kind-Station, aber könnte jederzeit Hilfe bekommen, falls etwas auffällig wird (z.B. sich Fieber entwickelt).

**2. Der Mama geht es gut**

Eine Geburt ist anstrengend und einige Komplikationen – wie z.B. eine Blutung oder vorübergehend nicht urinieren zu können – können auch nach der Geburt auftreten. Läuft alles wie geschmiert und ist eine Komplikation unwahrscheinlich, spricht nichts gegen eine ambulante Geburt.

Jedoch freuen sich die Hebammen und Ärztinnen, wenn Sie zwei bis vier Stunden noch zur Überwachung im Geburtsraum bleiben. Es wird in dieser Zeit darauf geachtet, dass Sie ohne Probleme selbstständig aufstehen, herumlaufen und zur Toilette gehen können, bevor Sie nach Hause gehen.

Am häufigsten nutzen übrigens Mütter, auf die schon ein oder zwei Kinder zu Hause warten, das Angebot einer ambulanten Geburt. Denn auch die Racker zu Hause wollen Mama wiederhaben und Mehrgebärende kennen sich auch ohne die Hilfe des Klinikpersonals mit der Versorgung eines Neugeborenen bestens aus.

**3. Die Rahmenbedingungen sind gut**

Sie haben eine vertraute Person für die erste Zeit dauerhaft an Ihrer Seite, wohnen nicht – falls irgendetwas sein sollte – weiter als zwanzig Minuten mit dem Auto von der nächsten Klinik entfernt, kommen selbstständig in Ihre Wohnung (kein fünfter Stock ohne Aufzug), haben bereits eine Hebamme zur Nachsorge für zu Hause organisiert und mit einer Kinderarztpraxis abgesprochen, dass Sie dort Ihr Neugeborenes innerhalb der nächsten Tage zur U2 vorstellen können? Fantastisch, ab nach Hause! Trifft irgendetwas davon nicht zu, bespricht die Hebamme mit Ihnen im Geburtsraum, ob dies ein Grund wäre, lieber doch noch länger in der Klinik zu bleiben.

Sie bekommen in jedem Fall ein ärztliches Abschlussgespräch vor der Entlassung, worauf in den Tagen nach der Geburt bei Ihnen und Ihrem Kind zu achten ist. Siehe Kapitel »Die Abschlussuntersuchung der Mutter und das Abschlussgespräch«, S. 218.

**Für die Begleitperson**

Eine der wichtigsten Rahmenbedingungen sind Sie, die Begleitperson der Schwangeren. Sie haben die Details der Geburt mitbekommen und werden im besten Fall bei den Informationen des Abschlussgesprächs für Mutter und Kind mit aufpassen. Zu dessen Inhalten kommen wir noch. Sollten Sie in Partnerschaft mit der Mutter des Kindes leben, sind Sie auch zu Hause die erste Ansprechperson und größte Unterstützung für Mutter und Baby. Auch Sie sollten daher bei der Entscheidung für oder gegen die ambulante Geburt mitdenken und wertvolle Entscheidungshilfe geben, ob Sie drei sich das zutrauen oder vielleicht eher nicht. Beides ist völlig in Ordnung.

**Die ambulante U2 und das Neugeborenenscreening**

Die U2 darf von einer Kinderärztin frühestens 48 Stunden nach der Geburt durchgeführt werden und soll bis spätestens zum Ende des zehnten Lebenstages Ihres Kindes erfolgen – hierbei zählt der Geburtstag als erster Lebenstag. Bei einer ambulanten Geburt muss auch die U2 ambulant durchgeführt werden. Bitte besprechen Sie daher am besten vor der Geburt mit einer Kinderarztpraxis, dass Sie sich dort nach der Geburt mit Ihrem Neugeborenen zur U2 vorstellen werden. Auch manche Hausarztpraxen mit kinderheilkundlichem Schwerpunkt bieten die Kindervorsorgeuntersuchungen ab der U2 an.

Viele Eltern fragen, ob sie bei einer ambulanten Geburt die U2 nicht ambulant in der Klinik durchführen lassen können. Das ist leider administrativ nicht möglich, weil in der Klinik Routineleistungen wie die U2 nur im stationären Zusammenhang abgerechnet werden können. Bei einer ambulanten Geburt ist für geplante Vor- und Nachsorgetermine das ambulante medizinische Versorgungsnetzwerk von Arztpraxen zuständig. Bei Notfällen können Sie aber selbstverständlich jederzeit sofort in die Klinik kommen.

Das Neugeborenenscreening, bei dem durch einen Tropfen Blut von Ihrem Kind mögliche Stoffwechselstörungen wie z.B. eine Schilddrüsenunterfunktion untersucht werden, sollte 36 Stunden bis 72 Stunden nach der Geburt stattfinden. Wie die U1 darf das Neugeborenenscreening auch von einer Hebamme durchgeführt werden. Bitte fragen Sie deshalb Ihre Nachsorgehebamme, ob sie im Falle einer ambulanten Geburt das Neugeborenenscreening bei Ihrem Kind durchführen kann.

Zu den genauen Inhalten der U2 und des Neugeborenenscreenings bitte hier nachlesen: »Die U2« (Seite 212).

## Vor- und Nachteile der ambulanten Geburt

| PRO | CONTRA |
|---|---|
| Verlassen der Klinikatmosphäre, inklusive des Krankenhausessens | Die U2-Untersuchung und das Neugeborenenscreening müssen ambulant organisiert werden, bitte Wartezeit in der Praxis einplanen. |
| Wiedereintritt in die vertraute häusliche Wohlfühlatmosphäre, eigene Lebensmittel und Gerüche. | Alle Angehörigen und Freunde wollen sofort vorbeikommen, um das Neugeborene zu sehen und anzufassen – davor können die Besucherregelungen der Klinik schützen. |
| Dauerhafte Anwesenheit der Menschen, mit denen Sie sich umgeben möchten, keine Ärztinnen, Hebammen und Krankenschwestern. | In der Klinik wird Essen à la carte dreimal pro Tag frisch und ohne zusätzliche Kosten zu Ihnen ans Bett geliefert. Das müssen Sie also nicht organisieren. |
| Mehr Ruhe zu Hause als im möglichen Zweibettzimmer durch den Besuch und/oder das mögliche Schnarchen der Zimmernachbarin, das Weinen anderer Babys sowie den Personalwechsel und mögliches Gerätepiepen. | In der Klinik werden Bettwäsche und praktikable (Krankenhaus-)Kleidung zur Verfügung gestellt und bei Verschmutzung professionell gewaschen. |
| Schnelle Mobilisierung der Mutter, weil man sich zu Hause einfach selbst bewegen muss und nicht durch Personal versorgt wird. | Für das Anlegen (Stillen) des Kindes, erstes Windelwechseln, Baby- und Nabelpflege bekommen Sie Tag und Nacht in der Klinik kostenlos professionelle Hilfe, zu Hause nach Absprache und Verfügbarkeit Ihrer Nachsorgehebamme. |

| PRO | CONTRA |
|---|---|
| | Sofortige medizinische Unterstützung von Mutter und Kind sind, falls notwendig, nur in der Klinik möglich. |

## Meine persönliche Meinung

Ich finde eine ambulante Geburt super – vor allem für Menschen, die Kliniken und ihre Atmosphäre nicht so gern mögen. Eine ambulante Geburt ermöglicht den Eltern und ihrem Baby die volle medizinische Sicherheit einer Geburt in der Klinik mit den Vorteilen der anschließenden Wohlfühlatmosphäre zu Hause. Sie braucht aber etwas Vorbereitung und Organisation: eine betreuende Hebamme für die Nachsorge zu Hause, die man am besten bereits in der Schwangerschaft kennengelernt hat und die das Neugeborenenscreening durchführen kann, sowie die Zusage einer Kinderarztpraxis, dass Sie dort die U2 nach der Geburt durchführen lassen können. Man verschenkt nichts, wenn man alles für eine ambulante Geburt plant und dann nach der Geburt schaut, wie man sich fühlt und ob man schon nach Hause möchte. Falls man dann doch noch lieber in der Klinik bleiben möchte oder sollte, ist das überhaupt kein Problem.

Aber ich möchte Ihnen auch nicht die Gegenmeinung einer Krankenschwester, die ich sehr schätze, vorenthalten: »Der stationäre Aufenthalt für Mutter und Kind nach der Geburt ist sozusagen Wellness: Kein Essen muss selbst gekocht, kein Bett selbst bezogen werden, schmutzige Wäsche wird in der Wäscherei gewaschen. Wenn die Mutter Schmerzen oder Probleme bei der Versorgung des Kindes hat, bekommt sie zu jeder Zeit professionelle Hilfe.

Genießen Sie die Zeit in der Klinik allein mit Ihrem Baby! Wenn Sie nach Hause kommen, beginnen der Alltag und der Besuch von den eigenen (Schwieger-)Eltern.

Häufig hören wir die Frage: ›Wie lange muss ich in der Klinik bleiben?‹ Die Antwort lautet: ›Gar nicht, wenn Sie nicht wollen.‹ Es ist ein Angebot unseres Gesundheitssystems an Sie, sich nach dem Hochleistungssport, den Sie mit der Geburt Ihres Kindes gerade absolviert haben, unter ärztlicher und pflegerischer Aufsicht und Betreuung zu erholen.«

Fazit: Ob lieber stationärer Aufenthalt oder ambulante Geburt, hängt also ganz von Ihrer Geburt und Ihrem individuellen Wunsch ab.

### Entlassung gegen ärztlichen Rat

Jede Schwangere darf zu egal welchem Zeitpunkt – auch ohne Einverständnis der Hebammen und Ärztinnen – eine Geburtsklinik verlassen, solange kein Hinweis auf eine schwere psychische Erkrankung, Suizidneigung oder Fremdgefährdung vorliegt. Das nennt man dann Entlassung gegen ärztlichen Rat. Denn eine Klinik ist kein Gefängnis, man wird zum dortigen Aufenthalt nicht gezwungen. Es ist ein Ort, in dem geschultes

Personal für Sie und Ihr Kind zur optimalen medizinischen Versorgung bereitsteht. Hat sich eine Schwangere freiwillig in die Obhut einer Geburtsklinik begeben, ist das Personal verpflichtet, sich nach bestem Wissen und Gewissen um sie zu kümmern. Eine Schwangere darf sich jederzeit – auch ohne Angabe von Gründen – aus dieser Obhut entlassen, selbst, wenn aus medizinischer Perspektive von der Entlassung abzuraten ist. In diesem Fall entbindet die Schwangere durch ihre Unterschrift für die Entlassung gegen ärztlichen Rat das medizinische Personal von jeglicher Haftung. Sie trägt dann selbst die medizinische und rechtliche Verantwortung für sich und ihr Ungeborenes.

Sobald das Kind geboren ist, darf eine Mutter ebenfalls jederzeit für sich selbst die Entscheidung treffen, die Geburtsklinik wieder zu verlassen. Aber: Ist aus medizinischer Sicht die weitere Überwachung oder Behandlung des Kindes notwendig, darf sie es nicht mitnehmen. Weil ein Neugeborenes sein Interesse und Recht nicht verteidigen kann, ist das Klinikpersonal in diesem Fall verpflichtet, im Sinne des Kindes zu handeln und es in der Klinik zu behalten – notfalls auch gegen den Wunsch der Mutter. Rechtlich gesehen ist also eine ambulante Geburt für eine Mutter immer möglich, für das Kind jedoch nur, wenn dem aus medizinischer Sicht nichts entgegensteht. Das es hier zu einem Konflikt kommt, ist allerdings ein extrem seltener Ausnahmefall.

### Die Mutter-Kind-Station

*Alicia (28) hat soeben ihr erstes Mädchen namens Lina zur Welt gebracht und ist überglücklich. Nach ein paar gemeinsamen Stunden im Geburtsraum wird sie von den Hebammen informiert, dass es nun Zeit für sie und ihr Baby ist, in ihr Zimmer auf der Mutter-Kind-Station zu verlegen. Ihr Partner Philipp dürfe sie gern noch dorthin begleiten, müsse anschließend aber die Klinik verlassen, es sei ja schon 22 Uhr. Alicia ist bestürzt und fragt: »Wenn Philipp geht, wer soll sich denn dann mit mir zusammen um unser Kind kümmern? Bekommen wir kein Familienzimmer? Lina hat noch gar nichts getrunken! Wie soll das mit dem Stillen funktionieren, wenn ich in der Nacht allein bin?«*

Es ist absolut verständlich, dass Alicia ihren Partner noch bei sich haben möchte. Die meisten Mütter teilen diesen Wunsch, einige genießen es aber auch, ihr Baby erst mal allein kennenzulernen, bevor es einige Tage später zu der möglicherweise großen Familie nach Hause und zurück in den trubeligen Alltag geht. Außerdem müssen viele Partner/innen am nächsten Tag zur Arbeit, das Geschwisterkind daheim betreuen oder noch Organisatorisches und Einkäufe erledigen, bevor Mutter und Kind ins gemachte Nest nach Hause kommen.

Früher war es die Wochenstation, auf der die Wöchnerinnen unterkamen, deren Wochenfluss (Lochien) etwa sechs bis acht Wochen dauert – daher die Namensgebung. Die Babys wurden damals von ihren Müttern getrennt und auf einer separaten Neugeborenenstation nebeneinander aufgereiht, heutzutage undenkbar – man bedenke nur die Verwechslungsgefahr! Stattdessen bleiben Mutter und Kind wie in der Schwangerschaft auch nach der Geburt in aller Regel immer beieinander, vom ersten Bonding bis zur Entlassung nach Hause. Deswegen spricht man neuerdings von der Mutter-Kind-Station, auf der Mutter und Neugeborenes nach der Geburt unterkommen und um die es in diesem Kapitel geht.

### Die Besuchsregelungen und das Familienzimmer

Die Versorgung des eigenen Kindes ist den meisten Frauen naturgemäß möglich. Außerdem stehen auf der Mutter-Kind-Station speziell ausgebildete Wochenbett-Gesundheitspflegerinnen und Stillberaterinnen für Sie und Ihr Kind bereit. Es kann also wenig schiefgehen, selbst wenn die Begleitperson nach der Geburt nach Hause geht. Natürlich möchten aber beide Eltern ihr Kind sehen und von den Tipps und Tricks des Personals profitieren. Hierfür gibt es Besuchsregelungen, die jede Klinik selbst festlegt. In der Regel dürfen Mutter und Baby nach der ersten Visite durch das Pflegepersonal und Austeilung des Frühstücks tagsüber Besuch empfangen. In Sachen Häufigkeit des Besuchs und Anzahl der Besuchspersonen sind Bedürfnisse und Privatsphäre der Zimmernachbarin zu berücksichtigen. Denn in der Regel handelt es sich auf der Mutter-Kind-Station um Zwei- oder Mehrbettzimmer. Jede möchte, dass die eigenen Liebsten zu jeder Tages- und Nachtzeit zu Besuch kommen dürfen, aber nicht die Familie der Bettnachbarin – das ist völlig verständlich. Wer zusatzversichert oder finanziell dazu in der Lage ist, kann nach Verfügbarkeit ein Einzelzimmer buchen. Dadurch haben Sie etwas mehr Ruhe für sich und können unkomplizierter Besuch empfangen. Oder Sie haben die Möglichkeit, ein Familienzimmer zu ergattern, in das eine Begleitperson mit Ihnen und dem Baby stationär aufgenommen werden kann.

Sie können sich bereits bei der Anmeldung zur Geburt in der Klinik über die Verfügbarkeit und Kosten eines Familien- oder Einzelzimmers informieren. Falls Sie dann tatsächlich Interesse an einem solchen haben, teilen Sie dies bitte Ihrer Hebamme im Geburtsraum mit. Sie wird kurz vor der Geburt auf der Mutter-Kind-Station Ihren Wunsch anmelden und die Verfügbarkeit erfragen. Leider lässt sich ein Familienzimmer nicht dauerhaft für eine Familie freihalten, weil der Geburtszeitpunkt eines Kindes natürlicherweise unvorhersehbar ist. Ist direkt nach der Geburt noch kein Familienzimmer frei, kann sich das am Folgetag aber auch schon wieder ändern. Erinnern Sie dann gern nochmal Ihre zuständige Gesundheitspflegerin an Ihren Wunsch.

### Mein Tipp

Wenn Angehörige nach Geschenkwünschen zur Geburt fragen, kann die Übernahme der Kosten für ein Familienzimmer ein sinnvoller Vorschlag sein. Ein Familienzimmer kostet in der Regel zwischen 70 bis 200 Euro pro Nacht inklusive Vollpension.

Häufig stellt man es sich vor der Geburt schön vor, das Neugeborene sofort seinen Großeltern zu präsentieren, ist aber nach der Geburt erschöpft, stillt und fühlt sich unwohl, Schwiegereltern und beste Freunde zu empfangen. Überlegen Sie sich gut, ob Sie nicht Ihren Angehörigen die Besuchsregelungen der Klinik als Vorwand nennen, dass Sie nur Ihre/n Partner/in empfangen dürfen. Wenn Sie dann nach der Geburt doch fit und munter Ihr Baby den Liebsten präsentieren wollen, genügt ein kurzer Anruf und das Baby kann sofort begutachtet werden.

### Für den zweiten Elternteil

Wenn Sie Mutter und Kind in der Klinik besuchen (sofern Sie nicht mit im Familienzimmer nächtigen), dürfen Sie jede erdenkliche Nahrung, Snacks und alkoholfreie Getränke mitbringen oder durch einen Lieferservice bestellen. Für Blumen hat jede Mutter-Kind-Station viele Vasen bereitstehen. Nur Kerzen dürfen leider aus Brandschutzgründen nicht entzündet werden.

Viele Geburtskliniken haben ein standesamtliches Büro in ihrem Gebäude ansässig, in dem das

Neugeborene (in Deutschland) innerhalb von fünf Werktagen angemeldet werden muss. Ihre Gesundheitspflegerinnen sagen Ihnen, welche Dokumente hierfür erforderlich sind. Manchmal ist vor dem Büro großer Andrang und man muss warten, bis man an der Reihe ist. Das kann wenige Tage nach der Entbindung für die Mutter sehr anstrengend sein. Die Anmeldung des Neugeborenen beim Standesamt ist daher eine Tätigkeit, die sehr gut vom anderen Elternteil übernommen werden kann. Sind die Eltern nicht verheiratet, wird eine »Vaterschaftsanerkennung« und »Sorgerechtserklärung« benötigt – beides kann bereits während der Schwangerschaft bei einem Standesamt oder Jugendamt organisiert werden. Ohne diese vorliegenden Bescheinigungen wird die Mutter in der Geburtsurkunde des gemeinsamen Kindes als einziger Elternteil aufgeführt und erhält das alleinige Sorgerecht. Auch eine dritte Person kann mit erteilter Vollmacht der Mutter die Anmeldung des Neugeborenen beim Standesamt vornehmen.

### Abläufe und Untersuchungen auf der Mutter-Kind-Station

In Ihr Zimmer auf der Mutter-Kind-Station werden Sie in der Regel durch den klinikinternen Beförderungsdienst oder vom Personal aus dem Geburtsraum gebracht. Ihre Hebamme hat zuvor telefonisch oder persönlich den Gesundheitspflegerinnen auf der Mutter-Kind-Station alle relevanten Informationen zur Geburt übermittelt. Eine Gesundheitspflegerin heißt

Sie willkommen, begleitet Sie in Ihr Zimmer, zeigt Ihnen die Toilette und Patientinnenklingel und erklärt Ihnen die Bedienung für das elektronisch verstellbare Patientinnenbett und den Fernseher. Abhängig von dem Modernisierungsgrad der Klinik kann das noch ein flimmernder Röhrenfernseher oder bereits ein Multimediasystem direkt an Ihrem Nachttisch sein.

Natürlich wird die Gesundheitspflegerin Sie nach dem Namen Ihres Neugeborenen, aber auch nach Ihrem Befinden und möglichen Schmerzen fragen.

Den allerersten Toilettengang sollten Sie immer in Begleitung einer Gesundheitspflegerin absolvieren, weil Ihnen dabei nach der anstrengenden Geburt schnell mal schwindelig werden kann. Funktioniert alles reibungslos, wird es auch weiterhin reibungslos funktionieren, und Sie brauchen anschließend keine Begleitung zur Toilette mehr.

**Der Harnverhalt**

Wenn die Harnröhre der Mutter durch den langen Druck des kindlichen Kopfes im Geburtskanal oder durch Geburtsverletzungen noch ganz zugeschwollen und die dortigen Nerven noch taub sind, kann es zu Problemen beim Urinieren kommen. Das nennt man Harnverhalt. Je nach Literaturangabe betrifft dies eine bis drei von hundert Frauen nach der Geburt (ein bis drei Prozent). Die Harnblase würde volllaufen, überdehnen und Schaden nehmen – ebenso die Nieren, falls sich der Urin bis in das Nierenbecken zurückstaut.

Darum: Sollte Ihnen das Urinieren nach der Geburt schwerfallen (das ist in der Regel schmerzlos), untersucht die Ärztin mit einem Ultraschallgerät, wie viel Urin nach dem Toilettengang noch in der Harnblase vorhanden ist. Das nennt man Restharnsonographie. Sollten sich mehr als 150 bis 200 ml Urin in der Harnblase befinden, muss er einmalig durch einen Harnblasenkatheter abgeleitet werden. Nach einigen Stunden erholt sich in der Regel die entleerte Blase von der Überdehnung und aktiviert wieder ihre Nerven. Ein Kontrollultraschall nach erneutem, selbstständigem Urinieren bestätigt dann, dass alles wieder reibungslos funktioniert.

Bei der Visite habe ich mal eine Patientin gefragt, ob das Urinieren funktionieren würde. Sie antwortete mit »Ja«, nur würde sie dabei bloß ein paar Tropfen anstelle eines Strahls plätschern hören. Sie habe aber weder Harndrang noch Schmerzen. Ein kurzer Ultraschall zeigte daraufhin eine maximal gefüllte Harnblase, deren Ausdehnung auf dem Ultraschallbild schon nicht mehr ausgemessen werden konnte. Das anschließende Einmalkatheterisieren förderte 1400 ml Urin zutage. Ein Kontrollultraschall unmittelbar nach dem nächsten Toilettengang wenige Stunden später zeigte dann bereits eine unauffällige Restharnmenge von 25 ml. Die Harnblase hatte sich also sofort wieder von der Überdehnung erholt.

Sollte die Blase jedoch weiterhin eine erhöhte Restharnmenge aufweisen, muss das medizinische Personal dafür sorgen, dass die Harnblase regelmäßig entleert wird. Oft wird hierfür ein Dauerkatheter (zunächst für 24 Stunden) eingelegt – man kann aber auch mehrmals täglich einen Einmalkatheter verwenden –, bis die verantwortliche Schwellung zurückgegangen ist und die Harnblase ihre Entleerung wieder selbstständig übernehmen kann. Zusätzlich werden schmerzlindernde und abschwellende Medikamente gegeben.

Für den Fall, dass Sie die Klinik nach der Geburt alsbald verlassen möchten, ist daher wichtig, dass das Urinieren klappt. Wenn dem so ist, wird es auch weiterhin laufen.

**Morgens**

Sie werden morgens auf der Mutter-Kind-Station von der Pflegevisite nach Ihrem Befinden gefragt, Ihr Blutdruck und Ihre Temperatur werden gemessen, Ihnen wird – falls gewünscht – beim Waschen geholfen und eventuelle Medikamente für den Tag werden ausgeteilt.

Ibuprofen und Paracetamol sind die Standardmedikamente, die Sie problemlos bei Schmerzen nach der Geburt mehrmals täglich einnehmen dürfen (s. Kapitel »Medikamentöse Schmerzlinderung«, Seite 116).

Haben Sie trotzdem noch Schmerzen, zögern Sie nicht, nach zusätzlicher Bedarfsmedikation zu fragen, die, wie der Name schon sagt, bei Bedarf abgerufen werden kann. Denn Sie sollen sich gut um Ihr Kind kümmern und schnell wieder auf die Beine kommen können. Durch Bewegung kommt auch Ihr Darm in Gang, und Gase und Stuhlgang können entweichen. Damit ist weniger Druck im

Bauch, und innerhalb weniger Tage werden die Schmerzen deutlich besser und Sie benötigen wiederum weniger Medikamente.

Bitte machen Sie sich keine Sorgen, anfangs nach der Geburt zu viel Schmerzmittel einzunehmen. Ihnen wird nicht mehr ausgeteilt, als Sie einnehmen dürfen. Nur Ihre Magenschleimhaut könnte empfindlich auf die Menge an Tabletten reagieren, weshalb sie bestenfalls immer parallel zum Essen und gegebenenfalls mit einem extra »Magenschutz« wie Pantoprazol® oder Omeprazol® eingenommen werden sollten. Fragen Sie bei Bedarf gern das Klinikpersonal.

Für mögliche Geburtsverletzungen bekommen Sie kühlende und beruhigende Auflagen, da hat jede Gesundheitspflegerin und Hebamme ihre eigenen Tipps und Tricks. Außerdem wird die Rückbildung Ihrer Gebärmutter und der Wochenfluss (Lochien) untersucht. Hierzu später mehr.

Anschließend wird Ihnen am ersten Tag nach der Geburt Blut abgenommen, um den Hämoglobinwert zu kontrollieren.

**Der Hämoglobinwert**

Alles ab 10,0 g/dl (Gramm pro Deziliter – ein Deziliter sind 10 ml) ist hervorragend, zwischen 8,0 g/dl und 9,9 g/dl bekommen Sie Eisentabletten von der Klinik, und unterhalb von 8,0 g/dl eine Eiseninfusion, die von Ihrem Blut schneller als eine Tablette zur Produktion von Hämoglobin verarbeitet werden kann. Sollte der Hämoglobinwert unter 7,0 g/dl gefallen sein, wird mit Ihnen besprochen, ob Sie deshalb Beschwerden wie Kurzatmigkeit und Kraftlosigkeit verspüren und eventuell eine Blutkonserve – sogenanntes Erythrozytenkonzentrat – erhalten sollten. Unter 6,0 g/dl wird man Ihnen die Transfusion eines Erythrozytenkonzentrats dringend empfehlen. Ob man mit einer solchen Blutarmut (Anämie) Beschwerden hat oder nicht, hängt meistens von dem Ausgangshämoglobinwert vor der Geburt ab. Hatte eine Schwangere sehr hohe Ausgangswerte von beispielsweise 13,5 g/dl, wird sie einen Abfall auf 7,0 g/dl unangenehm spüren und sich schlapp fühlen. Schwangere, die dauerhaft an einer Anämie leiden, sind daran gewöhnt und werden einen Abfall des Hämoglobinwerts von 7,5 g/dl auf 6,0 g/dl wahrscheinlich kaum wahrnehmen.

Der Hämoglobinwert, der am ersten Tag nach der Geburt aus Ihrem Blut bestimmt wurde, wird immer auf der letzten Seite Ihres Mutterpasses dokumentiert. Sollte dieser unter 10,0 g/dl liegen, wird auch nach dem Verlassen der Geburtsklinik die weitere tägliche Einnahme von etwa 100 mg eines Eisenpräparates – z.B. aus dem Drogeriemarkt oder der Apotheke – bis zum Ende des Wochenflusses empfohlen.

**Vormittags**

Anschließend wird das Frühstück ausgeteilt, und just zu diesem Zeitpunkt kommt nervigerweise meistens die ärztliche Visite vorbei. Die besteht aus einer Stationsärztin, die für Sie zuständig ist. Möglicherweise wird sie von Studierenden, Praktikantinnen oder wiederum ihrer Ober- oder Chefärztin begleitet. Das kann dann manchmal ein ganzer Tross sein. Wann genau die Ärztin vorbeikommt, weiß niemand, weil Patientinnen mit gesundheitlichen Problemen Vorrang haben und andere Patientinnenzimmer gegebenenfalls vor Ihrem an der Reihe sind. Erneut fragt Sie die Ärztin nach Ihrem Befinden und untersucht Sie körperlich, bei Bedarf auch die Geburtsverletzungen. Kommt Ihnen irgendetwas merkwürdig vor, haben Sie Fragen oder Wünsche, ist jetzt der ideale Zeitpunkt, um dies mit Ihrer Ärztin zu besprechen.

### Mittags

Jetzt ist Zeit für Mittagessen und anschließende Mittagsruhe, möglicherweise dürfen Sie jetzt keinen Besuch bekommen.

### Nachmittags

Erneute Pflegevisite mit dem Schwerpunkt auf Beratung und Anleitung zur Versorgung des Kindes, vom Anlegen beim Stillen übers Wickeln bis zur Nabelpflege – um eine Infektion zu vermeiden, sollte man beispielsweise den kindlichen Bauchnabel trocken halten und möglichst wenig anfassen. Der Nabel darf nicht von der Windel verdeckt werden. Das wird gern auch Ihrem/r Partner/in, sofern anwesend, beigebracht und alle relevanten Informationen Ihnen beiden vermittelt. Zu zweit kann man sich nämlich vieles besser merken und sich gegenseitig unterstützen und erinnern.

Der Nachmittag ist die ideale Besuchszeit, weil Sie dann am meisten Ruhe füreinander haben. Sollten ärztlicherseits Kontrolluntersuchungen notwendig sein, finden diese häufig ebenfalls am frühen Nachmittag statt.

### Abends

Es gibt Abendessen, den Abendrundgang des Pflegepersonals und das Ende der Besuchszeit ist gekommen. Eine Ärztin sehen Sie jetzt in der Regel nicht mehr, weil keine Routineuntersuchungen und Visiten mehr durchgeführt werden. Es ist jedoch immer eine Ärztin in der Klinik, die bei Beschwerden und Notfällen hinzugerufen werden kann.

**Für den zweiten Elternteil**

Versuchen Sie, am besten am Nachmittag Ihre Partnerin und Ihr Baby zu besuchen. Denn das ist die Zeit, in der keine ärztlichen Routineuntersuchungen mehr stattfinden und Sie Informationen und wertvolle Tipps zur Versorgung Ihres Babys vom Pflegepersonal erhalten können. Zu zweit merkt man sich die relevanten Informationen einfach besser.

### Die Rhesus-Prophylaxe

Bei Schwangeren mit Rhesus-negativer Blutgruppe werden nach der Geburt aus dem Nabelschnurblut die Blutgruppe und der Rhesusfaktor des Kindes bestimmt. Sollte das Kind Rhesus-positiv sein, wird noch während des stationären Aufenthaltes der Mutter eine Anti-D-Prophylaxe gespritzt (das wäre dann die zweite, siehe Infokasten), damit sie für die Folgeschwangerschaft keine Rhesus-Antikörper bildet. Sollte das Baby wie seine Mutter Rhesus-negativ sein, ist keine erneute Anti-D-Prophylaxe notwendig. Wenn Sie nur Bahnhof verstehen und mehr darüber erfahren möchten – bitte schön, der folgende Infokasten ist für Sie!

### Die Sache mit dem Rhesusfaktor

Jeder Mensch hat eine Blutgruppe (A, B, AB oder 0) und ist zudem entweder Rhesus-positiv oder Rhesus-negativ. Der sogenannte Rhesusfaktor wird autosomal-dominant vererbt. Wer das genau verstehen möchte, müsste sich wohl oder übel nochmal mit den Mendelschen Regeln der Genetik auseinandersetzen, die die meisten von uns im Biologieunterricht kennengelernt haben. Für unser Buch ist das aber nicht so relevant.

In Europa weisen nur etwa 15 Prozent der Bevölkerung keinen Rhesusfaktor auf, sind also Rhesus-negativ. 85 Prozent der Bevölkerung bleiben übrig, die Rhesus-positiv sind – davon etwa 40 Prozent homozygot und 60 Prozent heterozygot. Das führt im Umkehrschluss dazu, dass Rhesus-negative Mütter zu 60 Prozent Rhesus-positive und zu 40 Prozent Rhesus-negative Kinder bekommen. Ganz schön kompliziert, diese Mendelschen Regeln ...

Bei der Geburt kann es zu einem Übertritt von Blut des Kindes in den Blutkreislauf der Mutter kommen. Ist in diesem Fall die Mutter Rhesus-negativ und ihr Kind Rhesus-positiv, bildet das mütterliche Immunsystem Antikörper gegen das Blut ihres Kindes. Antikörper sind Eiweißmoleküle, die als Polizei fungieren und mögliche Angreifer anhand ihrer (Oberflächen-)Antigene erkennen und zur Eliminierung freigeben. Solange es bei der aktuellen Schwangerschaft bleibt, haben gebildete Antikörper der Mutter auf das Blut des Kindes noch keinerlei Auswirkungen. Sollte die

Mutter aber erneut schwanger werden, könnten die gebildeten Rhesus-Antikörper der Rhesus-negativen Mutter die Blutzellen eines erneut Rhesus-positiven Kindes im Bauch angreifen und es potenziell töten – das nennt man »Morbus haemolyticus fetalis et neonatorum«.

Um das zu vermeiden, werden bislang jeder Rhesus-negativen Mutter in der 28. bis 30. Schwangerschaftswoche routinemäßig Rhesus-Antikörper gespritzt, weil die Blutgruppe des ungeborenen Kindes logischerweise noch nicht bekannt ist. Das wird auch Anti-D-Prophylaxe genannt und ganz oben in der Mitte zwischen Seite sieben und acht des Mutterpasses vermerkt. Falls nämlich das Kind Rhesus-positiv sein sollte – was ja bei einer Rhesus-negativen Schwangeren zu 60 Prozent der Fall ist – und es während der Geburt zu einem Blutübertritt kommt, wird so von vornherein verhindert, dass das Immunsystem der Schwangeren die Rhesus-Antiköper ausbildet. Es denkt nämlich: »Hier sind ja schon (die gespritzten) Antikörper, dann muss ich selbst keine mehr bilden.« Die gespritzten Antikörper werden nach ein paar Wochen vom Körper wieder abgebaut und können einer Schwangerschaft nichts anhaben.

Rhesus-Antikörper können bis heute nicht künstlich hergestellt werden und werden daher aus menschlichem Spenderblut gewonnen.[7]

---

7 *Theoretisch ist bei der Anti-D-Prophylaxe daher eine Übertragung von Infektionskrankheiten möglich, durch engmaschige Blutkontrollen jedoch nahezu unmöglich.*

Sind beide Eltern Rhesus-negativ, kann eigentlich auf das Spritzen einer Anti-D-Prophylaxe in der Schwangerschaft verzichtet werden, weil durch die autosomal-dominante Vererbung des Rhesusfaktors das gemeinsame Kind nur Rhesus-negativ sein kann – es sei denn, der erklärte Vater ist gar nicht der biologische Vater. Um niemanden in Verlegenheit zu bringen, werden in der Regel keine Fragen gestellt, sondern die Anti-D-Prophylaxe nach dem Motto gegeben: Vertrauen ist gut, Kontrolle ist besser.

Seit einigen Jahren stehen zunehmend nicht-invasive Pränataltests (NIPT) zur Verfügung. Hierbei wird kindliche DNA aus dem Blut der Frühschwangeren isoliert und unter anderem die Bestimmung der kindlichen Blutgruppe und des Rhesusfaktors ermöglicht. So können unnötige prophylaktische Anti-D-Prophylaxen bei Rhesus-negativen Müttern mit Rhesus-negativen Babys vermieden werden. Sprechen Sie bei Interesse hierzu bitte Ihre Frauenärztin in der Praxis an.

### Das Stillen

Stillen ist ein intimer Kontakt zwischen Mutter und Kind und hat ganz viele positive Auswirkungen für beide.

### Auswirkungen für die Mutter

Frauen, die stillen, haben beispielsweise ein niedrigeres Risiko, an Brust- bzw. Eierstockkrebs und Diabetes mellitus zu erkranken. Hingegen ist das Risiko für Osteoporose erhöht, weil Kalzium in der Muttermilch[8] zum Teil aus den Knochen der Mutter gelöst wird. Die Knochen werden dadurch poröser.

Die Ausschüttung von Oxytocin während des Stillens führt zu einer Kontraktion von Muskelzellen, die wir nicht mit unserem Willen steuern können. Sie befinden sich unter anderem in den Milchgängen der Brustdrüse. Werden diese angespannt, wird automatisch Milch zur Brustwarze und dann in den Mund des Kindes befördert. Gleichzeitig kommt es zur Kontraktion der Gebärmuttermuskulatur, sodass sich die Gebärmutter nach der Geburt insgesamt etwa einen Querfinger breit pro Tag zusammenzieht und sich damit zurückbildet. Das spürt die Mutter als sogenannte Nachwehen, die durchaus unangenehm sein und an die Geburtswehen erinnern können. Diese haben aber absolut ihr Gutes. Denn wenn sich die Gebärmutter nicht zusammenzieht, kann das zu einer Spätatonie führen, bei der noch Stunden nach der Geburt die Gebärmutter erschlaffen und dadurch die ehemalige Haftstelle der Plazenta (das Plazentabett) wieder zu bluten anfangen kann (s. Kapitel »Die Atonie der Gebärmutter«, Seite 325).

Darüber hinaus führt das als »Kuschelhormon« bekannte Oxytocin zu einem Gefühl von Vertrauen, Geborgenheit und Liebe. Es reduziert die Wahrscheinlichkeit für eine depressive Verstimmung im Wochenbett, die auch als Babyblues bekannt ist, hierzu später mehr.

---

8 *Nicht alle Frauen fühlen sich nach der Geburt direkt als »Mutter«. Deswegen bevorzugen einige Frauen erst einmal den Begriff »Frauenmilch« anstelle von »Muttermilch«. Genderneutral kann auch von »Humanmilch«, »Menschenmilch« oder »Drüsensekret« gesprochen werden.*

### Auswirkungen für das Kind

Die Muttermilch bietet dem Säugling alle Nährstoffe in richtiger Qualität und Menge. Sie passt sich in ihrer Zusammensetzung der Entwicklung des Kindes an und ist für das Baby leicht verdaulich. Sie verhindert dadurch eine Unter-, aber auch Überernährung des Kindes, ist hygienisch einwandfrei, dauerhaft überall (wo die Mutter ist) verfügbar, kostenlos und hat stets die richtige Temperatur.

Das Immunsystem der Mutter besteht unter anderem aus vielen verschiedenen Antikörpern, die jeder Mensch im Laufe seines Lebens entwickelt. Sie entstehen als Immunantwort auf den Kontakt mit Krankheitserregern, sodass ein »Verteidigungsschild« in Form von Antikörpern im Blut vorrätig ist, falls dieselben Erreger zurückkehren. Auf diesem Prinzip beruht auch die Immunisierung durch eine Impfung, die eine Erkrankung vortäuscht, damit der Körper Antikörper gegen sie bildet und so gewappnet ist, falls tatsächlich mal ein echter Krankheitserreger vorbeikommt.

Viele dieser Antikörper werden bereits im dritten Schwangerschaftsdrittel über die Plazenta an das Kind weitergegeben und damit der sogenannte Nestschutz geschaffen. Zusätzlich werden nach der Geburt Antikörper über die Muttermilch auf das Kind übertragen, sodass es durch einen »Mutter-Abwehrschild« geschützt wird, bis es durch Impfungen und durchgemachte Kinderkrankheiten ein eigenes Immunsystem aufgebaut hat.

Darüber hinaus ist bewiesen, dass Stillen die Entwicklung von Nahrungsunverträglichkeiten und Allergien verhindert, weil die Immunzellen der Muttermilch Überreaktionen des Kindes auf die neue Nahrung unterdrücken.

Und last but not least helfen die Hautkeime der mütterlichen Brust und die Bakterien aus der Muttermilch dem Kind, ein gesundes Mikrobiom im Darm zu entwickeln. Mehr dazu, was das Mikrobiom eigentlich ist, im Kapitel »Vor- und Nachteile einer Sectio für das Kind«, Seite 271.

*Das Kolostrum*

Kolostrum ist die erste Vormilch, die bereits mehrere Wochen vor der Geburt von der Brust gebildet wird. Daher kann sie auch schon vor der Geburt ab 37+0 Schwangerschaftswochen abgepumpt, vorsorglich eingefroren werden und so als Reserve dem Kind zur Verfügung stehen, falls das Stillen nach der Geburt nicht auf Anhieb klappt. Sprechen Sie hierzu gern mit den Hebammen Ihrer Geburtsklinik, die ggf. Kolostrum vor der Geburt annehmen und tiefgekühlt für Sie und Ihr Kind einlagern.

Kolostrum sieht gelblich aus, fast wie Eierlikör. Der Magen eines Neugeborenen fasst in den ersten Tagen nur Nahrungsmengen von wenigen Millilitern, und das Verdauungssystem ist noch unausgereift. Kolostrum besteht passenderweise nur aus wenig Fetten und Milchzucker (Lactose), dafür anteilig mehr aus Eiweißen und Antikörpern, die das Immunsystem des Kindes und vor allem die Oberfläche des Darms und der Atmungsorgane – Nase, Mund und Lunge – schützen.

Zudem wirkt Kolostrum leicht abführend, sodass der erste Stuhlgang des Babys, auch Mekonium oder Kindspech genannt, innerhalb der ersten 48 Stunden nach der Geburt leichter ausgeschieden werden kann. Das passiert nicht in einem einzelnen großen Geschäft, sondern in häufigen kleinen, schmierigen, schwarz-grünlichen Portionen, bis zu zwölfmal pro Tag. Bei Mekonium handelt es sich um kein eigentliches Verdauungsprodukt, sondern um Hautzellen und Haare, die im Fruchtwasser schwammen und vom Baby so mitgetrunken wurden, sowie abgeschilferten Darmzellen, die sich über die Schwangerschaft im Verdauungstrakt des Babys gesammelt haben. Im Verlauf wird der Stuhlgang dünnflüssiger und gelblich.

Das erste Urinieren des Säuglings kann unmittelbar bei der Geburt passieren – das ist immer ziemlich lustig für alle Beteiligten. Aber der erste Urin sollte spätestens innerhalb der ersten 24 Lebensstunden fließen. Ansonsten muss von einer Kinderärztin das Baby mit dem Ultraschall untersucht werden, um eine mögliche Verengung in den harnableitenden Organen zu erkennen, die wiederum operativ erweitert werden müsste. Der erste Urin des Kindes kann rötlich aussehen. Das hat nichts mit Blut im Urin zu tun. Manche Neugeborene pinkeln kleine rotgefärbte Harnsäurekristalle (sogenanntes Ziegelmehlsediment) aus, was harmlos ist und keiner weiteren Untersuchungbedarf.

### *Der Beginn der Milchproduktion*

Hier dreht sich alles um das Hormon Prolaktin (lat. pro = für, lactitare = Milch geben/säugen), das im Gehirn ausgeschüttet wird und die Milchbildung anregt. Zwei bis fünf Tage nach der Geburt beginnt dann die weibliche Brust, die Muttermilch zu produzieren, die das Kolostrum ersetzt – das bezeichnet man landläufig auch als Milcheinschuss. Dabei kommt es gleichzeitig zu Wassereinlagerungen in der Brust, die zu einer Schwellung und einem damit einhergehenden Spannungsgefühl oder sogar Schmerzen führen können. Ebenso kann die Brust leicht gerötet und warm sein, manche Frauen bekommen dann sogar eine erhöhte Körpertemperatur, die von allein wieder abfällt und nicht behandelt werden muss.

Die Milchzusammensetzung kehrt sich um, sodass die nun weißere Milch nicht nur farblich, sondern auch durch ihre Inhaltsstoffe Tiermilch ähnelt und weniger aus Eiweiß und Antikörpern, stattdessen mehr aus Fetten und Milchzucker besteht.

Kurz gesagt führt Prolaktin zur Milchproduktion; Oxytocin wiederum befördert die Milch zur Brustwarze und nach draußen. Beide im Gehirn produzierten Hormone werden durch Reizung der Brustwarze in den mütterlichen Blutkreislauf ausgeschüttet, und der Milchfluss beginnt.[9]

*Stillberatung und -dauer*

Die individuelle Stillberatung ist durch keinen Text und kein Lehrvideo zu ersetzen. Stillen hängt von den individuellen Bedürfnissen und Gegebenheiten jeder Mutter und jedes Kindes ab. Viele Handgriffe und Techniken müssen persönlich gezeigt und erlernt werden, denn schließlich ist auch jede Brust und jedes Baby unterschiedlich geformt. Als Hilfsmittel stehen Auflagen für die Brustwarzen, sogenannte Stillhütchen, und Milchpumpen zur Verfügung. Mit Letzteren können Mütter die Milch abpumpen und dann dem Kind per Flasche füttern. Das ist vor allem notwendig, wenn ein Kind auf der Neugeborenen-Intensivstation überwacht oder behandelt werden muss.

Alle Hebammen und Wochenbett-Gesundheitspflegerinnen werden speziell in der Stillberatung ausgebildet. Sie sind Ihre ersten und versiertesten Ansprechpartnerinnen zum Thema Stillen. Trauen Sie sich, Unsicherheit und Unkenntnis zuzugeben und Beratung anzunehmen – auch bei anderen Themen wie z.B. dem Wickeln des Kindes. Alternativ bietet der Verein »Arbeitsgemeinschaft Freier Stillgruppen« (AFS) ehrenamtliche Stillberatung an.[10]

---

9 *Dabei stelle ich mir immer das Gemälde »Die Geburt der Milchstraße« des niederländischen Malers Peter Paul Rubens aus dem 17. Jahrhundert vor, das im Museo del Prado in Madrid hängt.*

10 *Weitere professionelle Beratung und wissenschaftliche Informationen werden durch internationale Verbände zum Thema »Stillen und Laktation« gewährleistet, z.B. durch die European Lactation Consultants*

Das Anlegen an die Brust ist aufgrund des Saugreflexes des Kindes direkt nach der Geburt möglich, manchmal braucht es aber noch etwas Übung und Zeit, das ist vollkommen normal.

Innerhalb der ersten 24 Stunden nach der Geburt kann das Neugeborene noch Fruchtwasser aus dem Magen ausspucken und mag darum in dieser Zeit häufig noch nicht trinken. Es sollte dann etwa alle drei Stunden ein Anlegeversuch erfolgen. Nach Ablauf von 24 Stunden sollte ein Säugling dann alle drei Stunden gestillt werden. Dafür muss man manchmal besonders müde Kinder in regelmäßigen Zeitabständen wecken und an das Trinken erinnern – auch nachts! Viele Eltern haben dann Angst, dass ihr Kind nicht genug Nahrung bekommen könnte. Ein Gewichtsverlust von bis zu zehn Prozent in den ersten Tagen nach der Geburt ist bei gesunden Neugeborenen akzeptabel und kein Grund zur Sorge. Die Evolution hat es so eingerichtet, dass Neugeborene mit einer erheblichen Extraportion Energie zur Welt kommen, denn bis das eigentliche Stillen mit der normalen Muttermilch klappt, können wie erwähnt ein paar Tage vergehen. Bei einem Geburtsgewicht von 3.000 g darf Ihr Kind also in den ersten drei bis vier Tagen bis zu 330 g verlieren. Verliert es mehr an Gewicht, sollte mit der Flasche künstliche (sogenannte Formula-)Nahrung zugefüttert werden, bis

*Alliance (elacta) und das International Board of Lactation Consultant Examiners (IBLCE). Von diesen Verbänden ausgebildete und geprüfte Stillberaterinnen nennen sich »International Board of Certified Lactation Consultant« (IBCLC). Wenn man die ein oder andere Hebamme oder Ärztin googelt, findet man dieses Kürzel hinter ihrem Namen. Für diese Zertifizierung muss die Kandidatin vor der schriftlichen Prüfung, die 175 Fragen umfasst, innerhalb von fünf Jahren 90 Stunden laktationsspezifischen Unterricht, fünf Stunden Kommunikationstraining und 1.000 Stunden praktische laktationsspezifisch-klinische Tätigkeit absolviert haben. Mittlerweile gibt es etwa 36.000 IBCLC-zertifizierte Stillberaterinnen in 131 Ländern, davon etwa 1.500 in Deutschland, 550 in Österreich und 450 in der Schweiz (Stand 2023).*

die Brustdrüsen genug Milch produzieren. Mit der dann ausreichenden Milchversorgung sollte das Gewicht ab dem fünften Lebenstag nach der Geburt wieder ansteigen und das initiale Geburtsgewicht (in unserem Beispiel von 3.300 g) zehn Tage nach der Geburt wieder erreicht sein. Sollte die Brust weiterhin nicht ausreichend Milch produzieren, ist natürlich auch weiterhin das Zufüttern mit der Flasche notwendig und völlig in Ordnung.

Grundsätzlich wird im weiteren Verlauf das Stillen nach Hunger und Bedarf des Kindes und nicht nach der Uhr (also in festen Zeitabständen) empfohlen.

Die von der WHO angeratene Stilldauer beträgt mindestens sechs Monate. Die Muttermilch reicht in dieser Zeit in der Regel als einzige Nahrungsquelle für das Baby aus. Auch über sechs Monate hinaus ist das Stillen bis zum Abschluss des zweiten Lebensjahrs empfohlen, aber es sollte in jedem Fall ab dem siebten Monat zusätzlich Breinahrung zugefüttert werden. Nach der Einführung fester Nahrung hat die Muttermilch nicht mehr den Zweck der Ernährung. Stattdessen wird weiterhin der Immunschutz des Kindes durch die in der Milch befindlichen Antikörper der Mutter unterstützt.

**Für den zweiten Elternteil**

Viele Paare beschäftigt die ungleiche Rollenverteilung gerade beim Stillen. Denn stillen kann nur die Mutter, mit dem Vorteil der intimen Körperbindung und dem Nachteil, alleinverantwortlich eine 24/7-Milchbar zu sein. Da kommt häufig der Wunsch auf, von Muttermilch auf Flaschennahrung umzustel len. Dann können beide gleich häufig das gemeinsame Kind ernähren. Die schützenden Antikörper der Muttermilch und die Hautbakterien der Mutter, die das Mikrobiom des Kindes aufbauen, können jedoch nicht künstlich hergestellt werden. Die reine Ernährung kann durch Milchpulver gewährleistet werden, alles andere nicht. Stillen zu unterstützen, ist daher im Sinne von beiden Elternteilen.

Unbedingt sollte so früh wie möglich über negative Emotionen gesprochen werden, die im Zusammenhang mit dem Stillen aufkommen oder aufkommen könnten. Es kann auch helfen, das Ritual des Stillens zu dritt zu erleben, indem die notwendigen Handgriffe gemeinsam durchgeführt werden und beispielsweise das Stillen natürlicherweise an der mütterlichen Brust erfolgt, das anschließende Bäuerchen des Kindes aber auf der Schulter des Partners oder der Partnerin gemacht wird. Ebenso kann von der mütterlichen Brust abgepumpte Milch auch vom anderen Elternteil per Flasche verfüttert werden. Dann sind alle gemeinsam an der »Raubtierfütterung« beteiligt.

**Das Abstillen**

Abstillen beschreibt einerseits das Beenden der Ernährung des Säuglings durch die mütterliche Brust, andererseits das Einstellen der Milchproduktion in der Brust selbst.

Direkt nach der Geburt werden in Deutschland sieben bis neun von zehn Kindern gestillt, nach zwei Monaten ist dann der stärkste Abfall der (Voll-)Stillraten festzustellen, und im

Alter von sechs Monaten wird noch etwa die Hälfte der Babys gestillt. Grundsätzlich gilt: Je länger bis zu einem Mindestalter von sechs Monaten gestillt wird, desto besser. Manchmal ist das Stillen aber mit vielen Schwierigkeiten verbunden und nicht angenehm für die Mutter. Die beste Mutter ist eine, der es gut geht. Geht es Ihnen mit dem Stillen nicht gut, können Sie Ihr Kind auch anders ernähren und ohne den Druck des Stillens eine ebenso innige Beziehung zu Ihrem Kind entwickeln. Die individuellen Gründe einer Frau, nicht zu stillen oder das Stillen vorzeitig zu beenden, sind vielfältig und in jedem Fall zu respektieren.

Primäres Abstillen bedeutet, dass abgestillt wird, bevor es überhaupt zur Milchbildung kommt. Sekundäres Abstillen bedeutet, dass nach der begonnenen Milchbildung abgestillt wird, also nachdem die Milchproduktion bereits angelaufen ist. Wer nicht (mehr) stillen möchte oder kann, dem stehen zwei Optionen zum Abstillen zur Verfügung.

### *Das medikamentöse Abstillen*

Die Ausschüttung des Hormons Prolaktin wird durch das Medikament Cabergolin unterbunden. Es ist in Deutschland nur für das primäre Abstillen zugelassen. Hierfür muss eine Patientin nur eine Tablette Cabergolin 1–2 mg oral innerhalb einiger Stunden nach der Geburt einnehmen und der Beginn der Milchproduktion bleibt aus. Da die häufigen Nebenwirkungen dieses Medikaments depressive Verstimmung und Schlafstörungen umfassen, muss vor der Einnahme hierüber aufgeklärt und besonders auf mögliche psychische Vorerkrankungen der Patientin geachtet werden.

### *Das nicht-medikamentöse Abstillen*

Abstillen ist natürlicherweise auch ohne Medikamente möglich. Mütter können sowohl primär als auch sekundär auf natürliche Weise abstillen, also sowohl vor als auch nach dem Einsetzen der Milchbildung. Dafür bedarf es Zeit und Arbeit, um den Körper, der noch voll auf »Kind ernähren« eingestellt ist, umzugewöhnen.

Um primär nicht-medikamentös abzustillen, muss man drei Dinge tun: enganliegende (Sport-)BHs tragen, die Brust kühlen und Salbeitee trinken – alles das hemmt die Produktion des Hormons Prolaktin und so die Milchbildung.

Um sekundär nicht-medikamentös abzustillen, ist es wichtig, einen Milchstau zu vermeiden, indem man die Häufigkeit des Stillens langsam verringert, mit der Zeit also immer mehr Stilleinheiten durch Alternativnahrung ersetzt, und ebenso Salbeitee trinkt, enganliegende BHs trägt und die Brust kühlt.

Was viele nicht wissen: Das Anlegen des Kindes an die Brust innerhalb der ersten 24 Lebensstunden hat keinen Einfluss auf die Milchbildung. Wie erwähnt, bildet sich das Kolostrum bereits vor der Geburt. Unmittelbar nach der Geburt ist dann Bonden und Anlegen des Kindes an die mütterliche Brust möglich. Das Baby erhält so das Kolostrum und die schützenden Antikörper der eigenen Mutter. Das Immunsystem und der Aufbau des Mikrobioms des Babys werden unterstützt. Hört die Mutter nach 24 Stunden auf zu stillen, kann das möglicherweise bereits vor der Geburt eingefrorene Kolostrum noch für einige Tage weiter gefüttert werden.

Wird das Baby ab dem zweiten Lebenstag nicht mehr angelegt, wird auch die Brust nicht weiter stimuliert und die eigentliche Milchbildung am zweiten bis fünften Tag nach der Geburt bleibt aus.

Falls Sie nicht stillen möchten oder können, denken Sie daher gern über die Möglichkeit nach, Kolostrum einzufrieren, Ihr Baby nach der Geburt anzulegen, anschließend per Flasche weiter das eingefrorene Kolostrum zu füttern und trotzdem erfolgreich abzustillen.

Übrigens ist es etwas kniffliger, aber auch möglich, nur eine Brust abzustillen und mit der anderen weiter zu stillen – zum Beispiel bei wiederholten einseitigen Brustentzündungen.

### Die Abschlussuntersuchung des Neugeborenen – die U2

Die U2 ist die zweite Kindervorsorgeuntersuchung und findet frühestens 48 Stunden nach der Geburt und spätestens am zehnten Lebenstag statt. War die Geburt beispielsweise am Dienstag um acht Uhr morgens, kann die U2 frühestens am Donnerstagvormittag in der Klinik erfolgen. War die Geburt am Dienstag um 18 Uhr, wird die U2 wahrscheinlich am Freitagmorgen erfolgen, weil Routineuntersuchungen, wie es die U2 ist, im Frühdienst und damit jeden Tag nur bis mittags durchgeführt werden.

Bleiben Mutter und Kind nach der Geburt stationär und gehen nicht ambulant nach Hause, ist in aller Regel nach der erfolgten U2 und damit zwei Nächte nach der Geburt für beide die Entlassung nach Hause geplant. Bei der U2 untersucht eine Kinderärztin jedes Baby anhand eines festgelegten Ablaufprotokolls im Beisein der Mutter oder beider Elternteile.

#### Für den zweiten Elternteil

Möchten Sie ebenfalls bei der U2 dabei sein, geben Sie bitte den Gesundheitspflegerinnen der Mutter-Kind-Station Bescheid und fragen, wann die U2 Ihres Kindes ungefähr geplant ist.

Während einer U2 können Sie der Kinderärztin so viele Fragen zu Ihrem Kind stellen, wie Sie möchten – am besten schreiben Sie sich diese vorher auf. Die Kinderärztin ist Expertin in Sachen Entwicklung des Kindes, Kinderkrankheiten und Impfungen.

**Die U2 besteht aus:**

1. **der Erfragung von Erkrankungen und gesundheitlichen Auffälligkeiten** in der Familie. Liegen familiär Fehlstellungen der Beine oder der Hüfte (eine sogenannte Hüftdysplasie) vor, erfolgt bereits während der U2 eine Ultraschall- und körperliche Untersuchung der Hüfte des Neugeborenen, die sonst regulär erst zur U3 fällig ist;
2. **der körperlichen Untersuchung von Körperstrukturen:** z.B. auf Nabel- oder Hautveränderungen und Schädeldeformitäten;
3. **der körperlichen Untersuchung von Körperfunktionen:** des Sehvermögens, der Reaktionsfähigkeit auf Geräusche, der Durchblutung der Beine (der Leistenpulse);
4. der Untersuchung auf eine mögliche **Neugeborenengelbsucht;**

**Was ist Gelbsucht?**

Der rote Farbstoff in unserem Blut heißt Hämoglobin, das ständig neu gebildet und wieder abgebaut wird. Das Abbauprodukt heißt Bilirubin und wird über die Leber ausgeschieden. Dieser Abbau- und Ausscheidungsprozess funktioniert bei Neugeborenen häufig noch nicht so gut, sodass sich Bilirubin im Blut anreichert, was zu einer Gelbfärbung des Kindes führen kann, einer sogenannten Gelbsucht, die medizinisch als Neugeborenenikterus bezeichnet wird. Das ist sogar ziemlich häufig der Fall, bei immerhin sieben von zehn Neugeborenen (etwa 70 Prozent), und in der Regel nicht weiter problematisch. Nur sollte der damit einhergehende Blutabbaustoff Bilirubin nicht über einen gewissen Schwellenwert hinaus ansteigen, weil er sonst die Gehirnentwicklung negativ beeinflussen im Extremfall sogar zu einer Schädigung des Gehirns (einer Neugeborenenenzephalopathie) führen kann. Um das zu verhindern, wird das Baby bei erhöhten Bilirubinwerten mit blauem Licht beschienen. Dieses macht durch eine chemische Reaktion Bilirubin wasserlöslich, sodass es über die Nieren des Kindes ganz einfach und unkompliziert ausgeschieden werden kann. Eine solche Blaulichttherapie wird in jeder Kinderklinik stationär oder ambulant angeboten.

5. **der prophylaktischen Gabe von Vitamin K** für die Blutgerinnung (wie schon bei der U1), Vitamin D für die Knochenbildung und Fluorid für die Härtung des Zahnschmelzes und damit zum Schutz vor Karies;
6. **Informationen zu Stillen und Ernährung** (s. Kapitel »Das Stillen«, Seite 201), regionalen Unterstützungsangeboten für Familien (z.B. »Eltern-Kind-Hilfen«, »Babylotsen« oder »Frühe Hilfen«, die für bedürftige Familien eine kostenlose Hebammenunterstützung ab der Schwangerschaft bis zum dritten Lebensjahr des Kindes ermöglichen), zum Vorgehen

bei Fieber im Neugeborenenalter sowie zur Impfung der Eltern und des Neugeborenen;

7. **Erklärungen zur Prophylaxe eines plötzlichen Kindstods (Sudden Infant Death Syndrome – SIDS):** eine (Zigaretten-)rauchfreie Umgebung schaffen, Schlaftemperatur von 16 bis 18 °C (warmer Rücken des Kindes, aber nicht verschwitzt), Rückenlage des Säuglings (seit der Einführung der Safe-to-Sleep-Kampagne 1992 empfohlen), Schlafen des Säuglings auf einer festen, aber luftdurchlässigen Matratze, keine Kopfbedeckung zum Schlafen und keine anderen Textilien (z.B. Kuscheltiere) oder Kissen im Bett, lediglich ein für die Körpergröße des Kindes passender Schlafsack, das Schlafen im elterlichen Zimmer, jedoch nicht im Elternbett (kein Co-sleeping), sondern in einem extra Kinderbett, und Stillen;
8. **dem Neugeborenenscreening.** 36 bis 72 Stunden nach der Geburt wird das Neugeborenenscreening von einer Hebamme oder einer Kinderärztin durchgeführt. Meistens werden dafür einige Tropfen Blut aus der Ferse des Kindes entnommen und in einem Labor analysiert. Dort werden seltene, aber potenziell lebensbedrohliche Hormon- und Stoffwechselerkrankungen untersucht[11], an denen statistisch gesehen eines von 1380 Kindern erkrankt. Seit der Einführung dieses Screenings 1969 wurden in Deutschland 34 Millionen Neugeborene bis Ende 2021 untersucht, davon

---

11 *wie z.B. Mukoviszidose oder die primäre Hypothyreose. Die Liste der gesamten unaussprechlichen Hormon- und Stoffwechselerkrankungen, wie z.B. die Isovalerianazidämie, können Sie einfach unter »Neugeborenenscreening« googeln. Oder Sie lassen es, um sich nicht verrückt zu machen. Diese Erkrankungen sind zum Glück extrem selten. Und wenn das eigene Neugeborene unwahrscheinlicherweise doch betroffen sein sollte, werden Sie informiert.*

mehr als 14.000 Kinder mit einer angeborenen Stoffwechselerkrankung identifiziert und ihnen so potenziell das Leben gerettet;

9. **dem Hörscreening.** Das Hörscreening kann bis zum dritten Lebenstag und damit ebenfalls im Rahmen der U2 durchgeführt werden. Beim Hörtest werden dem Neugeborenen im Beisein seiner Mutter Elektroden am Kopf angelegt, die die Reaktion des Gehirns auf verschiedene Geräusche und Tonfrequenzen messen. Bei auffälligen Werten erfolgt dann eine weitere Abklärung und eventuelle Therapieeinleitung durch eine spezialisierte Hals-, Nasen- und Ohrenärztin. Die Häufigkeit von Schwerhörigkeit bei Neugeborenen ist nicht einheitlich angegeben. Grund dafür ist die schwierig festzulegende Grenze, ab wann ein Kind offiziell als schwerhörig gilt. Jedoch leiden bereits drei bis vier von 100 Schulkindern (drei bis vier Prozent) unter einer leichten Schwerhörigkeit. Ein bis zwei von 1.000 Neugeborenen (0,01 bis 0,02 Prozent) leiden an einer relevanten Schwerhörigkeit. Durch das Neugeborenenhörscreening kann eine Schwerhörigkeit früh erkannt und in 98 von 100 Fällen (98 Prozent) das vorhandene Restgehör stimuliert und verbessert werden;
10. **dem Pulsoxymetrie-Screening.** Etwa eines von 100 Kindern leidet an einem angeborenen Herzfehler (0,8 Prozent). Hierdurch kommt es häufig zu einer Sauerstoffunterversorgung der Extremitäten des Neugeborenen. Im Umkehrschluss kann eine per Lichtsensor gemessene Sauerstoffunterversorgung in den Füßen eines Neugeborenen auf einen Herzfehler hindeuten. Eben dies wird durch das Pulsoxymetrie-Screening innerhalb von vier bis 48 Stunden nach der Geburt untersucht – also spätestens zur U2. Ist die Sauerstoffsättigung in den Füßen unauffällig, erhält mit

allergrößter Wahrscheinlichkeit auch der restliche Körper des Kindes genug Sauerstoff. Ist die Sauerstoffsättigung in den Füßen geringer, als sie sein sollte, wird eine Ultraschalluntersuchung des kindlichen Herzens durchgeführt. Das Pulsoxymetrie-Screening ist in Deutschland erst seit 2017 verpflichtend in das Untersuchungsspektrum der U2 aufgenommen worden.

Alle Untersuchungsergebnisse der U2 werden – wie schon bei der U1 – im »gelben Heft« dokumentiert. In der Regel freuen sich die Eltern über ihr von der Kinderärztin durchgechecktes und gesundes Kind, für das es anschließend keinen Grund mehr gibt, in der Klinik zu bleiben. Sollte die Mutter aus gesundheitlichen Gründen noch in der Klinik verbleiben, bleibt auch ihr Baby bei ihr, denn ein Kinderbett neben dem Bett der Mutter auf der Mutter-Kind-Station nimmt keinen Platz weg. Schwieriger ist es andersherum, wenn ein Kind aus gesundheitlichen Gründen noch mehrere Tage auf der Kinderstation bleiben muss und die Mutter bereits gesund und fit nach Hause entlassen werden kann. Dann wird mit der Mutter gemeinsam evaluiert, ob ihr Zuhause vielleicht nur wenige Minuten von der Klinik entfernt liegt und dieser tägliche Weg zur Kinderstation zumutbar ist. Ansonsten bezahlt entweder die Krankenkasse ein Hotel für die Mutter in der Nähe der Klinik, oder sie kann doch noch ein paar Tage länger auf der Mutter-Kind-Station bleiben, oder ein sogenanntes Rooming-in ist möglich. Letzteres bedeutet ein Zustellbett auf der Kinderstation für die Mutter, neben ihrem Baby. Letzten Endes wird immer eine individuelle und sinnvolle Lösung gefunden, ganz sicher.

Sollte ein Baby auf der Kinderstation überwacht oder behandelt werden, dürfen die Eltern Ihr Baby zu jeder Tages- und Nachtzeit immer und so lange sehen, wie sie möchten. Auf einer Kinderstation stehen große bequeme Sessel und Aufenthaltsräume bereit. Hier ist Stillen, Milchabpumpen, Kuscheln, Essen und Trinken jederzeit möglich und ganz normal.

Ist die U2 erst mal erledigt, brauchen Sie sich die allererste Zeit zu Hause um keine weiteren Untersuchungen für Ihr Kind mehr zu kümmern. Als Nächstes ist erst wieder die U3 in der vierten bis fünften Lebenswoche dran. Hierfür müssen die Eltern einen Termin bei einer niedergelassenen Kinderärztin vereinbaren. Die U3 wird nicht in der Klinik angeboten.

### Die Abschlussuntersuchung der Mutter und das Abschlussgespräch

Auch die Mutter bekommt vor der Entlassung eine ärztliche Abschlussuntersuchung, die in der Regel im Patientinnenzimmer stattfindet. Für deren Dauer wird eventueller Besuch der Zimmernachbarin vor die Tür gebeten. Erneut kontrolliert die Ärztin die Rückbildung der Gebärmutter, den Wochenfluss (Lochienfluss) und mögliche Geburtsverletzungen. Kann die Mutter selbstständig zur Toilette gehen und hat keine stärkeren Schmerzen, steht der Entlassung aus der Klinik nichts im Wege. Sind die Schmerzen noch zu groß oder gibt es andere Gründe, noch in der Klinik zu bleiben: kein Problem. Dann wird von Tag zu Tag geschaut, woran es liegt und wie die Patientin unterstützt werden kann.

Bevor es heimgeht, gibt es noch ein paar ärztliche Informationen, worauf zu Hause zu achten ist und wie mögliche Komplikationen verhindert werden können. Daher folgen nun die Informationen aus dem ärztlichen Abschlussgespräch, an die sich nach dem Klinikaufenthalt (fast) keine Mutter mehr erinnern kann. Das liegt unter anderem an dem Hormon Oxytocin, welches zwar einerseits eine wundervolle Nähebeziehung zwischen Mutter und Kind und vor allem das Stillen ermöglicht, aber auch zum Teil die Vergesslichkeit während der ersten Tage und Wochen nach der Geburt verursacht, von der so viele Mütter berichten.

## Wichtige Informationen bei der Entlassung

### Die Verhütung

Generell wird empfohlen, nach vaginaler Geburt sechs Monate und nach Kaiserschnitt ein Jahr lang nicht erneut schwanger zu werden. Denn dem Körper soll Zeit für die Stärkung des Beckenbodens und die Rückbildung der Organe gegeben werden, bevor er erneut die Anstrengung einer Schwangerschaft auf sich nehmen sollte. Nach einem Kaiserschnitt möchte man vor allem der Gebärmutterwand genug Zeit geben, korrekt und fest zusammenzuwachsen, um einer nächsten Schwangerschaft und eventuellen Geburtswehen standzuhalten.

Von Frau zu Frau verschieden, setzt die Periode zu unterschiedlichen Zeitpunkten nach der Geburt wieder ein. Bei Frauen, die durchgehend und häufig stillen, passiert das oft erst nach dem Abstillen. Bei Frauen, die nicht oder wenig stillen, beginnt der Menstruationszyklus gegebenenfalls schon wieder mit dem Ende des Wochenflusses, sechs bis acht Wochen nach der Geburt. Der Eisprung findet zwei Wochen vor der ersten Periodenblutung statt. Man kann also ohne die Vorwarnung der Blutung direkt wieder schwanger werden. Stillen ist kein sicherer Verhütungsschutz. Daher ist eine Verhütung bei der Wiederaufnahme von Geschlechtsverkehr notwendig. Solange der Wochenfluss besteht, sollte auf Geschlechtsverkehr verzichtet werden, um eine Infektion der Gebärmutter zu vermeiden. Falls es sehr dringend ist, bitte mit Kondom verhüten. Auch nach Ende des Wochenflusses ist nicht jede Verhütung geeignet, die vor der ersten Schwangerschaft verwendet wurde.

Einige Hormonpräparate dürfen beispielsweise während der Stillzeit nicht eingenommen werden. Nutzen Sie daher bitte mechanische Verhütungsmethoden, wie z.B. ein Kondom, oder besprechen Sie die weiteren Verhütungsmöglichkeiten (z.B. die »Stillpille«) mit Ihrer Frauenärztin.

### Der erste Besuch bei der Frauenärztin nach der Geburt

Mit dem Ende des Wochenflusses – etwa sechs bis acht Wochen nach der Geburt – wird die Routineuntersuchung bei der niedergelassenen Frauenärztin empfohlen. Bei diesem Termin kontrolliert sie die Rückbildung der Gebärmutter und mögliche Geburtsverletzungen und berät zu den Themen Verhütung und Stillen. Eine mögliche psychische Belastung, Schmerzen, Inkontinenzbeschwerden, sexuelles Missempfinden oder Unwohlsein müssen dann unbedingt besprochen und hierfür frühe Lösungen gefunden werden – auch, wenn viele Frauenärztinnen nicht aktiv danach fragen. Falls Sie Probleme oder Schmerzen haben, vereinbaren Sie unbedingt bereits vor Ablauf von sechs bis acht Wochen einen Termin zur Untersuchung und Beratung bei Ihrer Frauenärztin, ggf. schon wenige Tage nach dem Verlassen der Geburtsklinik.

### Mögliche Komplikationen im Wochenbett

Das Körpergewebe der Mutter wird während einer Geburt stark belastet und kann kaputt gehen. Das meiste davon heilt folgenlos ab und bildet sich zurück, manches bleibt. Anders als beim Beinbruch, bei dem jeder das eingegipste Bein sieht und Rücksicht nimmt, sind seelische und körperliche Verletzungen, die während einer Geburt entstehen können, von außen nicht zu sehen. Umso wichtiger ist es, dafür aufmerksam und sensibel zu sein. Am häufigsten können die folgenden Komplikationen innerhalb der ersten Tage nach der Geburt auftreten.

**Der Babyblues und die Wochenbettdepression**

Die öffentliche Darstellung zeichnet häufig das Bild einer Mutter, die nach der Geburt ausnahmslos glücklich und in ihr Baby vernarrt ist. Unmittelbar nach der Geburt ist das auch häufig der Fall. Der Babyblues startet in der Regel zwei bis vier Tage nach der Geburt, also pünktlich nach der Entlassung aus der Klinik. Wir Ärzte und Ärztinnen bekommen deshalb kaum etwas davon mit. Ich habe mal eine Patientin am vierten Tag nach der Geburt visitiert, die wegen einer Infektion der Gebärmutter länger in unserer Klinik bleiben musste. Ihr ging es körperlich schon viel besser und sie sollte nach Abschluss der antibiotischen Infusionstherapie am Folgetag entlassen werden. In dem Moment jedoch, als ich das Zimmer betrat, begann sie schluchzend zu weinen. Ich fragte bestürzt, ob ich irgendetwas falsch gemacht hätte. Sie antwortete, dass dem nicht so sei und sie auch nicht wüsste, warum sie einfach andauernd weinen müsse. Nach kurzem Überlegen wurde klar: Der Babyblues hatte eingesetzt.

Die Familie plant vielleicht eine Überraschungs-Willkommen-zurück-zu-Hause-Party und empfängt dann eine weinende Mutter, die von alledem überfordert ist. Das stößt nicht nur bei den Mitmenschen häufig auf Unverständnis, auch bei der Mutter selbst. Dabei ist es ganz einfach erklärt und niemandes »Schuld«:

Während der Schwangerschaft werden massenhaft die Hormone Progesteron und Östrogen ausgeschüttet und wirken stabilisierend auf die Psyche der Schwangeren, sodass häufig eine positive Grundstimmung in den Monaten vor der Geburt eintritt – man ist im übertragenen Sinne »guter Hoffnung«. Mit der Geburt fallen Progesteron und Östrogen natürlicherweise ab. Diese Hormonumstellung kann zu einem Gefühl von Freudlosigkeit, Überforderung und Angst führen, dem sogenannten Babyblues (englisch: blues = Freudlosigkeit). An ihm leidet die große Mehrzahl der Mütter, nämlich sieben von zehn (etwa 70 Prozent). Besonders Erstgebärende, die eine hohe Erwartungshaltung an sich selbst in ihrer Mutterrolle und die erste Zeit mit ihrem Kind haben, leiden häufig am Babyblues. Die aktuelle Studienlage kann hingegen keinen Zusammenhang zwischen dem Geburtsmodus (ob vaginale Geburt oder Kaiserschnitt) und dem Auftreten des Babyblues erkennen. Ebenso scheint der Geburtsort (ob in der Klinik, im Geburtshaus oder zu Hause) keine Rolle zu spielen. Ein sehr hohes Risiko, an Babyblues zu leiden, besteht jedoch für Frauen, die außerhalb einer Klinik gebären wollten, aber den Versuch abbrechen mussten und schließlich in eine Klinik verlegt wurden. Die damit einhergehende, deutlich erhöhte Babyblues-Rate wird durch Versagensgefühle und nicht erreichte Idealvorstellungen einer außerklinischen Geburt erklärt. Die gute Nachricht lautet: Der Babyblues endet in der Regel nach etwa zwei Wochen von selbst.

Dauert er jedoch länger an, kann er chronifizieren und sich zu einer Wochenbettdepression entwickeln, auch »postpartale Depression« genannt. Etwa zehn bis 20 Prozent der Mütter, aber auch etwa vier Prozent der Väter leiden daran. Risikofaktoren für deren Entstehung sind bereits vor der Schwangerschaft bestehende psychische Erkrankungen, aber auch belastende (neue) Lebenssituationen wie finanzielle Schwierigkeiten, partnerschaftliche Konflikte und soziale Isolation. Dabei kann bereits die Isolation ausreichen, die dadurch hervorgerufen wird, dass sich eine Frau im Mutterschutz zu Hause und also nicht mehr im Umfeld ihrer Kolleginnen befindet. Hinzu kommt: Zusammen mit großer Erschöpfung, Schlaflosigkeit und keiner Zeit zur Erholung kann man sich oft völlig überfordert fühlen.

Zweifel, Sorgen und Ängste nach einer Geburt sind also sehr häufig. In der öffentlichen Wahrnehmung und Erwartungshaltung an junge Eltern scheinen sie jedoch nicht zu existieren. Der Druck des Umfelds, glücklich zu sein, führt häufig zu stillem Leiden. Die meisten wissen nicht, dass Babyblues und Wochenbettdepression so viele betreffen und behandelbare Krankheiten sind. Daher lautet der klare Appell zu Ihrem Wohle und dem Ihres Kindes: Zögern Sie bitte nicht, Hilfe einzufordern und anzunehmen, wenn Sie das Gefühl haben, dass Sie die neue Situation überfordert! Wenn Sie nicht wissen, an wen Sie sich wenden sollen, fragen Sie bitte in Ihrer Geburtsklinik nach. Dort wird Ihnen diskret und unkompliziert geholfen.

Es ist sehr wichtig, dass Sie sich kleine Zeit- und Ruheinseln schaffen, in denen Sie sich im Alltag erholen können. Geben Sie sich außerdem Zeit, Ihren neuen Mitbewohner oder Ihre neue Mitbewohnerin, aber auch Ihre neuen Rollen kennenzulernen. Neben der Tatsache, dass Sie auf einmal Eltern sind, verändert sich nämlich mit Sicherheit auch Ihre Dynamik als Liebespaar, möglicherweise Ihre Arbeitshaltung, Ihr Verhältnis zu Freundinnen und Kolleginnen. Das muss nicht immer schwierig sein, aber in jedem Fall ist es eine enorme Umstellung in vielen, ja eigentlich allen Lebensbereichen.

### Mein Tipp

Befinden Sie sich bereits vor der Geburt in psychischer Behandlung, vereinbaren Sie schon vor der Geburt ein Gespräch mit Ihrer Therapeutin für nach der Geburt, um auf vertraute Strukturen zurückgreifen zu können, falls es notwendig wird.

**Für den zweiten Elternteil**
Wenn die Mutter kurz nach der Geburt des Kindes anscheinend grundlos zu weinen anfängt und ihr alles zu viel ist, dann wissen Sie: Das ist (leider) ganz normal, sie leidet unter dem Babyblues. Geben Sie Ihrer Partnerin Zeit und versuchen Sie, Verständnis zu zeigen. Es kommt jetzt wirklich auf Ihre Unterstützung an.

Vielleicht haben Sie aber auch selbst Kummer und können keine Freude über das Neugeborene empfinden. Holen Sie sich in diesem Fall unbedingt Hilfe und sprechen Sie darüber. Generell ist eine offene Kommunikation in dieser Situation das A und O.

*Schmerzen*
Gedehntes oder gerissenes Gewebe kann sehr wehtun. Drei bis fünf von zehn Frauen geben acht Wochen nach der Geburt an, noch Schmerzen zu haben, bis zu drei von zehn Frauen empfinden bis zu 18 Monate nach der Geburt noch Schmerzen. Dabei korrelieren Schmerzen während und nach der Geburt mit dem Auftreten von postpartalen Depressionen. Um in den regulären Alltag zurückzukehren und nicht mit jedem Schritt Schmerzen zu verbinden, ist es daher auch nach dem Verlassen der Klinik völlig in Ordnung, weiterhin Medikamente gegen die Schmerzen einzunehmen. Ibuprofen und Paracetamol sind hierfür am besten geeignet, in der Apotheke frei verkäuflich (nicht verschreibungspflichtig) und können auch ohne ärztliche Rücksprache eingenommen werden. Dabei sollte von Tag zu Tag die Dosis reduziert werden, bis man nach ein paar Tagen oder Wochen gar keine Medikamente mehr braucht.

Sollten Sie das Gefühl haben, mit den Schmerzen zu Hause nicht klarzukommen, stellen Sie sich bitte jederzeit zur weiteren Abklärung erneut in Ihrer Geburtsklinik vor. Dort sind die Ärztinnen und Hebammen Tag und Nacht für Sie verfügbar und wissen, wie die Geburt verlaufen ist (in einer anderen Klinik nicht).

*Entzündungen im Wochenbett*

Nach der Geburt ist der Körper geschwächt und anfällig für Infektionen, vor allem in drei Körperregionen: den Brüsten, der Gebärmutter und dem Geburtskanal. Häufig wird dann eine medikamentöse Therapie mit Antibiotika notwendig, die allerdings nicht nur die »krankmachenden« Bakterien, sondern auch die normale Darm- und Vaginalflora angreift. Im Verdauungstrakt kann es hierdurch zu Durchfall kommen, und die gestörte Vaginalschleimhaut kann gegebenenfalls ihr Vaginalmilieu mit saurem pH-Wert nicht mehr aufrechterhalten, sodass sich leichter vaginale Pilzinfektionen entwickeln können.

**Milchsäurebakterien per Vaginalzäpfchen**

Um dem vorzubeugen, empfiehlt es sich grundsätzlich, während jeder Antibiotikabehandlung (auch außerhalb der Schwangerschaft) und noch für eine Woche darüber hinaus einmal täglich Milchsäurebakterien als Vaginalzäpfchen (z.B. aus der Apotheke oder dem Drogeriemarkt) anzuwenden. Hierdurch bleibt das saure pH-Milieu der Vagina erhalten und lästige Pilzinfektionen werden von vornerein verhindert. Meistens wird die Anwendung abends empfohlen, damit das Zäpfchen über Nacht wirken kann und nicht tagsüber stört, wenn es sich auflöst und bröckelig in der Unterhose landet.

### Entzündung der Brust

#### Der Milchstau

Mit der einsetzenden Milchbildung kommt es wie bereits beschrieben durch Wassereinlagerungen in den Brustdrüsen zu einer Schwellung der Brust, die gegebenenfalls wiederum ein Spannungsgefühl und Schmerzen verursacht. Kann zudem die gebildete Milch nicht regelrecht abfließen, entsteht ein Milchstau, der noch mehr wehtut. Die einzige Lösung ist, den Stau zu lösen und gegen den Schmerz die Brust auszustreichen, zu stillen oder abzupumpen. Vorher wird eine Weitstellung der Milchgänge durch wärmende Auflagen auf die Brust empfohlen, nach dem Milchabfluss wiederum das Kühlen zur Beruhigung des Gewebes mit z.B. Quark oder feuchten Kohlblättern aus dem Kühlschrank. Ähnlich wie das Stillen ist das Lösen eines Milchstaus eine Kunst für sich, die Ihnen Ihre betreuende Hebamme beibringt und zeigt. Sie ist auf diesem Gebiet die Expertin.

#### Wunde Brustwarzen

Das häufige Stillen führt gerade zu Beginn der Stillzeit an den Brustwarzen zu oberflächlichen Verletzungen, die sehr schmerzhaft sein und manchmal ein bisschen bluten können. Je nach Literaturangabe haben drei bis neun von zehn stillenden Müttern kurz nach der Geburt wunde Brustwarzen (34 bis 96 Prozent). Bei etwa der Hälfte der Stillenden (50 Prozent) besteht dies auch noch vier bis acht Wochen nach der Geburt fort.

Wunde Brustwarzen sind für das Kind nicht problematisch, aber sie können für die Mutter sehr schmerzhaft sein. Als Reaktion wird häufig weniger gestillt, und es entsteht hierdurch ein Milchstau, der die Schmerzen noch verstärkt. Dieser Teufelskreis kann nur durchbrochen werden, wenn Schmerzmittel eingenommen werden, z.B. Ibuprofen 400–800 mg oral dreimal täglich, und weiter regelmäßig gestillt wird. Zudem sollten die Brustwarzen trocken gehalten werden (free the boobies!) und können lokal hauchdünn mit Muttermilch oder hochreinem Lanolin (Wollwachs) bestrichen werden. Ebenfalls sind Lasertherapien zur Schmerzreduktion und schnelleren Wundheilung möglich. Einige Frauen schwören auf den mechanischen Schutz von Stillhütchen aus Silber. Bitte lassen Sie alle anderen Arten von »Hausmittelchen« weg, und sprechen Sie bei Beschwerden Ihre Hebamme oder Frauenärztin an.

### Mastitis puerperalis

Wunde Brustwarzen können nicht nur wehtun, sondern bieten auch Eintrittspforten für Bakterien, die eine Entzündung der milchbildenden (laktierenden) Brust verursachen können. Das bezeichnet man als Mastitis puerperalis. Kommt es zu starken Rötungen und Schmerzen, eitrigem Ausfluss oder Fieber, sollten Sie sich unbedingt bei Ihrer Frauenärztin vorstellen. Gegebenenfalls ist eine Antibiotikatherapie notwendig, während der in der Regel das Baby problemlos weiter gestillt werden kann. Selten kann sich ein Abszess (eine mit Eiter gefüllte Höhle) bilden. In diesem Fall muss der Eiter wiederholt mit einer Nadel abpunktiert oder durch eine kleine Operation unter Betäubung der Abszess eröffnet, vom Eiter befreit und antibiotisch behandelt werden.

**Soormastitis**

Eine Sonderform der Entzündung stellt eine Pilzinfektion der Brustwarze dar, die als Soormastitis bezeichnet wird. Sie führt vor allem zu stechenden, brennenden Schmerzen sowie Juckreiz und lokaler Rötung. In diesem Fall müssen sowohl Mutter als auch Kind mit einem Antipilzmittel (Antimykotikum) behandelt werden, das durch die Frauenärztin verschrieben wird.

**Für den zweiten Elternteil**

Eine Größenzunahme von Geschlechtsteilen kann eine sexuelle Anziehungskraft erzeugen. Das gilt unter anderem auch für die laktierende Brust. Durch die damit einhergehende zunehmende Schmerzempfindlichkeit ist es aber sehr wichtig, nur nach vorherigem Einverständnis der Frau und sehr vorsichtig diese Brust zu berühren. Man(n) stelle sich einfach vor, die eigenen Geschlechtsteile würden anschwellen und jemand anderes würde ungefragt einfach mal zudrücken. Daher gilt: Erst mal nur gucken, nicht (ungefragt) anfassen.

**Entzündung der Gebärmutter**

Nach der Geburt kann es zu einer Entzündung der Gebärmutter kommen, die medizinisch als Endometritis puerperalis bezeichnet wird und bei weiterer Ausdehnung auf den gesamten Organismus als Kindbettfieber (oder Puerperalsepsis) bezeichnet wird.

Bei einer Endometritis puerperalis entzündet sich die Gebärmutterschleimhaut häufig als direkte Folge einer Infektion während der Geburt (s. Kapitel »Das Triple I – die Infektion der Fruchthöhle«, Seite 287). Aber auch nach einer unauffälligen Geburt können nachträglich Keime der Anogenitalregion in die Gebärmutter aufsteigen und sie infizieren. Diese Gefahr besteht, solange der Muttermund noch etwas geöffnet ist und der Wochenfluss andauert, also für sechs bis acht Wochen nach der Geburt.

Der Wochenfluss besteht zunächst aus Blut und Wundflüssigkeit von der sich zurückbildenden und abheilenden Innenseite der Gebärmutter, vor allem aus dem ehemaligen Plazentabett. Anfangs ist der Ausfluss für drei bis fünf Tage blutig, anschließend bräunlich, dann gelblich und nach ungefähr drei Wochen gräulich-weiß. Dabei wird die Menge immer weniger. Anschließend ist der Muttermund wieder geschlossen, und das saure pH-Milieu dominiert die Vagina, das durch Milchsäurebakterien gebildet wird und gefährliche Keime abtötet.

Um eine Entzündung zu vermeiden, sollten folgende Dinge beachtet werden, bis der Wochenfluss vollständig aufhört:

- regelmäßiges Händewaschen,
- kein Hineinfassen in die Vagina,
- kein Hineinduschen in die Vagina,
- nur Abduschen der Vulva ohne Seife,
- keine Verwendung von Tampons oder Menstruationstassen,
- mehrmals tägliches Wechseln der Binde oder Slipeinlage,
- die ersten Wochen nach der Geburt kein Sex und anschließend nur Sex mit Kondom, um eine Keimübertragung durch den Penis zu vermeiden.

Kommt es (trotzdem) zu einer Endometritis puerperalis, beginnt der Wochenfluss übel faulig (fötide) zu riechen und Sie bekommen Fieber. In diesem Fall begeben Sie sich bitte umgehend in Ihre Geburtsklinik. Ein hierfür typisches Symptom ist der sogenannte Uteruskantenschmerz, weil bereits bei der bloßen Berührung der oberen Kante der Gebärmutter starke Schmerzen entstehen. In diesem Fall wird unter stationärer Überwachung eine Antibiotikatherapie über die Vene gestartet, die meist schnell und unkompliziert die Entzündung behandelt.

Da in vielen Ländern der Zugang zu Antibiotika erschwert und gleichzeitig die Hygienesituation eine sehr schlechte ist, ist die Endometritis puerperalis und in der Folge eine Puerperalsepsis tatsächlich einer der häufigsten Gründe für eine Mutter, im Zusammenhang mit der Geburt zu versterben.

### Der Lochialstau

Ebenfalls verantwortlich für eine Infektion und Schmerzen in der Gebärmutter kann ein sogenannter Lochialstau sein. Die blutige Flüssigkeit, die während der sechs bis acht Wochen nach der Geburt von der Gebärmutter abgesondert wird, bezeichnet man als Wochenfluss oder Lochialsekret. Manchmal kann dieses nicht über die Vagina abfließen und staut sich zurück: voilà, der Lochialstau. Häufiger kommt das nach einem Kaiserschnitt vor, bei dem der Muttermund zwar während der Operation vorsichtig aufgedehnt, aber nicht so stark wie durch eine vaginale Geburt geweitet wird.

Zur Lösung eines Lochialstaus führt die Ärztin während einer Spekulumuntersuchung auf dem gynäkologischen Stuhl einen Einmal-Urinkatheter in den Muttermund ein. Dadurch kann der häufig verantwortliche Blutpfropf in der Gebärmutterhöhle gelöst werden und das zurückgestaute Lochialsekret abfließen. Auch wenn das Lösen eines Lochialstaus unangenehm sein kann, hat sich die Sache in der Regel damit erledigt. Ansonsten kann dieser Eingriff wiederholt angewendet werden.

### Entzündung und Schmerzen bei Geburtsverletzungen

Geburtsverletzungen können ebenfalls Eintrittspforten für Keime sein. Insgesamt ist das aber selten, weil Damm, Vulva und Vagina sehr gut durchblutet sind. Dadurch werden Keime im Moment der Verletzung ausgeschwemmt, und Immunabwehrzellen, wie die weißen Blutkörperchen (Leukozyten), umzingeln schnell jedes Bakterium und »machen es kalt«. Die Haut der Vagina besteht außerdem aus sich besonders schnell teilenden Zellen, die für eine gute Heilung sorgen. (Welche Geburtsverletzungen es genau gibt, s. Kapitel »Geburtsverletzungen«, S. 331).

Unangenehm können nach einer Geburtsverletzung die noch zurückgebliebenen Fäden und Knoten von der resorbierbaren Naht sein. Deswegen zieht häufig die betreuende Hebamme zurückgebliebene Knoten im Bereich der Vagina und Vulva, sobald der Wundverschluss etwa ein bis zwei Wochen nach der Geburt erfolgt ist und die Fäden anfangen, sich aufzulösen.

Weiche Kissen können anfangs bei unangenehmem Druck beim Sitzen Erleichterung verschaffen. Bitte zögern Sie nicht, bei Schmerzen auch noch für einige Tage Medikamente einzunehmen, wenn Sie diese von den täglichen Dingen des Lebens wie Toilettengang, Körperhygiene, dem Umsorgen Ihres Kindes und Bewegung abhalten. Am wichtigsten ist jedoch, das verletzte und geschwollene Gewebe nicht dauerhaft zu belasten. Dazu sollte man sich mehrmals täglich in eine Liegeposition bringen, bei der Damm, Vulva und Vagina am wenigsten belastet werden – mit einem Neugeborenen gar nicht so leicht.

Die Intimregion und Geburtsverletzungen sollen so wenig wie möglich mit der Hand berührt und beim Duschen nur mit Wasser ohne Seife von außen abgeduscht werden. Kommt es trotz der Vorsichtsmaßnahmen zu einer Entzündung mit starkem Druckschmerz, Rötung, Schwellung und gegebenenfalls

Fieber, stellen Sie sich bitte bei Ihrer Frauenärztin vor. Eventuell wird eine Antibiotikatherapie notwendig.

### Die Inkontinenz und das sexuelle Empfinden nach der Geburt

Der Beckenboden ist ein Wunderwerk der Natur und besteht aus Muskulatur, Bindegewebe und Nerven. Seine Aufgabe ist, die Bauchhöhle nach unten hin abzuschließen und die darin befindlichen Organe gegen die Schwerkraft zurückzuhalten. Gleichzeitig sind in die »Haltestruktur Beckenboden« die drei Körperöffnungen Vagina, Harnröhre und Anus eingebaut. Damit ein Baby durch die Vagina gleiten und geboren werden kann, lockert sich das Gewebe des Körpers durch hormonelle Umstellungen und Wassereinlagerung während der Schwangerschaft auf, auch das Gewebe des Beckenbodens. Der enorme Druck der Schwangerschaft und schließlich einer vaginalen Geburt kann oberflächliche Verletzungen im Bereich der Vagina, der Vulva und des Damms verursachen, aber auch die darunterliegende Muskulatur, das Bindegewebe und Nerven des Beckenbodens, der Harnblase mit der Harnröhre und den Anus beschädigen. Nach einer Geburt kann dadurch ihr Zusammenspiel gestört sein und zu Beschwerden führen.

So kommt es häufig vor, dass Mütter nach der Geburt beispielsweise Urin, Gase und/oder Stuhlgang vollständig oder teilweise nicht mehr halten können. Nach ein paar Wochen erholen sich die Muskeln und Nerven, sodass nach einem ersten Schreck eine solche Inkontinenz nur vorübergehend besteht. Auch Bindegewebe kann sich erholen, ist oft aber nicht ganz so stabil wie vor der Schwangerschaft. Zusätzlich ist die Widerstandsfähigkeit des am Beckenboden beteiligten Bindegewebes individuell sehr verschieden. Manche Menschen haben sehr straffes, andere eher schlaffes Bindegewebe. Darüber hinaus nimmt unvermeidlich mit zunehmendem Alter die Gesamtmuskelmasse des Körpers ab. So verliert jeder Mensch ab dem 45. Lebensjahr bis zu 25 Prozent seiner Muskelmasse, durch sportliche Betätigung kann der Verlust auf 15 Prozent reduziert werden.

Eine vorübergehende Inkontinenz nach der Geburt, die wieder kompensiert und unterdrückt werden konnte, tritt deshalb häufig mit zunehmendem Alter wieder auf. Eine Senkung der Gebärmutter oder anderer Organe kann hinzukommen.

Etwa eine von vier Erstgebärenden (26 Prozent) leidet nach einer vaginalen Geburt an einer (teilweise vorübergehenden, teilweise dauerhaften) Harninkontinenz. Aber auch nach einem Kaiserschnitt sind 15 Prozent der Erstgebärenden von einer Harninkontinenz betroffen.

An der analen Kontinenz sind drei Strukturen maßgeblich beteiligt: der anale Schließmuskel (bestehend aus Musculus sphincter ani internus und externus), der Afterhebemuskel (Musculus levator ani) und das Nervengeflecht (Plexus sacralis), das diese Muskeln steuert. Kommt es durch hochgradige Dammverletzungen zu einem Einreißen der analen Schließmuskulatur, verletzt der Druck des kindlichen Köpfchens den Afterhebemuskel oder die beteiligten Nerven, kann es nach der Geburt zu einer analen Inkontinenz kommen. Abhängig davon, welche Struktur genau betroffen ist, können dann Gase, flüssiger oder fester Stuhl ungewollt entweichen. Drei Monate nach der Geburt berichtet etwa eine von zehn Frauen (acht Prozent) von einer partiellen oder vollständigen Stuhlinkontinenz. Daher ist die korrekte operative Versorgung von hochgradigen Geburtsverletzungen so wichtig.

***

Vier von zehn Frauen (40 Prozent) geben bis zu sechs Monate nach der Geburt außerdem eine Beeinträchtigung ihrer sexuellen Empfindung an. Auch hier gilt zunächst einmal die Regel Nummer eins: Immer mit der Ruhe und keine Panik.

Die Geburt verändert seelisch wie körperlich vieles. Nach einiger Zeit kristallisiert sich heraus, welche Veränderungen erfreulich und welche weniger erfreulich sind. Vieles Unerfreuliche bessert sich mit der Zeit von allein, einiges aber leider auch nicht.

Daher ist es so wichtig, die durch die Schwangerschaft und vaginale Geburt beschädigte Beckenbodenmuskulatur durch gezieltes Training zu stärken. Ein häufiger Irrglaube ist, dass dies unmittelbar nach der Geburt bereits erfolgen sollte. Wie bei einem Muskelfaserriss im Oberschenkel muss jedoch auch die Muskulatur des Beckenbodens zunächst geschont werden, damit die Fasern erst einmal heilen können. Auch das Bindegewebe braucht erst einmal Zeit ohne Belastung, um sich zurückzubilden. Erst nach Abschluss des Wochenbetts – sechs bis acht Wochen nach der Geburt – darf mit Rückbildungstraining und Beckenbodenphysiotherapie begonnen werden, die von der Frauenärztin verschrieben wird. Ein zu früher Beginn von Beckenbodentraining belastet das beschädigte Gewebe unnötig.

***

Die klare Empfehlung lautet, gegenüber Ihrer Ärztin alle seelischen und körperlichen Beschwerden nach einer Schwangerschaft und Geburt offen anzusprechen, um früh Therapiekonzepte planen und dauerhafte Beschwerden vermeiden zu können. Leider sind sexuelle Beschwerden und Inkontinenz oft Tabuthemen, über die niemand gern spricht. Und allzu häufig fragen niedergelassene (Frauen- oder Haus-)Ärztinnen bei Ihren Patientinnen nach der Geburt nicht genau genug nach. Das muss aber sein, um Ihnen eine Überweisung zu den Expertinnen auf diesem Gebiet auszustellen. Das sind die Ärztinnen eines Beckenbodenzentrums.

### Mein Tipp

Geben Sie sich niemals mit einer Aussage zufrieden wie: »Das ist jetzt halt so, da kann man nichts machen.« Die wissenschaftliche Forschung liefert jedes Jahr neue Methoden zum Verständnis, der Diagnostik und Therapie von Inkontinenz und sexuellen Funktionsstörungen. »Unheilbare Krankheiten« sind manchmal ein paar Jahre später heilbar. Am Ball zu bleiben und eine Einschätzung in spezialisierten Zentren einzuholen, lohnt sich immer.

*Das Hämorrhoidalleiden und die Analvenenthrombose*

Eine Schwangerschaft führt über viele Monate zu einem stark zunehmenden Druck auf den Beckenboden und die Hämorrhoiden. Während einer vaginalen Geburt wird dann zusätzlich über viele Stunden mit hohem Druck nach unten gepresst. Dadurch kann ein vorbestehendes, aber vielleicht unentdecktes Hämorrhoidalleiden verstärkt und erstmals symptomatisch werden. Viele Frauen haben dann nach der Geburt ein Fremdkörpergefühl im Bereich des Anus, was zusätzlich Juckreiz, Nässen und hellrote Blutungen verursachen kann. Hämorrhoiden sind aber nicht schmerzhaft.

**Was sind eigentlich Hämorrhoiden?**
Hämorrhoiden hat jeder Mensch, und sie sind sehr sinnvoll. Es handelt sich dabei um Blutschwämme, die einige Zentimeter hinter der analen Schließmuskulatur in der Wand des Enddarms eingebaut sind. Sie helfen in Zusammenarbeit mit dem Schließmuskel, den Anus wasser- und gasdicht nach außen hin abzuschließen. In unserer industrialisierten Welt führt die verbreitete ballaststoffarme Ernährung zu festem anstatt weichem Stuhlgang. Dies führt in Verbindung mit der Sitz- anstelle einer Hockposition beim Toilettengang wiederum zu hohem Druck, der für das Herauspressen aufgewendet werden muss. Der jahre- und jahrzehntelange Überdruck beim Stuhlgang auf die Hämorrhoiden führt zu einer Ausdehnung der Blutkissen in Richtung Darmausgang und irgendwann guckt dann so eine Hämorrhoide aus dem Anus heraus. Ab diesem Moment spricht man von einem Hämorrhoidalleiden, was landläufig dann fälschlicherweise mit »Ich habe Hämorrhoiden« bezeichnet wird.

Sollte nach der Geburt ein Hämorrhoidalleiden bestehen, wird bis zum Abschluss des Wochenflusses eine selbstständige Rückbildung der Hämorrhoiden abgewartet. Bestehen dann immer noch Probleme, sollte eine Proktologin oder Ärztin in einem Beckenbodenzentrum nach vorheriger Überweisung durch die niedergelassene Frauen- oder Hausärztin hinzugezogen werden. Die Therapie ist dann häufig die Injektion einer Flüssigkeit, die zu einer Vernarbung (Sklerosierung) und so zu einer Verkleinerung der Hämorrhoiden führt, oder sie werden operativ verkleinert.

Schmerzen im Bereich des Afters sind oft auf eine sogenannte Analvenenthrombose zurückzuführen. Analvenen führen das sauerstoffarme Blut, das für die Sauerstoffversorgung der Analregion verwendet wurde, zurück in Richtung Herz. Durch das lange Pressen bei der Geburt (das ist auch bei langen Toilettengängen möglich) kann das Blut in den Analvenen nicht abfließen, es wird aufgestaut, fließt langsamer, und es kann sich ein Blutpfropf (Thrombus) bilden und zu einer extrem druckschmerzhaften Schwellung führen. Kommt es daher um den Anus herum zu bläulich-lila gefärbten Beulen, ist das sehr sicher eine Analvenenthrombose und kein Hämorrhoidalleiden. Es klingt aber schlimmer, als es ist: Ein solcher Thrombus muss in aller Regel nicht behandelt werden, da er vom Körper wieder abgebaut wird. Nur bei sehr großen Thromben, die bereits das Sitzen zur Tortur werden lassen, muss manchmal eine kurze operative Entfernung in lokaler Betäubung erwogen werden.[12] In der Regel bleibt nach einer durchgestandenen Analvenenthrombose eine kleine Hautfalte am Anus übrig, die »Mariske« genannt wird und beim Abputzen mit Toilettenpapier leider lebenslang etwas stören kann. Wenn diese längerfristig stören, können Marisken operativ entfernt werden.

Um Hämorrhoidalleiden und Analvenenthrombosen zu vermeiden, sollte man darauf achten, sich vor und nach der Schwangerschaft möglichst ballaststoffreich zu ernähren (z.B. durch Vollkornprodukte, Mais, Nüsse, Samen wie Floh- und Chiasamen etc.) und eher eine Hock- statt Sitzhaltung beim Stuhlgang einzunehmen. Hierzu kann es helfen, einen kleinen Hocker vor die Toilette und die Füße beim Stuhlgang darauf zu stellen. Dann zieht man automatisch die Knie an. Zudem sollte

---

12 *Eine Analvenenthrombose kann in Gegensatz zu einer tiefen Venenthrombose keine Lungenarterienembolie auslösen und ist medizinisch daher unbedenklich.*

der Toilettengang auf den eigentlichen Stuhlgang begrenzt und zusätzliches Pressen und längere Toilettenaufenthalte (durch z.B. Smartphone- und Literaturkonsum) unbedingt vermieden werden.

Der Druck auf den Beckenboden, der durch die Schwangerschaft entsteht, kann nicht vermieden werden – der einer vaginalen Geburt nur durch einen Kaiserschnitt.

**Notfälle im Wochenbett – Thrombose und Lungenembolie**

Da es bei jeder Geburt unvermeidlich zu einer Blutung kommt, die gestillt werden muss, ist die Blutgerinnung besonders zum Ende der Schwangerschaft und noch mehrere Wochen nach der Geburt hochreguliert. Das hat – vereinfacht gesagt – die Natur so eingerichtet, um Frauen vor dem Verbluten zu schützen. Schwangerschaft und Geburt stellen daher an sich ein erhöhtes Risiko für die Entwicklung einer »Blutverklumpung«, einer sogenannten Thrombose (griechisch thrombus = der Pfropf) dar. Die eingeschränkte Bewegung in den Tagen nach der Geburt kann das Thromboserisiko ebenfalls erhöhen.

Ein Thrombus bildet sich in dem langsamer fließenden, venösen (sauerstoffarmen) Blutkreislauf. Venöses Blut fließt zurück zum Herzen und wird von dort in die Lunge gepumpt, wo es mit Sauerstoff angereichert wird. Über diesen Weg kann ein Thrombus ebenfalls in die Lunge gelangen und sich dort zu einer lebensbedrohlichen Lungenarterienembolie entwickeln. In industrialisierten Ländern ist die Lungenarterienembolie im Zusammenhang mit der Geburt glücklicherweise jedoch sehr selten. Eigentlich führen unstillbare Blutungen und Infektionen die weltweite Liste an Ursachen für das Versterben von Frauen im Zusammenhang mit der Geburt an, beide können aber durch gute medizinische Versorgung, die in unseren Breiten in der Regel gewährleistet ist, effektiv behandelt werden.

Zwei von drei Lungenarterienembolien in Zusammenhang mit einer Schwangerschaft treten nach der Geburt auf (eine von drei während der Schwangerschaft) und können sich sehr schnell entwickeln, sodass zu Hause dann mögliche Symptome wie Luftnot, Schmerzen in der Brust (hier sind nicht die weiblichen Brüste gemeint, sondern die Region des Brustkorbs), hoher Puls und eine hohe Atemfrequenz häufig zu spät erkannt werden. Einer Lungenarterienembolie geht fast immer eine Thrombose voraus. Lassen Sie daher bitte neu aufgetretene, druckschmerzhafte Schwellungen in der Leiste oder im Bein sowie Luftnot, Kurzatmigkeit und Brustenge jederzeit ärztlich abklären!

Frauen mit wiederholten Thromboseereignissen in der Familie oder mit einer bekannten Gerinnungsstörung müssen sich in Rücksprache mit einer Gerinnungsspezialistin nach der Geburt – unabhängig davon, ob vaginal oder per Sectio – eine Thromboseprophylaxe für mehrere Wochen täglich unter die Haut spritzen. Für Schwangere ohne auffällige familiäre oder persönliche Gerinnungsgeschichte ist hingegen keine Thromboseprophylaxe notwendig, auch nicht bei Flugreisen während oder nach der Schwangerschaft.

Bravo, Sie haben den stationären Aufenthalt in der Klinik nach der vaginalen Geburt gemeistert! Es folgt das letzte Buchdrittel, in dem zunächst der geplante Kaiserschnitt und anschließend die Komplikationen während und unmittelbar nach der vaginalen Geburt systematisch besprochen und ihre Behandlung erklärt werden. Bitte entscheiden Sie ganz für sich selbst, wie viel Aufklärung Sie sich vor Ihrer anstehenden Geburt wünschen.

# III Die Geburt unter besonderen Umständen

## Der primäre Kaiserschnitt

*Valerie (36) ist mit ihrem ersten Kind schwanger. Sie arbeitet im Management eines großen Konzerns und kämpft seit vielen Jahren für die Rechte von Frauen und ihre Gleichstellung in Führungspositionen. Dafür erhält sie viel Anerkennung, aber für ihren Wunsch, ihr Kind per Kaiserschnitt zur Welt zu bringen, muss sie sich von anderen Frauen fast täglich Dinge anhören wie: »Willst du die Bindung zwischen deinem Kind und dir zerstören?«, »Du weißt gar nicht, was du verpasst – eine vaginale Geburt ist wundervoll«, »Gebären ist doch das Natürlichste auf der Welt, warum willst du es nicht wenigstens versuchen?«, »Bist du sicher, dass du dir das antun willst?«, »Ich habe gehört, ein Kaiserschnitt verursacht Allergien beim Kind«, »Ich habe im Internet gelesen, dass man die Kosten für einen Wunschkaiserschnitt selbst bezahlen muss, das wird teuer!«*

*Eigentlich macht sich Valerie nicht abhängig von der Meinung anderer, aber die Kommentare haben sie doch verletzt und hallen länger in ihr nach, als ihr lieb ist. Dabei hat sie sich schon zu Beginn der Schwangerschaft ausgiebig über das Thema Kaiserschnitt informiert und eigentlich keine Lust, sich für etwas zu rechtfertigen, das aus ihrer Sicht einzig und allein ihre Entscheidung ist.*

*Heute sind Valerie und ihr Partner Stefan in der Kliniksprechstunde zur Geburtsplanung. Valerie möchte wissen: »Was ist das Sicherste für mein Baby, die vaginale Geburt oder der Kaiserschnitt? Und wenn ich mich für einen Kaiserschnitt entscheide, wie läuft er genau ab? Muss ich den Wunschkaiserschnitt am Ende selbst zahlen? Ich habe auch von der Möglichkeit der ›Kaisergeburt‹ gehört, machen Sie das in Ihrer Klinik? Und was halten Sie eigentlich von Vaginal Seeding, dazu habe ich sehr unterschiedliche Informationen im Internet gefunden?«*

Valerie teilt leider das Schicksal vieler Frauen, die ihr Kind per Kaiserschnitt (auch »Sectio«, »Kaiserinnenschnitt« oder neuerdings »Bauchgeburt« genannt) zur Welt bringen: Sie werden hierfür grundlos als »schlechtere Mütter« verurteilt und schämen sich, davon zu erzählen – vollkommen unabhängig davon, ob der Kaiserschnitt medizinisch notwendig ist/war oder nicht. Viele Freundinnen von Müttern haben bereits den Satz gehört: »Dir kann ich es ja sagen, es war ein Kaiserschnitt. Aber bitte behalte es für dich.«

Jeder Mensch hat Angst vor Schmerzen nach einer Operation und bekommt dafür das Mitgefühl seiner Mitmenschen. Nur die Sectio wird in der öffentlichen Wahrnehmung offenbar für einen schmerzlosen Eingriff gehalten, geht aber tatsächlich mit denselben Ängsten, Schmerzen und möglichen Komplikationen einher wie jede andere große Bauchoperation auch. Da wäre etwas Empathie doch eigentlich angebracht.

Drei von zehn Kindern, die in Deutschland zur Welt kommen, werden per Kaiserschnitt geboren (31 Prozent). Es handelt sich also um alles andere als einen seltenen Geburtsmodus. Höchste Zeit, über Vor- und Nachteile eines geplanten Kaiserschnitts aufzuklären und aus ärztlicher Perspektive zu erläutern, wie dieser eigentlich abläuft.

## Gründe für einen geplanten Kaiserschnitt

In der Deutschen Leitlinie »Sectio caesarea« wird festgelegt, dass sich beim Wunsch nach einer geplanten Schnittentbindung die Schwangere zur Geburtsplanung (s. Kapitel »Die Geburtsanmeldung und die Geburtsplanung«, S. 42) vorstellen muss. Einen Kaiserschnitt, für den man sich vor dem Geburtsbeginn entscheidet, nennt man primäre Sectio oder auch primären Kaiserschnitt. Wenn die Entscheidung hierzu nach dem Geburtsbeginn getroffen wird, nennt man dies sekundäre Sectio oder sekundären Kaiserschnitt.

Während dieses Termins in der Klinik der Wahl sollen die Beweggründe für oder gegen die Entscheidung zu einer primären Sectio abgeklärt und über den Nutzen und das Risiko gegenüber einer vaginalen Geburt aufgeklärt werden. Es müssen plausible und überdachte Gründe vorliegen, weshalb man sich gegen eine vaginale Geburt und für eine primäre Sectio entscheidet, damit die Indikation zur Sectio gestellt und von der Krankenkasse bezahlt werden kann. Manchmal sind psychische Beeinträchtigungen der Mutter für die Indikationsstellung verantwortlich, wie z.B. eine Geburtsangst, eine Angst- oder posttraumatische Belastungsstörung (oft nach sexuellem Missbrauch oder nach einer als traumatisch erlebten vaginalen Geburt) oder ein Vaginismus[13]. Letztlich muss man sich für die große körperliche und seelische Herausforderung einer vaginalen Geburt bereit fühlen. Ist dies nicht der Fall, gilt die Sectio als Prävention, um eine Retraumatisierung oder das Scheitern einer vaginalen Geburt – die selbst Ursache für eine

---

13 *»Vaginismus« bezeichnet das unwillkürliche Verkrampfen des Beckenbodens und der Vagina, sodass eine vaginale Untersuchung oder beispielsweise das Einführen eines Tampons sehr schmerzhaft oder sogar unmöglich sein können, das gilt auch für den Versuch einer vaginalen Geburt.*

Traumatisierung sein kann – von vornherein zu vermeiden. Da dies als medizinisch-berechtigte Indikationsstellung gilt, werden für eine Präventivsectio wie auch bei jeder anderen Sectio die Kosten von der Krankenversicherung getragen.

Darüber hinaus gibt es auch körperliche (physische) Gründe bei Schwangeren oder Babys, die die Indikation zur primären Sectio rechtfertigen können, z.B. eine schwere Erkrankung oder eine fetale Beckenendlage. Häufiger als man denkt, kann trotz eines solchen Grundes vaginal geboren werden, wenn individuelle Vorsichtsmaßnahmen getroffen werden und geschultes Personal in der Klinik bereitsteht.

Am häufigsten wird allerdings ein geplanter Kaiserschnitt durchgeführt, weil bereits ein Geschwisterkind zuvor per Bauchgeburt zur Welt gekommen ist. Zu dieser sogenannten Re-Sectio später mehr (s. Kapitel »Die Re-Sectio«, Seite 279).

## Die Planung eines Kaiserschnitts

Für einen geplanten Kaiserschnitt muss sich die Schwangere in der Klinik ihrer Wahl vorher zur Geburtsplanung vorstellen (s. Kapitel »Die Geburtsanmeldung und die Geburtsplanung«, S. 42). Während einer Geburtsplanung führt eine Klinikärztin eine Ultraschalluntersuchung des Kindes durch, bespricht die Entscheidung für einen Kaiserschnitt mit der Schwangeren und stellt nach Prüfung der Gründe und in Rücksprache mit einer Oberärztin die Indikation zur geplanten (primären) Sectio. Sie erklärt mit einem Aufklärungsbogen den Ablauf und die Risiken der Operation und beantwortet Fragen zu dem Eingriff. Sollten Sie diesen Aufklärungsbogen gern vorher lesen wollen, können Sie bei der Klinik anfragen, ob Sie sich ein Exemplar abholen können. Grundsätzlich dürfen Sie von jeder von Ihnen unterschriebenen Aufklärung immer eine Kopie erhalten.

Ein Kaiserschnitt wird fast immer für 39+0 Schwangerschaftswochen geplant. Zu diesem Zeitpunkt hat wahrscheinlich noch kein Geburtsbeginn eingesetzt, aber das Baby ist reif entwickelt und ist bereit für die Welt da draußen. Welche Ärztin operieren wird, steht zu diesem Zeitpunkt meistens noch nicht fest, denn die Dienstpläne sind von kurzfristigen Änderungen und auch Krankmeldungen des Personals abhängig. Wenn man sich eine spezielle Operateurin wünscht, darf man das aber natürlich notieren lassen. Vielleicht klappt es an dem OP-Tag, dass es so organisiert werden kann.

Wenn alle Fragen zur Operation geklärt sind, findet noch das Narkose-Aufklärungsgespräch mit einer Anästhesistin entweder im Anschluss an die Geburtsplanung oder wenige Tage vor der Operation statt – das organisiert jede Klinik verschieden.

Für alle operativen Eingriffe in der Medizin gilt: Zwischen Aufklärung und Eingriff müssen mindestens 24 Stunden liegen, damit eine getroffene Entscheidung zur OP überdacht werden kann. Manchmal findet zusätzlich noch eine Blutentnahme statt, um Gerinnungsparameter und den Hämoglobinwert zu kontrollieren. Ist alles erledigt, sieht man sich erst am Operationstag wieder.

**Die Kosten für einen Kaiserschnitt**

Die Kosten für einen Kaiserschnitt trägt die Krankenkasse. Auch geplante und gewünschte Kaiserschnitte muss eine Patientin nicht selbst bezahlen, wenn im Rahmen eines Aufklärungsgespräches mit einer Ärztin die medizinische Indikation zur OP gestellt wurde.

## Die Vorbereitungen am OP-Tag

Was Sie am besten in Ihre Kliniktasche packen und wie Sie den Transport in die Klinik organisieren sollten, lesen Sie bitte in folgendem Kapitel am Buchanfang nach: »Der Weg in die Geburtsklinik«, Seite 45.

Leider ist es notwendig, am Morgen des Operationstages nüchtern in die Klinik zu kommen. Das bedeutet konkret, dass Sie mindestens sechs Stunden vor Operationsbeginn nichts mehr essen dürfen. Aber: Bis zu zwei Stunden vor dem Operationsbeginn darf noch klare Flüssigkeit wie z.B. Kaffee, (gesüßter) Tee, klarer Apfelsaft oder Wasser getrunken werden. Milch (selbst nur ein bisschen im Kaffee) oder Säfte mit Fruchtfleisch gehören nicht dazu, weil die darin befindlichen Eiweiße und Stückchen länger brauchen, um verdaut zu werden. Der Magen soll jedoch zum Zeitpunkt der Operation leer sein, um bei möglicherweise auftretender Übelkeit nichts zu erbrechen, was wiederum eingeatmet und so in der Lunge eine Entzündung auslösen kann. Hierüber werden Sie beim Narkosegespräch aufgeklärt.

Jede Operation braucht Vorbereitungszeit, weshalb Schwangere für ihren Kaiserschnitt häufig für sieben Uhr morgens oder noch früher einbestellt werden.[14] Dann werden Sie in der Kreißsaalaufnahme von einer Hebamme begrüßt und Ihre Gesundheitskarte wird eingelesen. Bitte auch immer Personalausweis und Mutterpass bereithalten. Vielleicht muss Ihre Begleitperson zunächst im Wartebereich Platz nehmen. Oft wird dann nochmal ein CTG abgeleitet, um sich vom Wohlbefinden Ihres Kindes zu überzeugen, und manchmal auch noch ein Ultraschall von einer Ärztin gemacht. Diese kann sich dabei die einzelnen zu operierenden Gewebeschichten noch einmal

---

14 *Der frühe Vogel fängt den (Baby-)Wurm!*

genau anschauen und ein aktuelles Schätzgewicht des Kindes ermitteln, damit die notwendige Länge des notwendigen Hautschnitts abgeschätzt werden kann.

Anschließend kommen Sie mit Ihrer Begleitperson in einen Geburtsraum, wo Sie von Ihrer zuständigen Hebamme betreut werden, Ruhe haben und sich umziehen können. Sie bekommen ein Krankenhaushemd, das zum Rücken hin geöffnet werden kann, und eine Haube, wie sie das OP-Personal trägt, damit alle Haare an Ort und Stelle bleiben und später nichts unsteril machen können. Möglicherweise erhalten Sie auch eine Maske, die Nase und Mund bedeckt. Die müssen Sie als einzige Person ab dem Operationsbeginn aber nicht mehr tragen.

**Die Verschiebung des OP-Termins**

Geburten und Notfälle sind leider unvorhersehbar – zudem können sich Operationen komplizierter gestalten und länger dauern als erwartet. Deshalb kann es sein, dass geplante Kaiserschnitte verspätet und manchmal sogar erst am Folgetag stattfinden können. Beim Warten kann man durstig oder zittrig werden (aufgrund des niedrigen Blutzuckerspiegels). Leider dürfen Sie weiterhin nichts essen und trinken, weil es ja jederzeit losgehen kann, aber bitten Sie dann Ihre Hebamme, eine Kochsalz- oder Zuckerinfusion über die Vene zu erhalten. Hierüber bekommt Ihr Körper die notwendige Flüssigkeit, Zucker und Elektrolyte, sodass zumindest kein Durstgefühl entsteht und Sie nicht unterzuckert sind. Ein trockener Mund kann mit einem Schluck Wasser befeuchtet werden.

Sobald das Narkoseteam bereit ist, bringt Sie Ihre betreuende Hebamme in den Operationsraum.

**Für die Begleitperson**

Abhängig von den klinikinternen Regelungen dürfen Sie als Begleitperson entweder sofort Ihre Schwangere in den OP begleiten oder Sie bleiben zunächst allein im Geburtsraum zurück. Dann vergehen meistens 20 bis 60 Minuten. Machen Sie sich am besten innerhalb von 20 Minuten im Geburtsraum startklar, indem Sie sich die OP-Kleidung (inklusive Haube und Mundschutz) anziehen. Dann sind Sie vorbereitet, wenn Sie dazugeholt werden. Keine Angst, die Operation geht nicht ohne Sie los und Sie werden nicht vergessen!

Achtung: Ein häufiger Fehler ist, dass viele Begleitpersonen morgens gar nichts mehr zu sich nehmen, weder Essen noch Trinken. Einerseits möchte man der nüchternen Schwangeren nicht demonstrativ etwas voressen und -trinken, andererseits ist man selbst aufgeregt und hat gar nicht das Bedürfnis, etwas zu sich zu nehmen. Ihre Schwangere bekommt im OP über die Vene Flüssigkeit und bei Bedarf auch etwas Zuckerlösung (Glucoseinfusion) – Sie nicht! Wenn dann irgendwann das Baby da ist und Sie unterzuckert umkippen, hilft das niemandem. Also: Bitte essen und trinken Sie ganz normal, gern auch im Geburtsraum. Nur in den Operationsraum können Sie nichts mitnehmen.

In manchen Kliniken ist übrigens das Fotografieren und Filmen während eines Kaiserschnitts erlaubt, bitte fragen Sie bei Interesse vorher nach.

## Im OP

### Die Spinalanästhesie

Wenn Sie mit Ihrer Hebamme in den Operationssaal kommen, bereiten die OP-Pflegerinnen Metallinstrumente vor, die für die Operation benötigt werden und ein bisschen Angst machen können, wenn sie da so aufgereiht liegen und klappern. Edelstahl ist einfach das Material, das am langlebigsten ist und am besten sterilisiert werden kann. Bekommen Sie daher bitte keinen Schreck, wenn es etwas laut ist.

Die Anästhesistin wird Sie bitten, sich mit dem Rücken zu ihr auf den Operationstisch zu setzen, während Sie sich mit einem Katzenbuckel gegen die vor Ihnen stehende Hebamme oder Anästhesiepflegerin lehnen. Die Anlage einer Spinalanästhesie (SPA) läuft nach einem ähnlichen Procedere ab wie bei einer PDA. Bitte lesen Sie daher alle Details zur Anlage in folgendem Kapitel nach: »Die Periduralanästhesie (PDA)«, Seite 122. Es gibt jedoch ein paar feine, aber wichtige Unterschiede zwischen PDA und SPA: Im Gegensatz zur PDA wird bei der SPA das Betäubungsmittel nicht in den Periduralraum und so an die Hirnhaut herangespritzt, sondern durch den Periduralraum und die Hirnhaut hindurch direkt in den Rückenmarkskanal (auch »Spinalkanal« genannt, daher der Name »Spinalanästhesie«). Anschließend wird die Nadel komplett entfernt, und es bleibt kein feiner Schlauch liegen, weshalb nachträglich hierüber auch kein weiteres Betäubungsmittel gegeben werden kann. Es kommt sehr schnell und zuverlässig (innerhalb weniger Minuten) zu einer Betäubung der Nerven, die für die Bewegung und Schmerzweiterleitung zuständig sind, vom Bauch abwärts bis zu den Zehenspitzen. Die Betäubung setzt mit einem Gefühl von Wärme in den Beinen oder im Gesäß ein – »die Sitzheizung geht an«. Einige Empfindungen wie Druck, Vibration und Berührung können aber weiterhin wahrgenommen werden. Wundern Sie sich daher bitte nicht, falls Sie Berührung und Ruckeln spüren, Schmerzen werden Sie keine haben. Die Betäubung wirkt je nach Patientinnen-adaptierter Dosis für zwei bis drei Stunden. Länger als eine Stunde dauert ein unkomplizierter Kaiserschnitt nicht. Für den sehr seltenen Fall, dass aufgrund von verknöcherten Wirbelzwischenräumen die Anlage einer SPA nicht möglich ist, muss die Operation in Vollnarkose durchgeführt werden. Das ist bei jungen Frauen aber sehr selten.

Alternativ kann bei Eingriffen, die voraussichtlich länger als zwei Stunden dauern, eine kombinierte Spinal- und Periduralanästhesie (kurz CSE für Combined Spinal and Epidural Anaesthesia) angelegt werden. Eine CSE vereint den Vorteil der Spinalanästhesie, dass die betäubende Wirkung sehr schnell eintritt und Bewegungen des Unterkörpers unmöglich macht, und der Periduralanästhesie, dass bei Bedarf während oder nach der Operation über einen liegenbleibenden dünnen Schlauch in den Periduralraum zusätzliches Betäubungsmittel gespritzt werden kann. So kann die Anästhesie genau so lange aufrechterhalten werden wie notwendig, und auch nach der Operation können Betäubungsmittel gegen Schmerzen gegeben werden.

Alle Risiken und Nebenwirkungen der PDA gelten ebenso für die SPA und treten etwa gleich selten auf (s. Kapitel »Die Periduralanästhesie (PDA)«, Seite 122). Das gilt ebenso für bleibende neurologische Störungen, die seltener als bei einer von 2500 gelegten Spinalanästhesien (0,04 Prozent) vorkommen. Denn eine SPA wird nur für eine Betäubung unterhalb des zweiten Lendenwirbels verwendet, auf dessen Höhe das Rückenmark beim Erwachsenen endet. So kann das Rückenmark bei der Verwendung einer Spinalanästhesiekanüle von 0,4 bis 0,5 mm Durchmesser nahezu unmöglich verletzt werden. Ein vorübergehender postpunktioneller Kopfschmerz tritt nach Anlage einer SPA seltener als in einem von 100 Fällen auf (0,5-1 Prozent).

### Die letzten Vorbereitungen vor Operationsbeginn

Zur Spinalanästhesie kommen die Operateurinnen hinzu, bestehend in der Regel aus einer Oberärztin und einer Assistenzärztin, die täglich oder wöchentlich durchrotieren, sodass jede Ärztin der Abteilung als Operateurin ausgebildet wird und in der Operationsroutine bleibt. Das ist wichtig, denn man ist nur in dem gut, was man ständig macht. Gegebenenfalls ist noch eine dritte Person wie eine Medizinstudentin involviert und steht mit am Operationstisch, um die Abläufe des Eingriffs kennenzulernen. Sie ist nur passiv in die Operation eingebunden und darf beispielsweise keinen Schnitt setzen, sondern schaut entweder nur zu oder assistiert, indem sie sogenannte Haken hält.[15]

15 *Haken-Halten ist das Schicksal von eigentlich allen Medizinstudierenden auf der ganzen Welt. Es bedeutet, mit einem Instrument die Operationswunde offen zu halten. Was einen selbst zu diesem Zeitpunkt der Ausbildung nervt, weil man lieber auch aktiv und selbstständig in die Operation eingebunden sein möchte, ist für die Person, die operiert wird, hingegen durchaus beruhigend.*

Während sich die Operateurinnen und eine OP-Pflegerin »einwaschen«, also Hände und Unterarme gründlich mehrere Minuten desinfizieren, wird in der Regel Ihr Intimbereich rasiert. Denn diese Haare reichen knapp an den Schnittbereich heran. An Haaren können Bakterien sehr gut hängen bleiben, weshalb die Rasur notwendig ist, um die Wunde keimfrei zu halten. Wer das lieber selbst machen möchte, kann das einfach ein oder zwei Tage vorher zu Hause machen. Es muss nicht »glatt« rasiert sein.

Anschließend legt die Hebamme, OP-Pflegerin oder Ärztin einen Dauer-Urinkatheter. Der ist notwendig, weil Sie während der OP viel Flüssigkeit benötigen, um Ihren Blutdruck zu stabilisieren, und selbst ja nichts mehr trinken dürfen. Damit die Harnblase aber ganz klein bleibt und sich nicht im Weg zu Ihrem Kind befindet, wird deswegen über den Blasenkatheter aller Urin ständig abgeleitet. Außerdem können Sie sich einige Stunden nach der Narkose noch nicht allein zur Toilette bewegen, weshalb Ihnen der Katheter auch über diese Zeit als Toilettenersatz hinweghilft. Er wird etwa sechs bis zwölf Stunden nach der Operation gezogen, wenn Sie mithilfe einer Hebamme oder Gesundheitspflegerin selbstständig zur Toilette gegangen sind. Das Katheterlegen tut im Übrigen nicht weh, weil Sie in diesem Moment bereits Bauchnabelabwärts betäubt sind, das spätere Ziehen ist leider unangenehm, aber nicht schmerzhaft und geht schnell.

Währenddessen ziehen sich die Operateurinnen einen sterilen Kittel und sterile Handschuhe an. Haube und Maske tragen sie schon vorher. Anschließend wird ein letztes OK von der Anästhesistin abgewartet, ob bei Ihnen die Spinalanästhesie korrekt liegt und wirkt. Ist alles einwandfrei betäubt, wird Ihr Bauch und Intimbereich mehrmalig desinfiziert und anschließend alles durch ein großes blaues steriles Tuch abgedeckt – bis auf den Operationsbereich, also Ihren Unterbauch. Ihr eigener Blick auf den Bauch ist durch ein Sichtschutztuch unterbrochen.

**Für die Begleitperson**

Wenn Sie nicht sowieso bereits im Raum sind, werden Sie spätestens zu diesem Zeitpunkt in den Operationssaal geführt und auf einen Stuhl neben dem Kopf Ihrer Schwangeren platziert. Sie dürfen sie am Kopf berühren und mit ihr sprechen. Ihre vertraute und beruhigende Nähe ist jetzt besonders wichtig, weil verständlicherweise jeder Mensch vor einer Operation aufgeregt ist. Falls Sie Fragen haben oder Ihnen selbst irgendetwas unangenehm ist, sagen Sie bitte jederzeit Bescheid – am besten der Narkoseärztin, die sich ebenfalls oben am Kopfende Ihrer Schwangeren befindet und mit Ihnen beiden gut kommunizieren kann. Falls noch mehrere Namen für das Baby zur Auswahl stehen, ist jetzt ein guter Moment, um sie nochmal durchzusprechen, an etwas Schönes zu denken und sich auf Ihr Baby zu freuen, das ganz bald bei Ihnen sein wird.

### Das Team-Time-out

Anschließend erfolgt verpflichtend – wie bei allen Operationen in Deutschland – das Team-Time-out. Das Team-Time-out umfasst einen Moment des Innehaltens, bei dem alles an der Operation beteiligte Personal genau zuhört. Es wird nach festgelegtem Ablauf die von der WHO 2008 entwickelte Surgical-Safety-Checkliste konzentriert durchgesprochen. Hierzu gehört auch das unbedingte Zählen aller verwendeten Instrumente und Materialien vor und nach der Operation, um das Zurückbleiben eines solchen Gegenstandes im Bauch der Patientin auszuschließen. Die verantwortliche Operateurin sagt klar und deutlich, wie die Patientin heißt, warum – und an welchem Körperteil – der Eingriff stattfindet, wie die Operateurinnen heißen und ob es Auffälligkeiten in Hinblick auf die mögliche Krankengeschichte, Allergien oder Medikamenteneinnahme der Schwangeren gibt. Anschließend ergreift die Anästhesistin das Wort, stellt sich und ihr Narkoseteam namentlich vor und berichtet, ob die Spinalanästhesieanlage reibungslos verlaufen ist und aus ihrer Sicht noch Informationen zur Patientin und der Operation hinzugefügt werden müssen. Schließlich stellt sich die OP-Pflege namentlich vor, stellt fest, ob die Instrumente vollständig bereitliegen und die Geräte funktionieren. Erst, wenn sich alle einig sind, dass alle Informationen, notwendigen Gegenstände und die unterschriebenen Aufklärungsbögen für den geplanten Eingriff korrekt vorliegen, beginnt die Operation.

### Die Operation

Zunächst kneift die Operateurin zur letzten Überprüfung der Narkose mit einer Pinzette in die Bauchhaut. Tut wie erwartet nichts weh, wird mit einem Skalpell per Pfannenstielschnitt die Bauchhaut und das darunterliegende Fettgewebe eröffnet.

#### Der Pfannenstielschnitt

Das ist ein horizontaler, leicht bogenförmiger Schnitt, etwa zwei Fingerbreit oberhalb des Schambeins (Symphyse), von etwa 10 bis 15 cm Länge (abhängig von der erwarteten Größe des Kindes). Er ist nach seinem Erfinder, dem deutschen Geburtshelfer Johannes Pfannenstiel um 1900 für den operativen Beginn des Kaiserschnitts etabliert worden und hat nichts mit einem Pfannengriff zu tun.

Danach ist das Ziel, so wenig wie möglich zu schneiden und stattdessen das Gewebe so weit wie möglich auseinanderzudehnen. Mit »Reißen«, wie viele meinen, hat das nichts zu tun. Denn es wird nichts unkontrolliert gerissen, sondern unter den Augen der Operateurin langsam »stumpf« gedehnt. Dadurch wird weniger Gewebe verletzt, es blutet weniger und heilt besser. Der einzige Nachteil besteht darin, dass eine solche »Dehnungswunde« weniger gerade und »schön« ist als ein sauberer Schnitt. Deswegen wird bei einer Operation die Haut immer geschnitten, damit die spätere Narbe gerade ist, und die darunter liegenden Schichten, die man von außen nicht sehen kann, werden aufgedehnt.

In der Mitte wird die Bauchfaszie eröffnet, die darunterliegenden Bauchmuskelstränge nach links und rechts geschoben und darunter das Bauchfell (Peritoneum) mit dem behandschuhten Finger eröffnet. Die durch den Katheter bereits ganz klein gewordene Harnblase wird noch ein wenig nach unten in Richtung Symphyse geschoben und anschließend ein kleiner Schnitt in die freigelegte Gebärmutterwand gemacht, der ebenfalls mit den Fingern stumpf aufgedehnt wird. Dann schauen die Operateurinnen meistens auch schon durch die weißliche Fruchtblasenwand hindurch auf das Baby. Um das Kind nicht versehentlich zu verletzen, wird häufig mit einer Pinzette die Fruchtblase eröffnet und das Kind wie bei einer vaginalen Geburt mit dem Kopf zuerst vorsichtig herausgehoben – bei einer fetalen Beckenendlage zuerst der Steiß des Kindes.

**Die Kaisergeburt**

Das ist der Moment, bei dem mittlerweile viele Kliniken auf Wunsch der Eltern eine »Kaisergeburt« (im Englischen Cesarean Birth) ermöglichen. Dazu wird das Sichtschutztuch gesenkt und der Kopf der Schwangeren leicht angehoben. Aus dieser Perspektive sieht sie zusammen mit ihrer Begleitperson nur das Köpfchen des Kindes, dessen Gesichtchen wiederum zur Mutter gedreht ist – die Operationswunde bleibt für die Eltern unsichtbar. Der Brustkorb des Kindes wird derweil durch die schmale Öffnung der Gebärmutter leicht zusammengedrückt – wie bei einer vaginalen Geburt –, sodass das Fruchtwasser aus der Lunge herausgedrückt wird und das Baby seinen ersten Atemzug oder Schrei machen kann. Die Mutter kann mit ihrer nicht betäubten Muskulatur des Oberbauches mitdrücken und so helfen, den restlichen Babykörper herauszuschieben. Wenn gewünscht, kann in manchen Kliniken die sitzende Begleitperson mit einer sterilen Schere über das gesenkte

Blickschutztuch hinweg die Nabelschnur durchtrennen (lesen Sie dazu gern noch einmal das Kapitel »Die Durchtrennung der Nabelschnur«). Anschließend nimmt die Hebamme mit einem warmen Handtuch das Neugeborene entgegen und legt es direkt auf die Brust seiner Mutter. So findet ein sofortiges Bonding durch direkten Hautkontakt von Mutter und Kind (s. Kapitel »Der erste Haut-zu-Haut-Kontakt – das Bonden«, Seite 149) statt, und die frischgebackenen Eltern nehmen an der Bauchgeburt ihres Babys zu 100 Prozent teil. Das ist zumeist für alle ein sehr schöner und emotionaler Moment.

Wenn keine Kaisergeburt gewünscht ist – oder in der betroffenen Klinik nicht angeboten wird –, helfen die Operateurinnen nach und nach ganz langsam dem Baby aus dem Bauch der Mutter. Dadurch wird, ebenso vergleichbar mit einer vaginalen Geburt, dem Kind Zeit gegeben, sich an die neue Umgebung außerhalb der schützenden Gebärmutter zu gewöhnen, und es wird, entgegen gefürchteten Schilderungen, alles andere als »aus dem Schlaf gerissen«. Es folgt auch hier das unmittelbare Bonding auf der Brust der Mutter.

Sollte das Kind wider Erwarten irgendeine Art von Anpassungsstörung zeigen, kann es im angrenzenden Neugeborenen-Erstversorgungsraum von einer Ärztin untersucht und falls notwendig unterstützt werden – z.B., indem vorsichtig ein bisschen Schleim aus den Atemwegen abgesaugt wird. Aber auch in diesem Fall kommt das Baby in der Regel noch während der Fortführung der Operation zurück auf die mütterliche Brust.

### Die Plazentageburt und erste Untersuchungen

Nachdem das Kind abgenabelt ist, konzentrieren sich die Operateurinnen wieder auf den Bauch der Mutter und die Anästhesistin spritzt ihr über die Vene das körpereigene Hormon

Oxytocin. Das führt zur Kontraktion der Gebärmutter und Lösung der Plazenta. In der Zwischenzeit ist es für die Operateurin möglich, aus der Nabelschnur Blut für eine spätere Nabelschnurbluteinlagerung oder -spende zu entnehmen (s. Kapitel »Die Durchtrennung der Nabelschnur«, Seite 150). Anschließend zieht die Operateurin vorsichtig an der Nabelschnur und hebt die sich ablösende Plazenta aus der Gebärmutter heraus.

Die Hebamme führt die Nabelschnurblut-pH-Wert-Analyse durch und kümmert sich um die Beurteilung der APGAR-Werte des Kindes auf der Brust der Mutter (s. Kapitel »Erste Untersuchungen des Kindes«, Seite 162). Sie dürfen gern selbst entscheiden, was mit der Plazenta geschehen soll (s. Kapitel »Die Plazentageburt«, Seite 166). Falls Sie sie behalten möchten, geben Sie bitte Ihrer Hebamme vor der Operation Bescheid.

Dann dehnt die Operateurin den Muttermund mit einem Finger oder einem sterilen Tupfer von der Gebärmutterinnenseite vorsichtig auf, um das spätere Abfließen des Wochenflusses zu ermöglichen und so einen Lochialstau zu vermeiden (s. »Entzündung der Gebärmutter«, Seite 228). Danach wird die Gebärmutterwand zugenäht und die Bauchhöhle erneut auf eventuelle Blutungen kontrolliert. Die meisten Blutungen werden mit einer Pinzette, durch die auf Knopfdruck Strom fließt, unkompliziert verödet, ansonsten kann man stärkere Blutungen umstechen und mit einem zusammenziehenden Knoten stoppen.

Die Eierstöcke und Eileiter sowie der Blinddarm werden routinemäßig auf mögliche Veränderungen hin untersucht. In ein bis zwei Prozent der Fälle findet man während einer Bauchgeburt Raumforderungen an Eierstock oder Eileiter – die der Patientin häufig gar nicht bekannt waren.

**Was ist eine »Raumforderung«?**

»Raumforderung« ist ein Überbegriff für eine wachsende Gewebemasse und mit dem unschönen Begriff »Geschwulst« oder »Tumor« gleichzusetzen. Erst unter dem Mikroskop kann mit absoluter Sicherheit festgestellt werden, ob es sich um gutartiges Gewebe (wie zum Beispiel eine harmlose Zyste) oder bösartiges Gewebe (wie Eierstockkrebs) handelt, was in der Altersgruppe »Schwangere« extrem selten zu erwarten ist.

Je nach Aussehen und Größe wird dann entschieden, ob dieses Gewebe ebenfalls im Rahmen der laufenden Operation mit herausgenommen und ins Pathologielabor zur mikroskopischen Beurteilung geschickt wird, denn wiederum in ein bis zwei Prozent dieser Fälle kann es sich bei solchen Raumforderungen um bösartiges Gewebe (Krebs) handeln. Mindestens 98 Prozent sind demnach gutartig und müssten nicht entfernt werden, solange sie keine Beschwerden machen. Wirklich zu 100 Prozent sicher, ob Gewebe gut- oder bösartig ist, kann man leider erst sein, wenn im Nachgang der Operation eine Gewebeärztin (Pathologin) das Gewebe untersucht hat. Deswegen wird mit jeder Schwangeren bei der Sectioaufklärung besprochen, was geschehen soll, falls während der Bauchgeburt zufällig eine Raumforderung gesehen wird – Gleiches gilt im Übrigen auch für einen auffälligen Blinddarm.

**Die Sterilisation während einer Sectio**

Sollte eine Patientin ihren Kinderwunsch explizit und glaubhaft abgeschlossen haben, kann zu diesem Zeitpunkt der Operation eine Sterilisation erfolgen. Jedoch nur, wenn dies ausdrücklich von der Schwangeren gewünscht ist und (wie immer) mindestens 24 Stunden vorher eine Sterilisationsaufklärung erfolgt ist und unterschrieben wurde.

Operativ werden dann die Eileiter auf beiden Seiten unterbrochen. Je nach Klinik und Operateurin gibt es dafür verschiedene Operationstechniken, meistens wird jeder Eileiter in seinem mittleren Drittel durch zwei wenige Zentimeter voneinander entfernte Fadenumschlingungen (sogenannte »Ligaturen«) abgebunden – das sieht dann aus wie ein Bonbon im Bonbonpapier – und das dazwischen befindliche Eileiterstück (Bonbon) herausgeschnitten. Anschließend werden die an Ort und Stelle verbleibenden Eileiterenden jeder Seite mit der Strompinzette zusätzlich verödet. Das herausgeschnittene Gewebe wird zur Untersuchung ins Labor geschickt, wo die Pathologin unter dem Mikroskop bestätigt, dass tatsächlich der gesamte Durchmesser des Eileiters durchtrennt wurde und damit keine Eizelle mehr in Richtung Gebärmutter wandern kann. Diese Rückmeldung kann ein paar Tage bis Wochen dauern. Die Eierstöcke selbst werden bei einer Sterilisation nicht im Geringsten beeinträchtigt, was wichtig ist, um ihre hormonelle Funktion für den Körper aufrechtzuerhalten.

Bitte fragen Sie in Ihrer Geburtsklinik nach, wer die Kosten für eine Sterilisation im Rahmen eines Kaiserschnitts zahlt. Da es sich um ein selbstgewähltes Verhütungsmittel handelt, muss in der Regel die Schwangere die Mehrkosten von ungefähr 200 bis 300 Euro bezahlen; manchmal übernimmt dies jedoch auch die Krankenkasse oder die Klinik.

### Der Abschluss der Operation und die Gratulation

Anschließend geht sozusagen alles rückwärts: Die eröffnete Gebärmutter ist bereits zusammengenäht, dann werden das Bauchfell und anschließend die Bauchmuskeln wieder aneinandergelegt. Die Bauchfaszie ist die alles entscheidende Gewebeschicht, um die Bauchorgane zurückzuhalten. Sie wird fest zugenäht.

Das Unterhautfettgewebe wird aneinandergelegt und schließlich die Haut genäht – hierzulande meistens intrakutan. Das bedeutet, dass nicht außerhalb der Wunde gestochen wird, sondern im Wundrand selbst abwechselnd die gegenüberliegende Haut aufgefädelt wird, sodass man den Faden anschließend kaum oder gar nicht sehen kann. Das führt zu seinem besonders schönen Heilungsergebnis. Diese Art des Nähens nennt sich »Hautnaht«.

Während der gesamten Operation wird ausschließlich resorbierbares Nahtmaterial verwendet. Lediglich die Hautnaht kann abhängig von Operateurin und Klinik mit einem resorbierbaren oder nicht resorbierbaren Faden verschlossen werden.

### (Nicht-) Resorbierbares Nahtmaterial

Resorbierbare Fäden haben den Vorteil, dass sie nicht gezogen werden müssen. Nicht resorbierbare Fäden haben den Vorteil, dass nach dem Ziehen des Fadens keinerlei Fremdmaterial im Körper zurückbleibt, auf das der Körper mit einer eventuellen Narbenwucherung reagieren könnte – sogenannte Keloidbildung. Personen, die hierzu neigen, sollten dies bei der Geburtsplanung ansprechen, damit dann ein nicht-resorbierbarer Faden verwendet wird. Dieser muss dann allerdings sieben bis zehn Tage nach der Operation von der Nachsorgehebamme oder in der Frauenarztpraxis gezogen werden.

Resorbierbare und nicht resorbierbare Fäden haben also ihre individuellen Vor- und Nachteile. Für mehr Informationen fragen Sie bitte in Ihrer Geburtsklinik nach.

Während der Hautnaht bringt meistens die Hebamme Ihre Begleitperson und Ihr Baby in Ihren vorherigen Geburtsraum, wo dann beide auf Sie warten. Im Operationssaal werden direkt auf die Wunde Klammerpflaster (Steri-strips) geklebt und darüber ein zusätzliches großes Pflaster. Dann werden Sie mithilfe eines dafür konzipierten Rollbretts und mehrerer Personen in Ihr Patientinnenbett in einem Rutsch »umgebettet«. Nach getaner Arbeit gratuliert Ihnen das gesamte Operationsteam, und Sie werden von der Anästhesistin und der Anästhesiepflegerin, Hebamme oder Operateurin zu Ihrem Baby in den Geburtsraum geschoben.

Im Geburtsraum wird dann im Rahmen der U1 Ihr Kind von einer Hebamme oder Ärztin erstmalig untersucht. Bitte blättern Sie für diese Inhalte und wie es dann weitergeht, hierhin zurück: »Die Kindervorsorgeuntersuchungen«, Seite 173.

Anschließend hilft Ihnen die Hebamme, Ihr Kind an die Brust anzulegen. Es wird gewogen und sein Fuß- oder Handgelenk mit einem Namensschild versehen, das den eigenen Vornamen und den Nachnamen der Mutter trägt, damit alle wissen, zu wem es gehört. Wenn nach ein paar Stunden mit Ihrem Blutdruck, der vaginalen Blutung und den Schmerzen alles in Ordnung ist, werden Sie im Bett auf die Mutter-Kind-Station gefahren (s. Kapitel »Die Mutter-Kind-Station«, Seite 187).

## Der stationäre Aufenthalt nach einem Kaiserschnitt

Grundsätzlich gestaltet sich der stationäre Aufenthalt für Mutter und Kind nach einem Kaiserschnitt sehr ähnlich wie nach einer vaginalen Geburt, bitte lesen Sie hierzu das Kapitel »Die Mutter-Kind-Station«, aber es gibt auch ein paar Unterschiede:

Von einer ambulanten Geburt ist nach einem Kaiserschnitt dringend abzuraten, weil sich die Mutter nach der Operation noch nicht sicher selbstständig bewegen kann. Für Mütter nach Kaiserschnitt wird im Vergleich zur vaginalen Geburt ein zusätzlicher Tag stationärer Überwachung eingeplant, sodass eine Entlassung von Mutter und Kind in der Regel am dritten postoperativen Tag erfolgt.

Hat die Sectio am Morgen stattgefunden, wird nach dem ersten gemeinsamen Aufstehen mit der Hebamme der Blasenkatheter am Abend gezogen. Hat die Operation am Abend oder in der Nacht stattgefunden, wird der Katheter am folgenden Morgen gezogen.

Zusätzliche Schmerzmittel werden von vornherein höher dosiert bereitgestellt, weil die Operationswunde für stärkere Schmerzen als nach einer vaginalen Geburt sorgt. Gleichzeitig bekommt die Mutter erstmalig sechs Stunden nach dem Kaiserschnitt eine Thromboseprophylaxe unter die Haut (subkutan) gespritzt und dann weiterhin ein- oder zweimal täglich bis zum Ende des stationären Aufenthaltes. Sollte eine Gerinnungsstörung bekannt sein, kann es nach ärztlicher Rücksprache notwendig werden, auch zu Hause noch für mehrere Wochen die Thromboseprophylaxe fortzuführen.

### Blähbauch und Verstopfung nach einer Bauchoperation

Nach einem Kaiserschnitt ist der Bauch oft gebläht, weil die Darmschlingen bei der Bauchoperation von links nach rechts bewegt werden und darauf folgendermaßen reagieren: Sie tun gar nichts mehr. Obstipation (Verstopfung) und ein Blähbauch sind die Folge, zumindest deutlich häufiger als nach einer vaginalen Geburt. Dann können Mütter manchmal so aussehen, als wären sie immer noch schwanger, während sie ihr Neugeborenes im Arm halten. Körperliche Bewegung senkt nicht nur das Thromboserisiko, sondern hilft auch dem Darm, wieder in Gang zu kommen. Daher seien Sie bitte dem Personal nicht böse, das Ihnen nach einem Kaiserschnitt kaum Ruhe gönnt, sondern Sie animiert, regelmäßig Rundgänge auf der Mutter-Kind-Station zu unternehmen. Kaugummi kauen unmittelbar nach dem Kaiserschnitt hilft ebenfalls, den Darm in Bewegung zu halten. Viele Kliniken stellen zusätzlich prophylaktisch entblähende und Stuhl-weichmachende Medikamente zur Verfügung. Fragen Sie gern direkt danach, falls Sie ohnehin häufiger mit einem Blähbauch und Verstopfung zu tun haben.

## Nach einem Kaiserschnitt zu Hause

Beim Nähen der Haut während des Kaiserschnitts wurde entweder ein resorbierbarer oder nicht resorbierbarer Faden verwendet. Zur Erinnerung: Ein resorbierbarer Faden löst sich von allein auf und muss nicht gezogen werden. Ein nicht resorbier-barer

Faden wiederum muss nach fünf bis sieben Tagen von der betreuenden Wochenbetthebamme zu Hause oder von der niedergelassenen Frauenärztin in der Praxis gezogen werden. Falls Hinweise auf eine Infektion oder Wundheilungsstörung vorliegen, ist jederzeit die Wiedervorstellung in der Geburtsklinik empfohlen, in der der Kaiserschnitt stattgefunden hat.

**Die Narbenpflege**

Wundheilung und Narbenbildung sind individuell sehr verschieden und scheinen von genetischen Einflüssen abzuhängen. Bei manchen Menschen ist die Kaiserschnittnarbe nach wenigen Jahren kaum noch zu erahnen, andere haben eine übermäßige Narbenbildung, sodass sich ein richtiger Narbenwulst bilden kann, was als Keloid bezeichnet wird. Das Aufbringen spezieller »Narbencremes« kann zu einer verbesserten Narbenästhetik führen, man darf sich davon jedoch nicht zu viel erhoffen. Erst, wenn eine Narbe vollständig abgeheilt ist, können in Rücksprache mit der Frauenärztin gegebenenfalls weitere Narbenbehandlungen (z.B. eine dermatologische Laserbehandlung) erfolgen. In jedem Fall wird auch ganz ohne Narbenbehandlung mit der Zeit die zunächst rötliche Narbe immer blasser und so weniger auffällig. Bitte in der Sonne immer mit Sonnenschutz eincremen, da Narben keine Hautpigmente besitzen, die vor der gefährlichen Strahlung schützen können. Deshalb sind Narben auch weiß.

Sport und schweres Heben sollten bis zum Ende des Lochialflusses vermieden werden, um auch tieferliegenden Gewebeschichten die Heilung in Ruhe zu ermöglichen. Als grobe Regel wird empfohlen, immer nur so schwer zu heben, wie das Kind zu dem jeweiligen Zeitpunkt wiegt. Lassen Sie es zu Anfang deswegen bitte ruhig angehen und hören Sie auf Ihren Körper. Er wird Ihnen Rückmeldung geben, welche Bewegungen problemlos möglich sind und welche nicht. Aber: Vorsichtige, regelmäßige Bewegung ist ab dem ersten Tag nach der Operation unbedingt und täglich notwendig.

### Vor- und Nachteile einer Sectio für die Mutter

| PRO | CONTRA |
| --- | --- |
| planbares Geburtserlebnis | kein Erleben einer natürlichen vaginalen Geburt |
| selbstbestimmter Zeitpunkt der Geburt | mögliche Verletzungen benachbarter innerer Organe (Harnblase, Darm etc.) während der Operation |
| Vermeidung nicht vorhersagbarer Notfälle einer natürlichen vaginalen Geburt mit potenziell traumatisierenden Erlebnissen und Kontrollverlust | erhöhtes Risiko für Thrombose und Lungenembolie mit Notwendigkeit einer Thromboseprophylaxe während des stationären Aufenthaltes |
| Vermeiden des erhöhten Risikos von Geburts- und Beckenbodenverletzungen bei einer vaginalen Geburt, die zu Senkungsbeschwerden, Inkontinenz, sexuellen Missempfindungen und Schmerzen im Bereich der Geburtswege führen können | mehrtägiger Wundschmerz nach der Bauchoperation |

| PRO | CONTRA |
|---|---|
| keine Schmerzen während der Geburt | häufiger Blähbauch nach Sectio |
| | durch Operation mögliche Verwachsungen der Bauchwand und im Bauchraum |
| | mögliche kosmetische Beeinträchtigung und Taubheitsgefühl durch die Sectionarbe |
| | in der Folgeschwangerschaft: mögliche Fehleinnistung der Plazenta und erhöhtes Risiko für eine Eileiterschwangerschaft sowie das Einreißen der Gebärmutterwand im Bereich der Kaiserschnittnarbe (Uterusruptur) |

Der Vorteil einer primären Sectio besteht darin, mögliche traumatische Erlebnisse einer vaginalen Geburt präventiv zu verhindern. Traumatisch kann eine vaginale Geburt zum Beispiel sein, wenn sie mit dem Erleben eines Kontrollverlusts einhergeht und die damit verbundene Angst nicht verkraftet werden kann. Oder wenn bereits vor einer vaginalen Geburt die bloße Vorstellung, sie zu erleben, große Angst auslöst. Darüber hinaus werden häufig als traumatisch erlebt: hochgradige Geburtsverletzungen (mit Beteiligung des analen Schließmuskels), vorübergehende oder dauerhafte Inkontinenz von Urin, Gasen oder Stuhlgang, beeinträchtigte sexuelle Empfindung, eine instrumentelle Unterstützung der Geburt z.B. durch eine Saugglocke, ein sekundärer oder Notkaiserschnitt, eine Kürettage oder manuelle Nachtastung während der Nachgeburtsphase. Die Schwierigkeit bei der Abwägung ist: Ob eine vaginale Geburt für eine Frau ein traumhaftes oder traumatisches Erlebnis ist, wird von Frau zu Frau vollkommen verschieden erlebt und kann immer erst im Nachhinein beurteilt werden.

Der Nachteil eines Kaiserschnitts ist, dass auch er – wie jeder operative Eingriff – Risiken birgt. Je geplanter und ruhiger eine Operation stattfindet und je besser die anatomischen Ausgangs- und Rahmenbedingungen sind, desto geringer die Wahrscheinlichkeit, dass es zu einer Komplikation kommt. Ganz vermeiden lassen sich aber die im Folgenden aufgezählten Risiken niemals, weshalb hierüber gesetzlich verpflichtend aufgeklärt werden muss:

Es kann in 0,3 Prozent der Fälle bei einer Sectio und in 0,6 Prozent bei einer Re-Sectio (also bei drei bzw. sechs von 1.000 Kaiserschnitten) zu einer unbeabsichtigten Verletzung benachbarter Organe kommen, wie z.B. der Harnblase, des Darms, der Eierstöcke und Eileiter. Je verwachsener die Organe und Gewebeschichten der Bauchhöhle durch Voroperationen sind, desto größer die Wahrscheinlichkeit einer Gewebeverletzung. Die Operateurin reagiert darauf, indem sie das verletzte Gewebe wieder vernäht.

Eine verstärkte Blutung kann auftreten, wenn es zu einer Verletzung von Blutgefäßen kommt. Gefäßverletzungen werden durch Verödung mit einer elektrischen Pinzette oder durch Kompressionsnähte gestillt, die das Gefäß verschließen. Wenn man so ein Gefäß abbindet, fließt kein Blut mehr hindurch. Dann bilden sich Kollateralgefäße, die die Blutversorgung des betroffenen Gewebes übernehmen, man braucht sich also keine Sorgen zu machen, dass es hierdurch zu einer Sauerstoffunterversorgung des Gewebes kommt.

Sollte die verstärkte Blutung auf eine ungenügende Kontraktion der Gebärmutter zurückzuführen sein, nennt man das »Atonie«, mehr hierzu wird in folgendem Kapitel behandelt: »Die Atonie der Gebärmutter«, Seite 325.

Es kann zu einer Infektion kommen. Um diese vorab zu verhindern, gibt man während eines Kaiserschnitts eine prophylaktische Antibiotikum-Einmalgabe (single shot) über die Vene. Eine therapeutische Antibiotikagabe über mehrere Tage wird in der Geburtshilfe nur notwendig, wenn tatsächlich eine Infektion – z.B. der Gebärmutter – nachgewiesen wird.

Eine Kaiserschnittnarbe in der Gebärmutterwand kann unter den Geburtswehen einer Folgeschwangerschaft kaputt gehen und so zu einer Uterusruptur führen. Die Wahrscheinlichkeit hierfür beträgt etwa ein Prozent. Ab zwei erfolgten Kaiserschnitten würde man von einem anschließenden Versuch einer vaginalen Geburt eher abraten und ab drei erfolgten Kaiserschnitten dringend abraten. Stattdessen kann man dann als Geburtsmodus einen wiederholten Kaiserschnitt durchführen, hierzu gleich mehr im Kapitel »Die Re-Sectio«, Seite 279.

Ebenso kann bei einer Folgeschwangerschaft die Plazenta an der Innenseite der Gebärmutternarbe zu tief einwachsen (z.B. als Placenta accreta, increta oder percreta), sodass sie sich nach der Geburt nicht mehr korrekt ablösen kann. Bei dem nachfolgenden Versuch einer vaginalen Geburt kann es dadurch zu einer verstärkten Blutung mit dem Risiko einer Notoperation kommen. In der Regel würde eine solche abnormal invasive Plazenta (AIP) jedoch bereits während der Schwangerschaft bei den spezialisierten Ultraschallvorsorgeuntersuchungen wie dem Zweittrimesterscreening erkannt und dementsprechend ein wiederholter Kaiserschnitt mit Entfernung des betreffenden Areals geplant werden.

Die Narbe kann als kosmetisch beeinträchtigend empfunden werden und ist häufig taub, weil bei der Operation die versorgenden Hautnerven durchtrennt wurden.

Mit einem Kaiserschnitt geht ein erhöhtes Risiko für die Entwicklung einer Thrombose und einer hierdurch verursachten Lungenarterienembolie einher. Deshalb wird jeder Patientin nach Kaiserschnitt erstmalig sechs Stunden nach dem erfolgten Kaiserschnitt und anschließend ein- oder zweimal täglich ein blutverdünnendes Medikament unter die Haut gespritzt, die Thromboseprophylaxe. Nach der Entlassung bedarf es keiner Thromboseprophylaxe mehr, da sich jede Mutter zu Hause durch Aufstehen, Toilettengang und Versorgung des Kindes ausreichend bewegt und dadurch eine Thrombose unwahrscheinlich wird.

Früher wurde für Mütter nach Kaiserschnitt ein erhöhtes Risiko für depressive Verstimmungen bis hin zu Wochenbettdepression, Stillproblemen und distanzierter Mutter-Kind-Bindung beschrieben. Dieses Risiko konnte und kann mit Bindungsmaßnahmen zwischen Mutter und Kind während und nach einem Kaiserschnitt auf dasselbe Risiko wie nach vaginaler Geburt gesenkt werden. Dazu trägt im Rahmen eines Kaiserschnitts die aktive Teilnahme an der Geburt durch die beschriebene Kaisergeburt bei. Das Bonding unmittelbar nach dem Abnabeln mit Haut-zu-Haut-Kontakt von Mutter und Kind sowie das Stillen führen zu gleichwertigen Bindungsergebnissen zwischen Mutter und Kind wie nach einer vaginalen Geburt. Aber auch wenn dieser Kontakt manchmal nicht sofort stattfinden kann, bedeutet das keine missglückte Mutter-Kind-Bindung.

**Der Wunsch nach dem Erleben einer vaginalen Geburt**

Maßgeblich bei der Entscheidung für oder gegen einen Kaiserschnitt wird der Wunsch einer Schwangeren berücksichtigt, ob ihr selbst das Erlebnis einer vaginalen Geburt wichtig ist. Für einige handelt es sich um das alles entscheidende, bis hin zu sinnstiftende Erlebnis des Lebens, anderen ist der Geburtsmodus vollkommen egal, solange das Baby gesund geboren wird.

## Vor- und Nachteile einer Sectio für das Kind

| PRO | CONTRA |
| --- | --- |
| geringeres Risiko für Geburtsstress und eine Sauerstoffunterversorgung | kein Erleben einer natürligeringere Surfactantbildung und höheres Risiko für Atemanpassungsstörung (»feuchte Lunge«) |
| geringes Risiko für Mekoniumaspiration (Inhalieren des eigenen Stuhls aus dem Fruchtwasser) | mögliche Verletzungen des Kindes während der Operation (z.B. Schnittverletzung) |
| geringeres Risiko für Verletzungen, die bei einer vaginal-operativen Geburt (Saugglocke und Zange) entstehen können | verändertes Mikrobiom |
| geringeres Risiko für Neugeboreneninfektionen | |

Der Vorteil eines Kaiserschnitts für das Kind besteht darin, die Gefahr einer Sauerstoffunterversorgung und den Stress einer vaginalen Geburt zu verhindern. Die Sectio ist daher für das Kind der sicherste Weg, auf die Welt zu kommen, obwohl gesunde Kinder diesen Stress einer vaginalen Geburt gut aushalten können, er hat sogar etwas Gutes: Er gilt für ein Ungeborenes als die erste Anpassungsleistung für die noch vielen kommenden Herausforderungen des anstehenden Lebens und führt bei Mutter und Kind zur Ausschüttung von Stresshormonen – sogenannten Glucocorticoiden –, die in der Lunge des Kindes Surfactant bilden. Dieses Oberflächenprotein führt dazu, dass sich die Lunge gut entfalten und das Baby problemlos atmen kann. Bei einer Sectio entsteht für das Kind zwar weniger Stress, aber dadurch auch weniger Surfactantbildung.

Außerdem wird bei einer Sectio weder die Nabelschnur noch das Kind durch Wehen zusammengedrückt. Damit ist eine Sauerstoffunterversorgung zwar extrem unwahrscheinlich, dafür wird aber auch kein Fruchtwasser aus der kindlichen herausgepresst. Deswegen haben Kinder, die per Sectio geboren werden, ein erhöhtes Risiko für eine Atemanpassungsstörung, ein sogenanntes Wet-Lung-Syndrom (eine »feuchte Lunge«), die bei Neugeborenen in etwa einem von 100 Fällen (ein Prozent) auftritt. Das Kind muss dann schneller atmen, um genug Sauerstoff zu erhalten, weil weniger »trockene« Lungenoberfläche zum Gasaustausch zur Verfügung steht. Bei Atembeschwerden nehmen die Kinderärztinnen das Baby zur Überwachung stationär auf und versorgen es mit Sauerstoff. Nach zwei bis drei Tagen ist dann alle Flüssigkeit in der Lunge resorbiert, sodass Baby und Mutter aufatmen und zusammen nach Hause gehen können.

Allerdings kann wiederum das Erleben von Stress während der vaginalen Geburt beim ungeborenen Kind zum Absetzen von Mekonium (dem ersten Stuhl) in das Fruchtwasser führen. Wird dieses in sehr seltenen Fällen eingeatmet, spricht man von einer Mekoniumaspiration, was eine Lungenentzündung beim Neugeborenen und schlimmstenfalls eine Erstickungsgefahr verursachen kann. Das Risiko hierfür ist bei einem Kaiserschnitt geringer als bei der vaginalen Geburt.

Eine der häufigsten Komplikationen für das Kind bei der vaginalen Geburt ist die Neugeboreneninfektion, deren Häufigkeit durch einen Kaiserschnitt deutlich gesenkt wird. Denn die Keime, die zur Infektion des Neugeborenen führen können, kommen aus dem Darm und der Vagina der Schwangeren selbst. Durch den Geburtsmodus des Kaiserschnitts können diese Keime nicht zum Kind gelangen und so auch keine Neugeboreneninfektion auslösen (s. Kapitel »Das Triple I – die Infektion der Fruchthöhle«, Seite 287). Die Krux ist, dass die Keime aus Vagina und Darm der Mutter für das Kind aber nicht nur schlecht sind und Infektionen auslösen können, sondern auch das Mikrobiom des Kindes bestimmen und positiv beeinflussen. Das Mikrobiom beschreibt die natürliche Bakterienbesiedlung von Haut und Verdauungstrakt, die bei jedem Menschen so individuell ist wie der Fingerabdruck.

Es konnte durch viele aussagekräftige Studien nachgewiesen werden, dass der Geburtsmodus Sectio das Mikrobiom von Neugeborenen stört. Das wiederum scheint mit einem erhöhten Risiko für das Auftreten von Autoimmunkrankheiten (z.B. Neurodermitis), Nahrungsmittelunverträglichkeiten (z.B. Weizenunverträglichkeit), Allergien, Diabetes und die Entwicklung von Übergewicht im Laufe des Lebens einherzugehen.

Aber: Mit jeder Studie werden neue Ergebnisse veröffentlicht und heiß diskutiert. Unabhängig von der wissenschaftlichen Diskussion findet man je nach Quelle zu diesem Thema stark abweichende Zahlen und Interpretationen. Beispielsweise legen einige Studien nahe, dass die erhöhten Auftretenswahrscheinlichkeiten von Krankheiten, die bei Kindern gehäuft nach einem Kaiserschnitt auftreten sollen, weniger auf eine Ursache-Folge-Beziehung zurückzuführen als vielmehr durch Koinzidenz zu erklären sind. So wurde unter anderem festgestellt, dass Mütter, die einen Diabetes mellitus Typ 1 haben, häufiger per Kaiserschnitt entbunden werden. Gleichzeitig haben ihre Kinder – unabhängig vom Geburtsmodus – ebenfalls ein erhöhtes Risiko, in ihrem Leben an dieser Art von Diabetes zu erkranken. Fälschlicherweise könnte man annehmen, dass der Kaiserschnitt das Risiko für Diabetes mellitus Typ 1 bei Kindern erhöht. Es scheint sich aber um eine Koinzidenz und eben nicht um eine Ursache-Folge-Beziehung zu handeln.[16] Ähnliche Beobachtungen wurde für das Auftreten von Allergien und Asthma bronchiale bei Kindern gemacht, deren Erkrankungsrisiko eher mit den vorbestehenden Erkrankungen ihrer Eltern zusammenzuhängen scheinen als mit dem Geburtsmodus Sectio. Es bedarf daher weiterer und größerer prospektiver Studien, um sicher sagen zu können, ob ein Kaiserschnitt tatsächlich häufiger Unverträglichkeiten und Autoimmunerkrankungen verursacht oder nicht.

---

16 *Es lässt sich anhand der bekannten Geschichte »Der Storch bringt die Kinder« erklären. Man hat festgestellt, dass im Laufe des letzten Jahrhunderts in Deutschland die Storchenpopulation zurückgegangen ist, ebenso dic Geburtenzahlen. Daraus wurde teils scherzhaft, teils fälschlicherweise gefolgert, die Geburtenzahlen hingen mit der Storchenpopulation als Ursache-Folge-Beziehung zusammen. Tatsächlich gibt es aber keinen ursächlichen Zusammenhang zwischen der Anzahl von Störchen und der Anzahl von Geburten in Deutschland. Stattdessen werden als Ursache die Urbanisierung und »Landflucht« für den Rückgang von Störchen und Geburtenzahlen verstanden, weil in Städten grundsätzlich weniger Störche leben und Kinder pro Kopf geboren werden als im schwindenden ländlichen Raum. Trotzdem hat sich das Bild des Baby-bringenden Storches fest etabliert.*

Das Baby kann während der Operation verletzt werden, am ehesten, wenn es sehr schnell gehen muss (z.B. bei einer Notsectio) und ein Blasensprung bereits stattgefunden hat. Damit liegt der kindliche Körper ohne Fruchtwasser unmittelbar hinter der Gebärmutterwand, nur durch die hauchdünne Eihaut der Fruchtblase geschützt. Daher wird, um eine Verletzung des Kindes zu vermeiden, die Gebärmutterwand immer nur Millimeter für Millimeter eingeschnitten, bis man die Fruchtblase sehen kann. Sollte in sehr seltenen Fällen das Baby trotzdem verletzt werden (das Risiko hierfür beträgt weniger als ein Prozent), reicht meistens ein Pflaster zur narbenfreien Heilung aus. Ansonsten würde der Schnitt mit einer ganz feinen Nadel genäht werden.

Bezüglich der Vor- und Nachteile eines Kaiserschnitts für das Kind ist es daher sehr schwierig, einfache Aussagen zu treffen. Zur Keimsituation lässt sich auf dem Stand der aktuellen Studienlage aber grundsätzlich sagen, dass durch einen Kaiserschnitt das Risiko einer Neugeboreneninfektion und -sepsis gesenkt, aber das Mikrobiom gestört wird.

**Vaginal Seeding**

Um dem eigenen Kind nach einem Kaiserschnitt die »guten Mikrobiomkeime« mit auf den Lebensweg zu geben, wurde die Idee des Vaginal Seeding entwickelt. Dabei legt man der Schwangeren vor einem Kaiserschnitt für mehrere Stunden einen (sterilen) Tupfer ähnlich wie einen Tampon in die Vagina und betupft damit nach der Geburt Haut, Augen, Nase und Mund des Neugeborenen. Was genial klingt, um die

Mikrobiomentwicklung zu fördern, bringt leider aber auch zwangsläufig das Risiko einer Neugeborenen- und Augeninfektionen mit sich, dessen man sich ja eigentlich durch den Kaiserschnitt entledigt hat. Außerdem ist die Studienlage dieses neueren Verfahrens kontrovers. Es gibt noch keine Langzeitstudien, die einen Vorteil durch Vaginal Seeding beweisen konnten, sodass Hebammen und Geburtsmedizinerinnen dem Verfahren häufig kritisch gegenüberstehen und oft davon abraten. Stattdessen ist der Vorteil des frühen Haut-zu-Haut-Kontaktes zwischen Mutter und Kind, das Anlegen des Neugeborenen an die Brust innerhalb der ersten Lebensstunde und das Stillen während der ersten sechs Lebensmonate für ein gesundes Mikrobiom wissenschaftlich belegt. Insbesondere der positive Einfluss des Stillens auf die Entwicklung des kindlichen Mikrobioms und Immunsystems wird durch zahlreiche Studien weltweit bewiesen, s. Kapitel »Das Stillen« und »Das Abstillen«, Seite 201+209.

Bei einem geplanten Kaiserschnitt ist es wichtig, die oben genannten Vor- und Nachteile abzuwägen, bevor man sich leichthin oder schweren Herzens dafür oder dagegen entscheidet. Wie alles andere im Leben ist dies die individuelle Entscheidung jeder Frau, die es zu respektieren und zu akzeptieren gilt.

## Die vaginale Geburt nach Kaiserschnitt

Viele Frauen möchten nach (oder auch vor) erlebtem Kaiserschnitt wissen, ob sie ein weiteres Baby durch einen erneuten Kaiserschnitt (Re-Sectio) zur Welt bringen müssen oder auch vaginal gebären können. Die Ärztinnen der Geburtsmedizin können Ihnen nur individuell beratend zur Seite stehen, die Entscheidung treffen Sie. Grundsätzlich ist die Wahrscheinlichkeit erhöht, dass trotz des Versuchs einer vaginalen Geburt letztlich wieder ein Kaiserschnitt durchgeführt wird – geplant oder ungeplant.

Bis zu ein Drittel (32 Prozent) der Mütter mit einer vorangegangenen Sectio entscheidet sich für den Versuch einer Spontanentbindung bei nachfolgenden Schwangerschaften. Den Versuch einer vaginalen Geburt nach vorherigem Kaiserschnitt kürzt man mit TOLAC (Trial of Labour After Cesarean Delivery) ab. Die erfolgreiche vaginale Geburt nach vorherigem Kaiserschnitt wird mit VBAC (Vaginal Birth After Cesarean Delivery) abgekürzt. Bei Wunsch nach einem TOLAC stellt sich die Schwangere in der spezialisierten Geburtsklinik ihrer Wahl zur Geburtsplanung vor. Dann werden folgende Kriterien zu Rate gezogen, um zu entscheiden, ob aus ärztlicher Sicht ein TOLAC zu befürworten oder besser davon abzuraten ist: Das erste wichtige Kriterium ist der explizite Wunsch der Frau, nach einem erfolgten Kaiserschnitt vaginal gebären zu wollen. Als zweites wichtiges Kriterium gilt die Messung der Gebärmutterwanddicke per Ultraschall zum Ende der Schwangerschaft, wenn die Gebärmutterwand durch die Größenzunahme von Kind und Fruchtwassermenge normalerweise bereits nur noch wenige Millimeter dick ist. Abhängig von der Klinik und der aktuellen Studienlage wird ein Minimum von ein bis zwei Millimetern im Bereich der ehemaligen Narbe in der Gebärmutterwand (dem unteren Uterinsegment) vorausgesetzt, um von ärztlicher Seite einem TOLAC zuzustimmen. Grundsätzlich ist die Gebärmutterwand nach einer Sectio nicht mehr so stark wie eine unoperierte Gebärmutterwand. Die Wahrscheinlichkeit für das Aufreißen einer Gebärmutter (Uterusruptur) unter Geburtswehen nach vorangegangenem Kaiserschnitt beträgt etwa ein Prozent, geschieht also in einem von 100 Fällen. Das kann ein relativ harmloses kleines Loch verursachen oder zu einer für Mutter und Kind lebensbedrohlichen Blutung führen. Weil das einen geburtshilflichen Notfall darstellt, tendieren Hebammen und Ärztinnen bei Gebärenden, die bereits eine Sectio hatten, im Falle von Narbenschmerzen oder anderen Komplikationen schneller zu einem erneuten Kaiserschnitt als bei einer Schwangeren ohne voroperierte Gebärmutter.

Zusätzlich gelten weitere »weiche« Kriterien, die den potenziellen Erfolg eines TOLAC mitbestimmen. Ideal sind die Voraussetzungen für die vaginale Geburt nach vorherigem Kaiserschnitt, wenn schon mindestens ein Kind vor oder nach dem bereits erfolgten Kaiserschnitt vaginal geboren wurde, die Mutter sportlich und gesund ist und Selbstvertrauen in ihren Körper hat, das Kind nicht untergewichtig oder übergewichtig, sondern eher normalgewichtig für die Schwangerschaftswoche und die Körpergröße der Mutter ist und die Geburt in einer spezialisierten Geburtsklinik mit trainiertem Personal stattfindet – dieses kann während der Geburt die Anzeichen für eine drohende Uterusruptur frühzeitig erkennen und darauf mit einer zügigen sekundären Re-Sectio reagieren.

Sollte irgendeine andere Operation als ein Kaiserschnitt an der Gebärmutterwand vorgenommen worden sein, z.B. eine Myomentfernung, wird von einer vaginalen Geburt sehr wahrscheinlich abgeraten, denn diese Operation findet zumeist nicht im unteren Uterinsegment statt, wo bei einer Sectio der

Schnitt in die Gebärmutter erfolgt, sondern weiter oberhalb in Richtung Gebärmutterdach (Corpus oder Fundus). An dieser Stelle kommt es aber bei Wehen zu der größten Kraftauswirkung, was die Wahrscheinlichkeit für eine Uterusruptur erhöht. All das wird, wie gesagt, individuell im Rahmen der ärztlichen Geburtsplanung besprochen und kann nicht pauschalisiert werden.

Falls Sie sich für die Geburtseinleitung nach vorangegangener Sectio interessieren, bitte hier nachschlagen: »Die Geburtseinleitung auf der Schwangerenstation«, Seite 95.

## Die Re-Sectio

Eine Re-Sectio läuft nach dem exakt gleichen Procedere ab wie die eben erklärte primäre Sectio. Anders ist nur, dass mit jeder weiteren Operation die einzelnen Gewebeschichten beim anschließenden Heilungsprozess zunehmend miteinander verwachsen und vernarben – das ist jedoch individuell sehr verschieden. Es gibt Frauen, die bereits nach einem Kaiserschnitt eine richtige »Narbenplatte« aufweisen, und andere, deren Bauchraum beim sechsten Kaiserschnitt noch wie beim ersten aussieht. Generell sind bei zunehmenden Verwachsungen die Risiken für Mutter und Kind erhöht, weil die Operation länger dauert und es häufiger zu Blutungen und Verletzungen des Gewebes kommt (siehe dazu weiter vorn).

Grundsätzlich gibt es jedoch keine maximale Anzahl an Kaiserschnitten, die eine Frau haben darf, wie manchmal fälschlicherweise behauptet wird.

Herzlichen Glückwunsch, Sie haben das Kapitel »Geplanter Kaiserschnitt« erfolgreich abgeschlossen. Falls Sie sich über

Komplikationen und Notfälle während und kurz nach der vaginalen Geburt sowie deren Behandlung informieren möchten, geht es nun hiermit weiter.

## Komplikationen während der vaginalen Geburt

Eine vaginale Geburt verläuft oft ohne Komplikationen. Falls dem aber nicht so ist, können Mutter und Kind in Gefahr geraten. Dies zu erkennen, ist die Aufgabe von Hebammen und Ärztinnen. Für viele werdende Eltern ist es sehr belastend, Komplikationen zu erleben: Einerseits rechnen die meisten nicht damit, dass das tatsächlich ihnen und nicht nur anderen passieren kann, andererseits verstehen sie nicht, wie Entscheidungen getroffen werden und was dann (manchmal sehr schnell) passiert. Die Sorge um ihr Kind macht viele Eltern schier wahnsinnig. Deshalb soll hier erklärt werden, welches die häufigsten Komplikationen während der Geburt sind, wie man sie erkennt und welche Maßnahmen dann ergriffen werden. Mit diesem Wissen verstehen Sie, worauf eine Hebamme oder Ärztin während Ihrer Geburt achtet und dass es für alle Eventualitäten einen sicheren Lösungsweg gibt. Von den Komplikationen während der vaginalen Geburt unterscheiden sich im Übrigen die danach vorgestellten geburtshilflichen Notfälle. Welche Maßnahmen dann ergriffen werden können, erfahren Sie in den Folgekapiteln.

### Die protrahierte Geburt und der Geburtsstillstand

*Julia (38) bekommt ihr erstes Kind. Ihr Muttermund hat sich nach mehreren Tagen andauernder Wehen mittlerweile auf sieben Zentimeter geöffnet. Um die Geburtswehen zu unterstützen, hat ihre Hebamme bereits vor zwei Stunden die Fruchtblase künstlich eröffnet. Jetzt hat sie soeben erneut vaginal untersucht und verkündet, der Muttermund sei weiterhin sieben Zentimeter geöffnet und die Geburt damit schon recht protrahiert. Julia ist verunsichert: »Was heißt denn ›protrahiert‹? Mir haben alle gesagt, es sei ganz normal, dass die Geburt und Wehen lange andauern. Jetzt geht aber doch einfach gar nichts mehr voran. Ist das noch normal? Kann ich nicht ein Medikament gegen die Wehen bekommen und dann schauen wir einfach in ein paar Stunden, wenn ich ausgeruhter bin, ob sich der Muttermund mit den Wehen weiter öffnet?«*

Eine vaginale Geburt kann natürlicherweise kürzer oder länger dauern. Der Zeitraum, der aus medizinischer Sicht nahezu beliebig lange andauern kann, ohne dass dabei eine Gebärende oder ihr Kind in Gefahr geraten, ist die Latenzphase. Mit Beginn der darauffolgenden aktiven Eröffnungsperiode, also ab einer Muttermundseröffnung von vier bis fünf Zentimetern, sollte die Eröffnung aber voranschreiten und nicht stagnieren. Das liegt daran, dass dauerhafte Wehen bei Mutter und Kind ansonsten irgendwann zu einer Erschöpfung führen, die beim Kind in einer lebensbedrohlichen Sauerstoffunterversorgung enden kann. Weltweit gibt es jedoch keine einheitliche Definition einer protrahierten Geburt oder eines Geburtsstillstandes. In der Deutschen Leitlinie zur vaginalen Geburt am Termin wurden erneut sehr kompliziert die Diagnose und das Vorgehen bei einer protrahierten Geburt bzw. einem Geburtsstillstand beschrieben. Das soll hier verständlicher und kürzer zusammengefasst werden.

Alle zwei Stunden soll die Geburt voranschreiten. Bei der aktiven Eröffnungsperiode bedeutet das alle zwei Stunden eine zunehmende Muttermundseröffnung von mindestens einem

Zentimeter und in der aktiven Austrittsphase das kontinuierliche Tiefertreten des kindlichen Kopfes. Um das feststellen zu können, muss etwa alle zwei Stunden der Geburtsfortschritt vaginal untersucht werden. Bleibt dieser aus, müssen eine protrahierte Geburt diagnostiziert und in Rücksprache mit einer erfahrenen Geburtsmedizinerin (z.B. eine Oberärztin) unterstützende geburtshilfliche Maßnahmen ergriffen werden. Welche das sind, wird noch genau erklärt.

Wenn eine protrahierte Geburt diagnostiziert und unterstützende Maßnahmen eingeleitet wurden, wird zunächst eine weitere Stunde abgewartet und anschließend erneut vaginal untersucht. Hat sich der Muttermund zunehmend geöffnet oder ist das Köpfchen des Kindes tiefer getreten, sind die getroffenen Maßnahmen offensichtlich von Erfolg gekrönt und sollten fortgeführt werden. Stagniert die Geburt jedoch trotz der Unterstützung weiter, wird ein Geburtsstillstand diagnostiziert und abhängig von der genauen Position des Kindes im Becken mit der Gebärenden eine Geburt per Saugglocke oder Kaiserschnitt erwogen – keine Sorge, dabei handelt es sich um keinen Notfall. Mehr Infos folgen gleich im Kapitel »Die Möglichkeiten zur Unterstützung einer vaginalen Geburt – der Alternativplan B, C, D und E«, Seite 304.

Warum kann man nicht Wehen-beruhigende Medikamente geben und nach einer Erholungspause für Mutter und Kind das erneute Einsetzen der Wehen abwarten? Weil durch die Verlängerung der Geburt das Risiko einer vorzeitigen Plazentalösung, einer Infektion und einer Atonie steigt, auch hierzu gleich mehr. Zudem führt in der Austrittsphase der kindliche Kopf zu dauerhaftem Druck auf den Geburtskanal und dadurch zu einer Minderdurchblutung des Gewebes, was das Risiko für hochgradige Geburtsverletzungen erhöht. Außerdem wird die Ursache für eine protrahierte Geburt oder einen

Geburtsstillstand durch das alleinige Abwarten nicht behoben, sondern die Diagnose und notwendige Handlungen werden nur herausgezögert.

**Das fetomaternale Missverhältnis**

In seltenen Fällen passen die Körpermaße des Kindes nicht zu denen des mütterlichen Beckens. Dann spricht man von einem fetomaternalen Missverhältnis. In diesem Fall tritt das Baby trotz kräftiger Wehen nicht tiefer in das Becken der Schwangeren, die vaginale Geburt ist unmöglich und es kommt unvermeidlich zu einem Geburtsstillstand. Der Kaiserschnitt bleibt dann der einzige sichere Geburtsmodus. Das Problem: Es ist extrem schwer vorherzusagen, bei welcher Schwangeren das Kind zu groß für ihr Becken ist. Häufig kann immer erst im Nachhinein festgestellt werden, ob das Kind doch noch gerade so (eventuell mithilfe einer Saugglocke) durch den Geburtskanal gepasst hätte oder eben nicht. Daher erfolgt bei diagnostiziertem fetomaternalem Missverhältnis oftmals ein Kaiserschnitt zum Wohle der Schwangeren und ihres ungeborenen Kindes.

Idealerweise werden bei einem sich bereits in der Schwangerschaft abzeichnenden fetomaternalen Missverhältnis die Geburtswehen in 39+0 Schwangerschaftswochen eingeleitet, bevor das Baby zu groß für die Passage des mütterlichen Beckens wird, oder es wird von vornherein ein geplanter Kaiserschnitt als Geburtsmodus festgelegt.

## Die auffällige Herzfrequenz des Kindes

*Carina (35) befindet sich in der aktiven Austrittsphase der Geburt ihres ersten Kindes. Sie presst, wie sie es im Geburtsvorbereitungskurs und jetzt mit ihrer Hebamme geübt hat. Leider zeigt das CTG, dass während und nach einer Wehe immer häufiger die Herzfrequenz ihres Kindes abfällt, was sie sehr verunsichert. Ihre Hebamme beruhigt sie, dass es ihrem Baby weiterhin gut gehe, die Geburt dennoch nicht mehr allzu lange andauern dürfe. Carinas Hebamme bespricht sich kurz mit der diensthabenden Ärztin, und zusammen empfehlen sie Carina eine Fetalblutanalyse, um die Dringlichkeit der Geburt abzuklären. Carina hat von dieser Untersuchung noch nie gehört, und als die Ärztin erklärt, dass sie dazu durch den Vaginalkanal hindurch ihrem Baby in die Kopfhaut piksen müsse, bekommt sie Angst. Sie weiß, dass die Hebamme und Ärztin es nur gut meinen, aber sie will nicht, dass ihr Baby verletzt wird. »Tut das meinem Baby denn nicht weh? Und warum soll das gemacht werden? Wir sehen die Herztöne meines Kindes doch auf dem CTG!«*

Der Geburtsvorgang ist sowohl für die werdende Mutter als auch für das Kind sehr anstrengend. Die Schwangere kann ausdrücken, wie es ihr geht und ob sie Hilfe braucht. Ein Baby kann das im Bauch leider noch nicht. Stattdessen zeigen die Herztöne des Kindes seine Reaktion auf die Geburtswehen an. Früher konnte man nur mit einem Hörrohr die Herztöne abhorchen, heutzutage wird dies nahezu überall durch das Kardiotokogramm vereinfacht (s. Kapitel »Das Kardiotokogramm (CTG)«, Seite 70). Die Gebärende und ihre Begleitperson können selbst unmittelbar die CTG-Herztonableitung ihres Kindes im Geburtsraum sehen und hören, ebenso wie die Hebammen und Ärztinnen inner- und außerhalb des Geburtsraums durch die überall installierten Bildschirme. Kommt es wiederholt zur Verlangsamung der fetalen Herzfrequenz, muss entschieden werden, ob das für die Phase der Geburt ganz normal oder eher ungewöhnlich ist. Die CTG-Überwachung gibt uns einen guten Hinweis darauf, ob das Kind top-fit ist (»grün«) oder ob es die Geburt nicht mehr lange schafft und dringend entbunden werden muss (»rot« – s. Kapitel »Die therapieresistente fetale Bradykardie«, Seite 291). Das CTG hat aber keine gute Aussagekraft für den Bereich dazwischen (»gelb«).

Wenn ein pathologisches CTG schwer zu interpretieren ist, können die Geburtsmedizinerinnen daher eine weitere Technik nutzen, bei der eine Blutanalyse direkt aus der kindlichen Kopfhaut entnommen wird:

### Die Fetalblutanalyse (FBA)

Carinas Angst um ihr Baby ist in dieser Situation nur allzu nachvollziehbar – aber unbegründet. Denn es wird nichts unternommen, was dem Baby wehtun oder ihm schaden könnte. Eine Fetalblutanalyse (FBA) kann helfen, die Sauerstoffversorgung des Kindes und damit die Dringlichkeit einer Entbindung einzuschätzen. Was die Hintergründe sind und wie das funktioniert? Darum geht es jetzt.

Die Fetalblutanalyse (FBA) – auch Mikroblutuntersuchung (MBU) genannt – zeigt sehr präzise die Sauerstoffversorgung des Kindes während der Geburt an. Auf dieser Wissensgrundlage kann entschieden werden, ob das Baby noch ohne Probleme den »Geburtsmarathon« selbstständig weiterlaufen kann oder ob es Hilfe braucht und die Geburt drängt. Weil man für die FBA auf den Kopf des Kindes schauen muss, kann diese Untersuchung erst ab der aktiven Eröffnungsperiode durchgeführt werden, wenn der Muttermund zumindest wenige Zentimeter geöffnet ist.

Wenn es zur FBA kommt, wird das Entbindungsbett in einen gynäkologischen Stuhl mit Beinhaltern umgebaut. Die Hebamme hilft der Gebärenden, diese Position einzunehmen, während die Ärztin die Untersuchungsutensilien vorbereitet. Anschließend setzt sich die Ärztin vor die geöffneten Beine der Gebärenden und führt vorsichtig ein schmales Röhrenspekulum (mit etwa drei bis vier Zentimetern Durchmesser und etwa 16 Zentimetern Länge) in die Vagina ein. Dadurch kann sie wie durch ein »Guckrohr« direkt auf das Köpfchen des Babys schauen. Sollte die Fruchtblase noch intakt sein, wird sie jetzt mit einer Pinzette geöffnet, Fruchtwasser läuft ab und der Blick auf Kopfhaut und Haare des Kindes ist frei. Dann wischt die Ärztin das kindliche Köpfchen mit einem sterilen Tupfer trocken und pikst oberflächlich in die Kopfhaut. Es bilden sich einige Blutstropfen – ein bisschen so, wie man das vom Blutzuckertest an Finger oder Ohrläppchen kennt –, die mit einem Zahnstocher-großen Röhrchen aufgefangen werden. Das tut dem Kind nicht weh, und die Wunde verschließt sich von allein nach wenigen Minuten. Anschließend entfernt die Ärztin vorsichtig das Röhrenspekulum aus der Vagina und bringt das blutgefüllte Röhrchen sofort zu einem Analysegerät außerhalb des Geburtsraums, damit das Blut darin nicht gerinnt. Bitte also keinen Schreck bekommen, wenn auf einmal die Ärztin oder Hebamme das Zimmer verlässt! Das Gerät misst neben einigen anderen wichtigen Werten vor allem den (kapillären) Blut-pH-Wert des Babys. Je geringer der Wert, desto saurer ist das Blut, desto größer ist der Stress (Sauerstoffunterversorgung) für das Baby und umgekehrt.

| | |
|---|---|
| pH-Wert ≥ 7,25 | Der Wert ist unauffällig, das Baby ist fit. Sollte das CTG im Verlauf wieder auffällig werden, kann die Untersuchung in einer Stunde wiederholt werden. Ansonsten muss nichts weiter unternommen werden. |
| pH-Wert 7,21 – 7,24 | Der Wert ist auffällig. Die Geburt sollte bald stattfinden, evtl. Wiederholung der Untersuchung innerhalb von 30 Minuten. |
| pH-Wert ≤ 7,20 | Eine rasche Entbindung ist notwendig. Abhängig vom Höhenstand des Kindes gegebenenfalls unterstützt durch eine Saugglocke oder eine eilige sekundäre Sectio, hierzu gleich mehr. |

### Das Triple I – die Infektion der Fruchthöhle

*Synonym: Amnioninfektionssyndrom (AIS), Chorioamnionitis*

*Theresa (24) bekommt ihren zweiten Sohn und befindet sich in der passiven Austrittsperiode. Ihr Blasensprung liegt schon fast 24 Stunden zurück, weshalb sie alle acht Stunden eine prophylaktische Antibiotikagabe erhalten hat. Theresa ist sehr warm und sie schwitzt. Das Fieberthermometer zeigt 38,2 °C an. Ihre Hebamme nimmt ihr Blut ab und meint, dass die Ärztin auf ein anderes* Antibiotikum *wechseln möchte. Das CTG zeigt mittlerweile einen dauerhaften Anstieg der Herzfrequenz ihres Kindes und liegt nun bei etwa 170 Schlägen pro Minute. Theresa ist verunsichert und fragt die hinzukommende Ärztin: »Was ist los, stimmt etwas mit mir oder meinem Baby nicht?«*

Die Fruchtblase besteht aus zwei Schichten, die äußere wird Chorion genannt, die innere Amnion. -itis ist eine medizinische Wortendung und bedeutet »Entzündung«. Eine Chorioamnionitis beschreibt daher eine Entzündung der gesamten Fruchthöhle, was auch Amnioninfektionssyndrom (AIS) genannt und neuerdings in der Medizin als Triple I (Intrauterine Inflammation or Infection or Both) bezeichnet wird. Die Diagnose eines Triple I wird gestellt, wenn folgende klinische Konstellation vorliegt:

1. Fieber bei der Schwangeren (mindestens 38,0 °C),
2. ein Baseline-Anstieg[17] der fetalen Herzfrequenz auf über 160 Schläge pro Minute und
3. eine erhöhte Leukozytenzahl[18] über 15.000/µl im Blut der Schwangeren.

## Wie kommt es zu einem Triple I und warum ist das ein Problem?

Während der Schwangerschaft schützt die Fruchtblase und der geschlossene Muttermund mit dem darin befindlichen Schleimpfropf die Fruchthöhle, in der sich das Baby befindet, vor Bakterien, die natürlicherweise im Bereich der Vagina und des Anus vorkommen. Während der Geburt öffnet sich der Muttermund, sodass diese Keime aber zur Gebärmutter aufsteigen und die Eihäute (Fruchtblase) und in der Folge das Fruchtwasser infizieren können. Das nennt man »Triple I«. Dann schwimmt das Kind in einem infektiösen Badewasser, das durch die Atembewegungen des Ungeborenen in die

---

17 *Die Baseline ist die durchschnittliche Herzfrequenz. Um diese in einem CTG zu ermitteln, zieht man eine gedachte Linie in der Mitte aller positiven und negativen Ausschläge der fetalen Herzfrequenz. Obwohl das Amnioninfektionssyndrom eine fetale Herzfrequenz von über 160 Schlägen pro Minute voraussetzt, kann häufig bereits vorher ein dauerhafter Baseline-Anstieg von beispielsweise 120 auf 130, dann auf 140 und 150 Schläge pro Minute beobachtet werden. Diese klar ansteigende Tendenz wird jeder Hebamme und Ärztin auffallen und bereits zur weiteren Abklärung und Behandlung eines möglichen Tripple I führen.*

18 *Leukozyten sind die weißen Blutkörperchen und können als die »Polizisten« in unserem Blut bezeichnet werden. Ihre Konzentration im Blut steigt bei einer Infektion deutlich an.*

Lunge gelangt und so eine Lungenentzündung auslösen kann. Noch wahrscheinlicher ist eine solche Neugeboreneninfektion nach einem vorzeitigen Blasensprung. Denn dann wird das saure Vaginalmilieu durch das herabfließende Fruchtwasser neutralisiert und schafft es nicht, die vielen Keime abzutöten. Stattdessen können diese aus Vagina und Darm direkt zum Kind aufsteigen. Weitet sich die Infektion des Kindes auf den gesamten Organismus aus, kann es zum Organversagen kommen. Diese lebensgefährliche Maximalform nennt man Neugeborenensepsis.

### Was kann man bei einem Triple I tun?

Zur Bekämpfung dieser beim Baby krankheitsauslösenden Keime erhält die Schwangere über die Vene ein Antibiotikum, dessen Wirkstoff über das Blut und die Plazenta auch zum Kind gelangt. Das kann man entweder prophylaktisch tun, z.B. bei schon lange bestehendem vorzeitigem Blasensprung, oder therapeutisch, wenn Fieber bei der Gebärenden oder der Anstieg von Entzündungswerten in ihrem Blut oder der Anstieg der Herzfrequenz des Kindes bereits ein Triple I nachweisen. Nach der Geburt können bei einem Hinweis auf eine Neugeboreneninfektion die Antibiotika dem Kind direkt gegeben werden.

Im Falle von Theresa wurde bereits prophylaktisch ein Antibiotikum gegeben, trotzdem kam es zu einem Triple I. Wie kann das sein? Das kann entweder daran liegen, dass es sich ausnahmsweise um ein Bakterium handelt, das nicht durch das therapeutische Spektrum des Antibiotikums abgedeckt wird. Oder das Bakterium fällt zwar in das Spektrum, hat aber zuvor eine Resistenz gegen das verwendete Antibiotikum entwickelt und kann daher hierdurch nicht bekämpft werden. Um das herauszufinden, kann man das infektiöse Fruchtwasser, das Blut der Schwangeren oder des Kindes ins mikrobiologische Labor schicken, damit dort eine Kultur angesetzt wird. Nach ein paar Tagen im warmen Inkubator haben sich dann die Bakterien vermehrt, können unter dem Mikroskop identifiziert und zielgerichtet behandelt werden.[19] Bei einem Triple I bleibt jedoch keine Zeit, ein Ergebnis in den folgenden Tagen abzuwarten. Stattdessen »eskaliert« man die Therapie und wechselt auf ein anderes Antibiotikum, das ein größeres Spektrum an Bakterien bekämpft, ein sogenanntes Breitbandantibiotikum. Gleichzeitig wird die Entbindung unterstützt, um die Geburt zu beschleunigen, bevor die Infektion weiter voranschreiten kann. Mit der Geburt sind Schwangere und Baby vom Infektionsherd befreit, und in der Regel ist keine weitere Antibiotikatherapie mehr notwendig. Sollte das Neugeborene trotzdem Fieber entwickeln, muss es durch die Kinderärztinnen stationär antibiotisch behandelt werden – häufig geht das im Zimmer der Mutter, ohne beide voneinander zu trennen.

Nach einem Triple I kann es auch bei Wöchnerinnen häufiger zu einer Infektion der Gebärmutter kommen, woran bei zunehmenden Bauchschmerzen und Entwicklung von Fieber gedacht werden muss (s. Kapitel »Die Entzündung der Gebärmutter«, Seite 228).

---

19 *Liegen die Laborergebnisse nach einigen Tagen vor und eine Infektion besteht trotz Antibiotikatherapie weiterhin, schaut man sich das sogenannte Antibiogramm an. Darin werden die verantwortlichen und nachgewiesenen Bakterien aufgelistet und gegen welche Antibiotika sie resistent sind. Dann kann man zielgerichtet ein neues Antibiotikum auswählen, auf das die Bakterien mit hoher Wahrscheinlichkeit sensibel reagiert. Liegen ganz viele Antibiotikaresistenzen vor, werden sogenannte Reserveantibiotika notwendig.*

## Notfälle während der Geburt

Bei den eben genannten Komplikationen hat man relativ viel Zeit, die Geburt zu unterstützen. Das muss immer individuell sowohl abhängig vom Befinden des Kindes als auch abhängig vom Befinden und Wunsch der Schwangeren entschieden werden. Tatsächlich gibt es aber auch echte geburtshilfliche Notfälle, die eine sofortige Entbindung notwendig machen. Das bedeutet abhängig von der Position des Kindes im Becken der Schwangeren sehr wahrscheinlich eine unmittelbare Saugglockengeburt oder einen Notkaiserschnitt. Nur eine Schulterdystokie wird anders gelöst, hierzu kommen wir gleich.

### Die therapieresistente fetale Bradykardie

*Hanna (31) lag schon gefühlt die gesamte Schwangerschaft auf ihrer linken Körperseite. Denn jedes Mal, wenn sie sich auf den Rücken drehte, wurde ihr schwindelig, wie auch während jede Ultraschalluntersuchung bei ihrer niedergelassenen Frauenärztin, die vom Vena-cava-Kompressionssyndrom gesprochen hatte. Ansonsten war ihre erste Schwangerschaft vollkommen unauffällig und sehr schön gewesen. In der Geburtsklinik zeigte das CTG während der Geburtswehen immer wieder längere Phasen an, in denen die Herzfrequenz von Hannas Kind für einige Minuten abfiel. Die Hebamme hatte ihr – in Rücksprache mit der Ärztin – schon einmal ein Medikament über die Vene gespritzt, das die Wehen für etwa zehn Minuten unterdrückt und so zu einem Wiederanstieg der Herzfrequenz geführt hatte. Hanna lag auf ihrer linken Körperseite und nicht wie zuvor in Rückenlage, als es wieder zum Abfall der kindlichen Herzfrequenz kam. Die Ärztin bestätigte mit einer Ultraschalluntersuchung im Geburtsraum die Herzfrequenz von 80 Schlägen pro Minute und meinte: »Frau Müller, wenn die Herzfrequenz jetzt gleich nicht hochgeht, müssen wir sehr zügig einen Kaiserschnitt machen. Es kann sein, dass das für Sie dann etwas hektisch wird, aber Sie brauchen sich keine Sorgen zu machen, wir kümmern uns gut um Sie und Ihr Baby.« Nachdem die Ärztin mit ihrer Oberärztin telefoniert und sich nach insgesamt fünf Minuten der Herzschlag des Kindes nicht erholt hatte, löste sie den Notsectio-Alarm aus.*

*An mehr kann sich Hanna nicht erinnern. Heute, einen Tag nach der Operation, kommt die Ärztin zu ihr ins Zimmer auf der Mutter-Kind-Station und erklärt Hanna, was genau passiert ist. Während der Notoperation wurde ein Knoten in der Nabelschnur gefunden, der für die sogenannten Bradykardien verantwortlich war.*

Wir wissen bereits: Wenn das CTG pathologisch, aber schwierig zu interpretieren ist, kann zur weiteren Abklärung eine Fetalblutanalyse durchgeführt werden (s. Kapitel »Die Fetalblutanalyse (FBA)«, Seite 285). Ist der analysierte pH-Wert ≤ 7,20, zeigt er eine Sauerstoffunterversorgung des Kindes und damit einen drohenden Gehirnschaden an. Ähnlich verhält es sich bei einem hochpathologischen CTG, das auch ohne zusätzliche Fetalblutanalyse eine Notfallsituation für das Kind bedeutet, z.B. eine fetale Bradykardie. Eine solche übersetzte »Langsamherzigkeit« ist definiert durch einen Abfall der fetalen Herzfrequenz unter 110 Schläge pro Minute für länger als drei Minuten. Dabei gilt: Je langsamer das Herz schlägt, desto schwieriger für das Kind. Die meisten Bradykardien sind selbstlimitierend, das bedeutet, sie hören von selbst wieder auf. Falls nicht, können Hebammen und Ärztinnen viel tun, damit sich die Herzfrequenz auch bei mehrminütigem Abfallen wieder erholt. Helfen alle Therapieversuche nichts, ist die Bradykardie »therapieresistent« und zum Schutze des Kindes muss eine unmittelbare Entbindung erfolgen.

Es gibt sehr viele unterschiedliche Ursachen für eine Bradykardie, hier die häufigsten:

**1. Das Vena-cava-Kompressionssyndrom.** Die große untere Hohlvene (Vena cava inferior) liegt mittig-rechts an der Hinterwand der Bauchhöhle und führt das sauerstoffarme Blut von der unteren Körperhälfte zurück zum Herzen. Liegt eine Schwangere in Rücken- oder angedeuteter rechter Seitenlage, drücken die Gebärmutter und das Baby auf diese Vene und weniger Blut fließt zurück zum Herzen und Gehirn der Mutter. Der Schwangeren wird schwindelig und auch das Baby bekommt weniger Blut über die Plazenta zugeteilt, wodurch es zu einem Abfall der kindlichen Herzfrequenz kommt. Genau das nennt man Vena-cava-Kompressionssyndrom. Daher wird Schwangeren mit immer schwererem Babybauch zum Ende der Schwangerschaft grundsätzlich das Liegen auf der linken Körperseite empfohlen.

Während der Presswehen ist ein Vena-cava-Kompressionssyndrom aber eher unwahrscheinlich, weil dann die Muskulatur der Gebärmutter angespannt ist und die Gebärmutter nicht auf der unteren Hohlvene liegt. Trotzdem ist bei einer Bradykardie die erste und einfachste Handlung, die Schwangere auf die linke Körperseite umzulagern und so zumindest diese Ursache auszuschließen. Steigt die kindliche Herzfrequenz trotzdem nicht an, kann einer der folgenden Gründe hierfür verantwortlich sein.

**2. Ein Blutdruckabfall bei der Schwangeren,** der in der Folge zu einer Unterversorgung des Kindes führt. Das kann beispielsweise als Nebenwirkung auf die Anlage einer Peridural- oder Spinalanästhesie vorkommen, sodass dann die Narkoseärztin umgehend das Medikament Akrinor® (Wirkstoff: Cafedrin) zur Steigerung des Blutdrucks über die Vene der Schwangeren spritzt. So steigt der Blutdruck sofort wieder an und in der Regel auch die fetale Herzfrequenz.

**3. Druckrezeptoren an den Blutgefäßen der Nabelschnur** können durch den Druck der Geburtswehen zu einem reflexartigen Abfall der fetalen Herzfrequenz führen. Um in diesem Fall dem Kind einen Moment zur Erholung zu geben, kann man der Mutter das Medikament Partusisten® (Wirkstoff: Fenoterol) spritzen, das vorübergehend die Wehen verlangsamt oder sogar für ein paar Minuten unterbindet. Häufig reicht diese Maßnahme schon aus, damit sich – vereinfacht gesagt – das Kind an die neue Situation gewöhnen und seine normale Herzfrequenz auch trotz der anschließend wieder zunehmenden Wehen aufrechterhalten kann. Nebenwirkungen können ein erhöhter Herzschlag der Schwangeren sein (»Das Herz pocht in der Brust«) und Körperzittern (wie bei Schüttelfrost) – das hört aber schnell wieder auf. Wenn das Köpfchen des Kindes bereits in der Vagina zu tasten ist, kann die fetale Herzfrequenz angehoben werden, indem andere Druckrezeptoren am Schädel stimuliert werden. Hierzu »krault« die Hebamme in einer Wehenpause mit ihren behandschuhten Fingern den Kopf des Kindes in der Vagina.

**4. Eine vorzeitige Plazentalösung** kann zu einer Bradykardie führen, hierzu kommen wir gleich.

**5. Nabelschnurkomplikationen** können ebenso für pathologische Herztöne wie eine Bradykardie verantwortlich sein. In einer von fünf Schwangerschaften (20 Prozent) kommt es zu einer oder mehreren Nabelschnurumschlingungen des Kindes und bei ein bis zwei Prozent zu einem oder mehreren Nabelschnurknoten. Das passiert durch die vielen Bewegungen und Drehungen, die ein Kind im Laufe einer Schwangerschaft so macht. Eigentlich sind Nabelschnurumschlingungen und -knoten also nichts Ungewöhnliches. Zum Problem können sie werden, wenn das Baby bei der Geburt daran zieht und sich Knoten oder mehrfache Umschlingungen zusammenziehen.

Dann bekommt das Baby manchmal nicht genug sauerstoffreiches Blut, und die Herzfrequenz kann abfallen – wie bei der Geburt von Hannas Tochter. Jedoch: Die meisten Nabelschnurumschlingungen und -knoten haben weder für die Schwangere noch das Kind eine Konsequenz. Nur wenn drei oder mehr Nabelschnurumschlingungen oder ein Nabenschnurknoten per Ultraschall diagnostiziert werden, sollte das damit tatsächlich erhöhte Risiko für eine gestörte Durchblutung des Kindes im Falle einer vaginalen Geburt mit der Schwangeren besprochen werden.

Eine gravierende, aber sehr seltene Nabelschnurkomplikation ist der Nabelschnurvorfall. Dabei schiebt sich die Nabelschnur zwischen das Kind und den Gebärmutterausgang und kann beim Blasensprung in die Vagina oder sogar aus der Vulva hervorfallen. Wenn überhaupt, passiert dies am wahrscheinlichsten bei einer fetalen Beckenendlage und bei sehr viel Fruchtwasser (einem Polyhydramnion). Denn in diesem Fall steckt der Kopf des Kindes noch nicht fest im Becken und kann so ein Durchgleiten der Nabelschnur nicht verhindern. Deswegen empfiehlt man Schwangeren mit Polyhydramnion oder fetaler Beckenendlage im Falle eines Blasensprungs sicherheitshalber per Liegendtransport mit hochgelagertem Becken per Rettungswagen in die Klinik zu kommen. Dadurch rutscht das Kind zurück, und eine möglicherweise eingeklemmte Nabelschnur wird nicht mehr abgedrückt. Ein Nabelschnurvorfall ist ein sicherer Grund für einen Notkaiserschnitt.

## Hypertensive Schwangerschaftserkrankungen (Präeklampsie, Eklampsie und HELLP-Syndrom)

*Melinda (39) wacht in 39+6 Schwangerschaftswochen nachts mit stärksten Kopfschmerzen auf und sieht Sternchen. Sie ruft einen Krankenwagen, der sie mit Blaulicht in die Geburtsklinik bringt. In der Aufnahme misst die Hebamme einen Blutdruck von 230/120 mmHg und ruft sofort die Ärztin. Melinda erwacht auf der Intensivstation und sieht ein Pflaster auf ihrem flachen Bauch. Die Ärztin kommt zu ihr ans Bett und erklärt, dass Melinda in der Klinik ohnmächtig geworden sei und aufgrund einer Blutdruckentgleisung bei schwerer Präeklampsie ein Notkaiserschnitt durchgeführt werden musste. Anschließend habe Melinda wegen ihres anhaltend hohen Blutdrucks viele Stunden in akuter Lebensgefahr geschwebt. Ihrem Baby geht es glücklicherweise gut.*

Wenn sich eine Plazenta nicht korrekt in die Gebärmutterwand einnistet, werden übermäßig viele Botenstoffe produziert, die an den Blutgefäßen im ganzen Körper wirken. Häufig kommt es dann zu sogenannten hypertensiven Schwangerschaftserkrankungen. Bei der mildesten Form führt das zu vermehrten Wassereinlagerungen, sogenannten Ödemen, darüber hinaus kann es zu einem schwangerschaftsinduzierten Bluthochdruck kommen. Ist zusätzlich zum Bluthochdruck irgendein anderes Organsystem mitbetroffen, spricht man von einer Präeklampsie, die umgangssprachlich auch als »Schwangerschaftsvergiftung« bezeichnet wird. In den Nieren kann das zu einer gestörten Filterfunktion führen, was durch Eiweiße im Urin (Proteinurie) nachgewiesen wird. Der Leberstoffwechsel kann beeinträchtigt werden, was in einem HELLP-Syndrom resultieren kann, bei dem die roten Blutkörperchen kaputt gehen (Hämolyse), die Leberenzyme – sogenannte Transaminasen – ansteigen (Elevated Liver Enzymes) und die Zahl der Blutplättchen (Thrombozyten) abfällt (Low Platelets). In seltenen Fällen kommt es dabei zu Einblutungen in die Leber (Leberkapselhämatom), was zunächst rechtsseitige Oberbauchschmerzen und in der Folge eine Leberruptur verursachen kann. Wenn die außer Kontrolle geratenen Plazenta-Botenstoffe auch die Blutgefäßwände im Gehirn durchlässiger werden lassen, kommt es zu Wassereinlagerungen im Gehirn, das nennt man Hirnödem. Anders als unser restlicher Körper kann sich das Gehirn aber nicht weiter ausdehnen, weil es von den Schädelknochen begrenzt wird. Der zunehmende Druck auf das Gehirn führt dann zu neurologischen Störungen wie Kopfschmerzen, Schwindel und Sehstörungen (Sterne-, Punkte- oder Blitzesehen), manchmal auch zu Übelkeit und Erbrechen. Zusätzlich können Durchblutungsstörungen im Gehirn auftreten, die wie ein Hirnödem sogar zu Krampfanfällen führen können, die man auch als Eklampsie oder eklamptischen Anfall bezeichnet.[20]

Alle diese Erkrankungen – der schwangerschaftsinduzierte Bluthochdruck, die Präeklampsie, die Eklampsie und das HELLP-Syndrom – sind potenziell für Mutter und Kind lebensgefährlich, denn ihr Verlauf ist unberechenbar. Innerhalb weniger Stunden kann es – wie bei Melinda – zu einem plötzlichen Blutdruckanstieg mit dem Risiko eines eklamptischen Anfalls, einer Hirnblutung und einer Leberruptur mit Massenblutung kommen. Deshalb sind sämtliche Hebammen und Frauenärztinnen immer mit den kostengünstigen und einfachen Untersuchungen hinter jeder Schwangeren her: der Gewichts- und Blutdruckmessung, der Untersuchung des Urins auf Eiweiße und dem Fragen nach Kopfschmerzen, Schwindel und Sehstörungen. Eine Schwangere nimmt natürlicherweise in der Schwangerschaft an Gewicht zu, hat Blutdruckschwankungen und ihr ist mal schwindelig. Tritt das aber

---

20 *Achtung Spoileralarm: Wer wissen will, wie ein eklamptischer Anfall aussehen könnte, kann sich (z.B. auf YouTube) die Folge fünf der dritten Staffel der weltbekannten Serie »Downton Abbey« anschauen, in der die Figur der Lady Sybil an einem eklamptischen Anfall verstirbt.*

übermäßig stark oder häufig auf, sollte das zur eigenen Beruhigung bei der Frauenärztin abgeklärt werden.

Für alle Erkrankungen, deren Ursache die Schwangerschaft selbst ist (z.B. hypertensive Schwangerschaftserkrankungen), ist die Entbindung, die einzig mögliche Behandlung der Krankheitsursache. Vor 37+0 Schwangerschaftswochen wird zunächst eine Blutdruckeinstellung durch Medikamente vorgenommen. Das hilft in den meisten Fällen super, und man kann den natürlichen Geburtsbeginn abwarten. Ist das Baby reif (ab 37+0 Schwangerschaftswochen) und der Blutdruck beginnt trotz der medikamentösen Behandlung langsam weiter anzusteigen, würde man aber nicht weiter auf eine Verschlimmerung der Symptome warten, sondern mit Medikamenten die Geburtswehen einleiten.

Kommt es allerdings zu einer akuten Präeklampsie mit einem plötzlichen Anstieg des Blutdrucks, muss dieser in der Klinik sofort gesenkt werden, denn durch den hohen Druck könnten Blutgefäße platzen, was zu einer vorzeitigen Plazentalösung und einer Gehirnblutung bei der Schwangeren führen kann. Gelingt die Senkung des lebensbedrohlichen Bluthochdrucks nicht, müssen durch einen Notkaiserschnitt Mutter und Kind gerettet werden – häufig mit einer anschließenden Überwachung der Mutter auf der Intensivstation (manchmal für mehrere Tage).

Wenn bereits zu Beginn der Schwangerschaft ein erhöhtes Risiko für die zukünftige Entwicklung einer Präeklampsie vorliegt, soll in Rücksprache mit der behandelnden Frauenärztin im ersten Schwangerschaftsdrittel – also vor der 16. Schwangerschaftswoche – bis zur vollendeten 36. Schwangerschaftswoche täglich ASS (Aspirin®) 150 mg oral zur Präeklampsie-Prophylaxe eingenommen werden. Erst später in der Schwangerschaft mit der Prophylaxe zu beginnen, kann nach aktueller Studienlage eine Präeklampsie leider nicht verhindern. Da in Deutschland keine Tabletten ASS 150 mg erhältlich sind, müssen täglich entweder zwei Tabletten ASS 75 mg oder anderthalb Tabletten ASS 100 mg eingenommen werden.

## Die vorzeitige Plazentalösung

*Vanessa (41) bekommt ihr drittes Kind. Bereits in den beiden vergangenen Schwangerschaften musste aufgrund einer Präeklampsie ein sekundärer Kaiserschnitt in der 38. und 39. Schwangerschaftswoche durchgeführt werden. In der jetzigen Schwangerschaft hat Vanessa darum bereits seit dem ersten Schwangerschaftsdrittel angefangen, täglich ASS 150 mg einzunehmen. Jetzt, in 37+2 Schwangerschaftswochen, bemerkt sie eine dunkelrote vaginale Blutung und ihr wird schwindelig. Ihr Freund ruft den Rettungswagen. In der Klinik wird sofort ein Notkaiserschnitt durchgeführt, da es sich um eine vorzeitige Plazentalösung handelt. Vanessa und ihr Kind sind aktuell zur Überwachung auf getrennten Intensivstationen, beiden geht es aber den Umständen entsprechend gut.*

Eigentlich soll sich die Plazenta erst nach der Geburt des Kindes von der Gebärmutterwand lösen, denn bis zur Geburt gewährleistet sie die Nähr- und Sauerstoffversorgung des ungeborenen Kindes in der Gebärmutter. In sehr seltenen (Not-)Fällen kann es zu einer vorzeitigen Plazentalösung kommen. Die Ursache hierfür ist meistens eine Einblutung (Hämatombildung) zwischen der Gebärmutterwand und der Plazenta. Wird diese Blutung immer größer und hört nicht von allein auf, schiebt sie sich immer weiter vor und kann so einen Teil oder selten sogar die gesamte Plazenta ablösen.

Manchmal kann man keinen Grund finden, wie es zu solch einer Blutung gekommen ist, häufig ist jedoch entweder ein

Unfall oder eine Präeklampsie dafür verantwortlich. Ein Unfall kann zu einer Gefäßverletzung führen, bei hypertensiven Schwangerschaftserkrankungen kann manchmal ein Blutgefäß dem hohen Blutdruck nicht mehr standhalten und geht kaputt. Beides führt zu einer Blutung.

Eine vorzeitige Plazentalösung kann sich durch eine dunkelrote vaginale Blutung, einen dauerhaft harten Bauch, abnehmende Kindsbewegungen oder eine pathologische CTG-Ableitung bemerkbar machen. Ob das tatsächlich für das Baby relevant ist, hängt von dem Ausmaß der Plazentalösung ab. Kleinere Blutungen haben meistens keine Konsequenz für das Kind. Haben sich mehr als 20 Prozent der Plazenta gelöst, führt dies jedoch sehr wahrscheinlich zu einer fetalen Sauerstoffunterversorgung, die sich in einer pathologischen Herzfrequenz des Babys wiederspiegelt.

Bei Verdacht auf eine vorzeitige Plazentalösung wird mit dem Ultraschallgerät untersucht, ob sich ein Hämatom zwischen Gebärmutter und Plazenta gebildet hat und ob die Nabelschnurdurchblutung des Kindes beeinträchtigt ist. Bestätigt sich beides, muss in der Regel zur Rettung des Kindes eine eilige sekundäre Sectio oder ein Notkaiserschnitt durchgeführt werden.

Neben dem Kind ist auch eine Schwangere bei einer vorzeitigen Plazentalösung in akuter Lebensgefahr, weil es durch die Massenblutung in die Gebärmutterhöhle zu einer gestörten Blutgerinnung und hierdurch paradoxerweise gleichzeitig sowohl zu einer Verklumpung in den Blutgefäßen (Thrombenbildung) als auch zu einer noch stärkeren Blutung kommen kann (Fachbegriff: disseminierte intravasale Gerinnung – DIC). Dann sind die Intensivmedizinerinnen gefragt, die nach dem Notkaiserschnitt die Mutter betreuen und die Blutgerinnung stabilisieren müssen.

### Die vaginale Blutung bei *Placenta praevia* oder *Vasa praevia*

*Simona, 34 Jahre alt, hat ihr erstes Kind per geplantem Kaiserschnitt geboren. Bei der Folgeschwangerschaft ist nun im Zweittrimesterscreening eine dem Muttermund vorliegende Placenta praevia festgestellt worden. Weil es im Verlauf der aktuellen Schwangerschaft wiederholt zu einer vaginalen Blutung gekommen ist, wurde Simona mehrfach zur Überwachung der Blutung stationär aufgenommen und nach ein paar Tagen wieder nach Hause entlassen. Nun, nach einer erneuten Blutung in 38+2 Schwangerschaftswochen, liegt sie wieder auf der Schwangerenstation und spürt zunehmend ein Ziehen im Rücken. Sie klingelt nach der Krankenschwester und bemerkt anschließend, dass es wieder zu bluten angefangen hat. Die Ärztinnen entscheiden sich mit Simona zu einer sekundären Re-Sectio.*

Eine Plazenta, die unnatürlicherweise dem inneren Muttermund vorliegt, nennt man Placenta praevia (s. Unterkapitel »Plazentasitz« im Kapitel »Die Ultraschalluntersuchung«, Seite 83). Kommt es dann zum Einsetzen von Wehen und einer daraus resultierenden Muttermundseröffnung, reißen zwangsläufig Blutgefäße zwischen Gebärmutter und Plazenta auf. In diesem Fall schweben Mutter und Kind aufgrund der drohenden Verblutung in Lebensgefahr, sodass zügig eine sekundäre Sectio oder ein Notkaiserschnitt durchgeführt werden muss.

Normalerweise enden die Nabelschnur und die darin liegenden zwei Nabelschnurarterien und eine Nabelschnurvene direkt in der Mitte der Plazenta. Manchmal mündet die Nabelschnur auch seitlich oder ganz am Rand in die Plazenta und in seltenen Fällen sogar daneben in die Fruchtblase. Die Nabelschnurgefäße verlaufen dann in der Fruchtblasenwand zur Plazenta, das bezeichnet man als Insertio velamentosa. Meistens hat das keine klinische Konsequenz, denn selbst bei einem Blasensprung sind die Wände der Nabelschnurblutgefäße so stabil, dass sie dem Riss in der Fruchtblase standhalten. Liegen diese Blutgefäße jedoch dem inneren Muttermund vor, kann das durch die Geburtswehen in Richtung Muttermund gedrückte Kind seine eigenen versorgenden Nabelschnurgefäße einreißen. Da in einem Baby nur wenige hundert Milliliter Blutvolumen zirkulieren, droht das Baby schnell zu verbluten, weshalb in diesem Fall die Geburt per Notkaiserschnitt erfolgen muss.

### Die Schulterdystokie

Eine Schulterdystokie ist ein ganz anderer Notfall, bei dem zum Ende der Austrittsphase der Kopf des Kindes bereits geboren ist, die Schulter jedoch am mütterlichen Schambein (der Symphyse) hängen und dadurch der kindliche Körper im Geburtskanal stecken bleibt. In diesem Moment wird die Nabelschnur abgedrückt und die Sauerstoffzufuhr unterbunden. Durch den entstehenden Druck auf die Schulter des Kindes kann sein Schlüsselbein brechen, und die Nerven in der Achsel werden gequetscht oder können sogar reißen, was zu einer vorübergehenden oder bleibenden Lähmung des betroffenen Armes führen kann. Deswegen darf nicht einfach an dem Baby gezogen, sondern muss durch gezielte Bewegung der Mutter und spezielle Handgriffe und Drehbewegungen am Kind die Schulter des Kindes unter dem Schambein gelöst werden. Gelingt dies nicht, kann das Kind durch die mangelnde Sauerstoffzufuhr einen Gehirnschaden erleiden und schlimmstenfalls versterben. Deshalb werden die notwendigen und speziellen Manöver zur Lösung einer Schulterdystokie regelmäßig von allen Hebammen und Ärztinnen in einer Geburtsklinik geübt. Das passiert in simulierten Situationen, in denen alle Mitarbeiterinnen die wichtigsten geburtshilflichen Notfälle durchspielen.

So wird die Behandlung auch von sehr seltenen Notfällen zur Routine und man ist vorbereitet, wenn es wirklich dazu kommt. In der Geburtsmedizin werden folgende Situationen geübt: Entbindung per Saugglocke und Geburtszange, Reanimation von Mutter und Neugeborenem, Lösen einer Schulterdystokie, Geburt aus Beckenendlage und die Behandlung von schweren Blutungen.

Die Wahrscheinlichkeit für das Auftreten einer Schulterdystokie beträgt 0,5 Prozent, tritt also bei einer von 200 Geburten auf. Als Risikofaktoren zählen Diabetes, Übergewicht der Mutter, Übertragung des Kindes ab 42+0 Schwangerschaftswochen und die fetale Makrosomie (ein für die Schwangerschaftswoche »übergroßes« Baby). Bei einem Kindsgewicht von 4.000 g beträgt die Auftretenswahrscheinlichkeit bereits zwei Prozent, also bei einer von 50 Geburten, bei 4.500 g zehn Prozent, also bei einer von zehn Geburten, und bei einem Geburtsgewicht von 5.000 g kommt es in 40 Prozent der Fälle zu einer Schulterdystokie, also bei vier von zehn Geburten. Deshalb muss eine Schwangere ab einem erwarteten Geburtsgewicht ihres Kindes von 4.200 g über das deutlich erhöhte Risiko einer Schulterdystokie aufgeklärt werden. Ab 4.500 g wird einer Schwangeren im Rahmen einer individuellen ärztlichen Beratung häufig ein primärer Kaiserschnitt empfohlen – vor allem, wenn die Schwangere noch kein Kind vaginal geboren und sich daher der Geburtskanal auch noch nicht vorgedehnt hat. Puh, Sie waren tapfer und haben nun die relevanten Komplikationen und Notfälle während der vaginalen Geburt kennengelernt. Zur Belohnung folgt nun, wie man damit umgeht und mögliche Probleme löst!

# Die Möglichkeiten zur Unterstützung einer vaginalen Geburt

## Der Plan A: Die vaginale Geburt ohne Beeinflussung

Plan A ist, dass die vaginale Geburt ohne jegliche Beeinflussung praktisch wie von allein gelingt und das ist schließlich auch das Allerwahrscheinlichste. Kommt es aber zu irgendeiner der genannten Komplikationen, muss eventuell der Schwangeren und ihrem Kind geholfen werden, um eine Geburt zu ermöglichen, die beide gesund durchstehen. Es erfordert ein besonderes Fingerspitzengefühl, auf der einen Seite den Bedürfnissen und individuellen Gestaltungswünschen einer Schwangeren nach einer möglichst unbeeinflussten Geburt zu entsprechen, auf der anderen Seite früh genug zu handeln, damit die Beeinflussung der Geburt so schonend wie möglich erfolgen kann.

Wenn eine Geburt durch eine Hebamme oder Ärztin unterstützt werden soll, sind immer die ersten beiden Fragen: Wie weit ist die Geburt vorangeschritten? Wie dringend muss die Entbindung erfolgen? Erst dann kann entschieden werden, welche der folgenden Möglichkeiten sinnvoll ist, um die vaginale Geburt zu erleichtern: Man kann dem Kind mehr Platz machen, die Wehen verstärken oder von unten ziehen. Häufig werden die Möglichkeiten kombiniert angewendet. Als alternativer Geburtsmodus kann ein Kaiserschnitt erfolgen. Alles, was die Geburt beschleunigt, wird nun als Plan B bis E erklärt.

## Der Plan B: Mehr Platz für das Kind

### Die Veränderung der Gebärposition

Je nachdem, wie das Kind in der Gebärmutter oder im Geburtskanal liegt, kann die Gebärposition verändert werden, um ihm mehr Platz zu ermöglichen. Expertinnen auf diesem Gebiet sind die Hebammen und sie helfen Ihnen, die richtige Position zu finden. Das kann das Drehen in Seiten- oder Rückenlage sein, ein Vierfüßlerstand, die Knie-Ellbogen-Lage, Stehen, Hocken, Sitzen und noch viele weitere Gebärpositionen, die die meisten werdenden Eltern im Rahmen ihres Geburtsvorbereitungskurses bereits kennengelernt haben.

### Die Entleerung der Harnblase

Die Harnblase und der Darm der Mutter konkurrieren mit dem kindlichen Kopf um den Platz im Becken. Der Darm wurde entweder durch einen Einlauf vor der Geburt bereits entleert oder es kommt unvermeidlich während der Geburt zum Absetzen von Stuhlgang. Bei Urin kann das anders sein. Wenn der Kopf des Kindes schon tief in das mütterliche Becken getreten ist, kann er die Harnröhre abdrücken und die Schwangere dann nicht mehr selbstständig urinieren. Weil Flüssigkeiten nicht komprimierbar sind, verkleinert eine gefüllte Harnblase den Raum im Becken und verhindert das weitere Tiefertreten des kindlichen Kopfes und damit die Geburt.

Eine der wichtigsten Maßnahmen während einer verzögerten Austrittsperiode ist daher zunächst der Versuch der Schwangeren, selbstständig zu urinieren. Falls das aufgrund der abgedrückten Harnröhre nicht möglich ist, kann die Hebamme mit einem Einmalkatheter die Harnblase entleeren. Das kann für die Schwangere zunächst unangenehm sein, die Blasenentleerung führt aber schließlich zu einer großen Erleichterung für die Schwangere und die Geburt des Kindes.

### Der Dammschnitt

Kurz vor der Geburt des Kopfes ist der Druck auf die Nabelschnur im Geburtskanal am größten. Es kann in diesem

Moment zu einer Sauerstoffunterversorgung des Kindes kommen. Die Vulva jeder Frau ist individuell geformt und ihre Öffnung verschieden groß. Abhängig von der Größe des Kindes kann daher der Geburtsausgang für das Kind nicht ausreichend groß oder gedehnt sein. Übersteigt der Druck, der durch das Kind auf das Gewebe der Mutter bei der Geburt ausgeübt wird, den Widerstandsdruck des umgebenden Gewebes, macht sich dann im übertragenen Sinne das Kind häufig »selbst mehr Platz«. Es kommt natürlicherweise zum Einreißen von mütterlichem Gewebe, z.B. einem Dammriss (s. Kapitel »Geburtsverletzungen«, Seite 331).

Dabei entsteht häufig ein Riss nach gerade unten, sodass der Schließmuskel des Afters verletzt werden kann. Früher ging man davon aus, dass einem solch unkontrollierten Einreißen entgegengewirkt werden kann, indem die betreuende Hebamme zuvor mit einer Schere nach schräg unten am Anus vorbei in den Damm schneidet. Auswertungen haben aber ergeben, dass ein solcher Dammschnitt (Episiotomie) nicht das zusätzliche unkontrollierte Einreißen von Gewebe verhindern kann. Aus diesem Grund wird vom routinemäßigen Einschneiden des Dammes während der vaginalen Geburt seit vielen Jahren (zum Wohle aller Schwangeren) Abstand genommen. Stattdessen darf in Deutschland heutzutage ein Dammschnitt ausschließlich durchgeführt werden, wenn das Kind akut von einer Sauerstoffunterversorgung bedroht ist, weil der Vaginalausgang augenscheinlich dem Kopf des Kindes nicht genug Platz zum Austreten lässt.

Ein Dammschnitt kann von einer Hebamme oder einer Ärztin durchgeführt werden. Hierfür kann sie zunächst in den während der Geburt gespannten Damm ein lokales Betäubungsmittel spritzen, was die Schwangere meistens kaum merkt, da die Spannung, den der kindliche Kopf auf das Gewebe ausübt, zu einer natürlichen Betäubung der Nerven führt. Anschließend wird mit einer speziell dafür gebogenen Schere auf dem Höhepunkt der Wehe – und damit bei maximaler Spannung und geringster Schmerzempfindlichkeit des Dammgewebes – an der Unterkante der Vulva nach schräg unten links oder rechts ein einzelner Schnitt gesetzt. Auch dies merken die meisten Schwangeren aufgrund der betäubten Nerven kaum. In aller Regel führt der damit erreichte Platzgewinn zur unmittelbaren Geburt des Kindes. Der Dammschnitt wird nachher wie eine Geburtsverletzung unter lokaler Betäubung mit resorbierbarem Nahtmaterial genäht.

Aufgrund von international uneinheitlicher Dokumentation liegen keine verlässlichen Daten zur Häufigkeit eines Dammschnitts vor. In Deutschland wird durchschnittlich bei ein bis zwei von zehn vaginalen Geburten (zehn bis zwanzig Prozent) ein Dammschnitt zur Unterstützung der aktiven Austrittsphase angewendet. Die Häufigkeit variiert jedoch stark zwischen den unterschiedlichen Regionen und Kliniken. Bei jeder Geburtsklinik können Sie die dortige Dammschnittrate erfragen.

## Der Plan C: Wehen verstärken

Sind die Wehen für die Geburt des Kindes zu schwach, spricht man von einer Wehenschwäche. Mehrere Optionen, die Wehen zu verstärken, stehen zur Verfügung:

### Die aufrechte Gebärposition

Wehen schieben das Kind aus der Gebärmutter heraus in Richtung Ausgang. Die Wirkung der Schwerkraft kann diesen Vorgang unterstützen. Dazu sind aufrechte Gebärpositionen geeignet wie z.B. Stehen oder die sogenannte tiefe Hocke.

### Die Amniotomie

Die Fruchtblase ist mit Fruchtwasser gefüllt und umschließt das Baby. Die Gebärmuttermuskulatur hat durch die enorme Ausdehnung der Fruchtblase einen großen Widerstand, gegen den sie drücken muss. Der Druck der Wehen wiederum wird über die gesamte Fruchtblase sehr gleichmäßig auf die Gebärmutterwand und den Muttermund verteilt.

Das künstliche Eröffnen der Fruchtblase wird Amniotomie genannt und von einer Hebamme oder Ärztin durchgeführt. Dazu streift sie eine kleine Kunststoffspitze über einen Finger, der in einem sterilen Handschuh steckt. Mit dieser Spitze kratzt sie bei der vaginalen Untersuchung an der Fruchtblase entlang und eröffnet sie so. Das Kind kann dabei nicht verletzt werden. Anschließend fließt das Fruchtwasser ab und das Volumen in der Gebärmutter wird reduziert. Hierdurch hat die Gebärmuttermuskulatur einen geringeren Widerstand, gegen den sie drücken muss, und die Wehen werden kräftiger. Gleichzeitig bekommt der Kopf des Kindes einen besseren Bezug zum Muttermund, er kann praktisch »andocken«. Mit den Wehen wird damit der Druck nicht mehr auf die gesamte Gebärmutterunterseite verteilt, sondern über den Schädel des Kindes zielgerichtet auf den Muttermund ausgeübt.

Die Amniotomie ist eine klassische Intervention, um bei einem protrahierten Geburtsverlauf die Geburt zu beschleunigen. Früher wurde dieser Vorgang als »Blasensprengung« bezeichnet, aber mit einer Explosion hat das rein gar nichts zu tun.

### Die Oxytocin-Infusion

Das körpereigene Hormon Oxytocin führt durch Bindung an die Oxytocinrezeptoren der Gebärmuttermuskelzellen zu Kontraktionen. Daher kann während der Geburt Oxytocin als Medikament mittels Infusion zusätzlich über die Vene gegeben werden, um die Frequenz und Stärke der Wehen zu steigern. Hierzu schließt die Hebamme an den venösen peripheren Zugang der Schwangeren über einen Schlauch eine mit Oxytocin gefüllte Infusionspumpe an (kurz: »Oxy-Tropf« genannt). So kann präzise die Wirkstoffmenge dosiert und kontinuierlich gegeben werden. Begonnen wird immer mit einer sehr niedrigen Dosis, um keine Überstimulation der Wehen auszulösen. Anschließend kann alle 15 bis 30 Minuten die Rate gesteigert werden, bis etwa idealerweise vier bis fünf Wehen pro zehn Minuten erreicht werden. Eine Oxytocin-Infusion beschleunigt den Geburtsvorgang, ohne das Risiko für eine sekundäre Kaiserschnittentbindung zu erhöhen.

Die zunehmenden Wehen können von der Schwangeren jedoch als sehr belastend empfunden werden, weshalb die Deutsche Leitlinie zur vaginalen Geburt am Termin vorsieht, dass jeder Schwangeren zuvor eine Periduralanästhesie angeboten werden soll. Da die zunehmenden Wehen auch zu einer höheren Belastung des Kindes führen, erfolgt mit dem Beginn der Oxytocin-Infusion eine dauerhafte CTG-Ableitung. Die Wehenverstärkung durch Oxytocin lässt sich sehr gut steuern und jederzeit stoppen, wenn gewünscht.

### Der Fundusdruck

Eine weitere Unterstützung der Geburtswehen ist der Fundusdruck, der nach seinem Erstbeschreiber auch Kristeller-Handgriff genannt wird. Dabei kommt eine zweite Hebamme oder eine Ärztin zu der Schwangeren und ihrer betreuenden Hebamme hinzu. Mit dem Einverständnis der Schwangeren steht diese zweite Person dann neben dem Bauch und drückt während des Höhepunkts der Wehe von oben auf das »Gebärmutterdach« (den Fundus) und damit das darunter befindliche Gesäß des Kindes in Richtung Beckenboden. So wird die Schubkraft der Wehe verstärkt. Der dosierte Fundusdruck kann ausschließlich während der letzten Presswehen angewendet werden, wenn das kindliche Köpfchen bereits in der Vagina sichtbar ist.

Diese Methode kann von der Schwangeren als unangenehm empfunden werden, sodass sie jederzeit das Vetorecht hat, diese Form der Unterstützung abzubrechen. Bitte sagen Sie Bescheid, wenn es zu unangenehm wird.

**Für die Begleitperson**

Der Fundusdruck kann für die beobachtende Begleitperson ein bisschen so aussehen, als würde man den Bauch der Schwangeren (wie bei der Herzdruckmassage) »reanimieren« wollen. Es sei versichert, dass die Technik nur angewendet wird, wenn die Wehen zu schwach sind, aber die Geburt drängt. Der Fundusdruck erfordert keinerlei Material oder Instrumente und ist daher ohne große Vorbereitung nach vorherigem Einverständnis der Schwangeren anwendbar.

Zögern Sie nach der Geburt nicht, die Ärztin oder Hebamme auf den Handgriff anzusprechen und sich erklären zu lassen, warum er angewendet wurde, wenn Ihnen dies während der Geburt nicht ersichtlich war oder erklärt wurde.

## Der Plan D: Von unten ziehen

*Synonym: instrumentell unterstützte oder vaginal-operative Geburt*

Wenn während der aktiven Austrittsperiode das kindliche Köpfchen den Beckeneingang passiert hat und sich schon in Richtung Beckenmitte befindet, kann die Geburt durch eine Ärztin instrumentell unterstützt werden, indem sie am Kopf des Kindes zieht. Das bezeichnet man als »vaginal-operative« oder »instrumentell unterstützte« Geburt.

Eine instrumentelle Unterstützung der Geburt ist notwendig, wenn eine Wehenschwäche oder eine Erschöpfung der Schwangeren zu einem Geburtsstillstand in der Austreibungsphase führt oder ein pathologisches CTG bzw. ein pathologisches Ergebnis der Fetalblutanalyse eine zeitnahe Entbindung des Kindes erfordert. 6,5 Prozent aller in Deutschland geborenen Kinder werden instrumentell unterstützt zutage gefördert – meistens in Verbindung mit einer Oxytocin-Infusion, welche zusätzlich die Wehen verstärkt.

Für eine vaginal-operative Geburt stellt eine Hebamme oder Ärztin zunächst durch eine vaginale Untersuchung fest, wo genau sich das Köpfchen des Kindes im Geburtskanal befindet. Neuerdings kann hierfür auch eine Ultraschalluntersuchung während der Geburt, ein sogenannter intrapartaler Ultraschall, durchgeführt werden. Hierbei hält die Ärztin einen Schallkopf von außen auf die Vulva. Der Vorteil: Auf welcher Höhe sich der kindliche Kopf und in welchem Winkel im Becken der Schwangeren befindet, ist hierdurch für jede Betrachterin objektiv auf dem Monitor ersichtlich und hängt nicht vom subjektiven Fingerspitzengefühl einer Untersucherin ab.

Für eine vaginal-operative oder instrumentell unterstützte Geburt benötigt man – wie der Name schon sagt – ein Instrument.

Früher wurde hierfür oft eine Geburtszange (Forceps) verwendet. Sie besteht aus zwei Löffeln, die links und rechts in die Vagina eingeführt und an die Schläfen des Kindes angelegt werden. Anschließend zieht die Ärztin zeitgleich zur Wehe. Das Problem ist, dass die Geburtszange unvermeidlich eine Vergrößerung des zu gebärenden Durchmessers verursacht und so das widerstandsfähige Metall häufiger zu mehr Verletzungen des Geburtskanals führt. Eine unsachgemäße Anlage an den Kopf des Kindes kann selten zu oberflächlichen Verletzungen oder Nervenschädigungen beim Kind führen. Lange war die Verwendung einer Geburtszange die einzige Möglichkeit, um ein Kind vor einer schweren Sauerstoffunterversorgung zu bewahren.

Mit der flächendeckenden Verfügbarkeit von Elektrizität und der Erfindung der Saugglocke konnte ein für Mutter und Kind deutlich schonenderes Verfahren zur instrumentell unterstützten Geburt etabliert werden. Das funktioniert mit Unterdruck (einem Vakuum), der von einer elektrisch betriebenen Pumpe erzeugt wird. Das Verfahren wird daher auch als Vakuumextraktion (VE) bezeichnet. Hierbei wird eine Saugglocke mit fünf bis sechs Zentimetern Durchmesser auf dem Hinterkopf des Kindes angesetzt und sichergestellt, dass sich kein Gewebe der Mutter (z.B. ein Stück des Muttermundes) zwischen Glocke und Kopfhaut befindet, das eingeklemmt werden könnte. Anschließend baut die Ärztin den Unterdruck auf und zieht zeitgleich zur Presswehe an der Saugglocke. Dabei befindet sich eine Hand der Ärztin in der Vagina auf dem Kopf des Kindes, um genau die Geburtsbewegung wahrzunehmen, und die andere Hand am Griff der Saugglocke. Um den Geburtskanal langsam zu dehnen, wird ganz langsam, Wehe für Wehe, gezogen. Häufig bleibt eine Saugglocke dafür zwei bis vier Wehen und damit fünf bis zehn Minuten lang auf dem Hinterkopf des Kindes befestigt. Unmittelbar nach der Geburt des Kopfes wird der Druck abgelassen, und die Hebamme kann die weitere Entwicklung der kindlichen Schulter und schließlich des Körpers übernehmen. Der weitere Ablauf der Geburt entspricht dem der vaginalen Geburt.

Sollte der Kopf nur noch einen »kleinen Schubs« brauchen, um geboren zu werden, kann anstelle einer Vakuumextraktion mit elektrischer Pumpe eine kleine Einmal-Kunststoff-Saugglocke mit Handpumpe verwendet werden. Entsprechend dem Produktnamen KIWI® einer häufig verwendeten Handsaugglocke spricht man üblicherweise auch von einer Kiwi-VE oder Kiwi-Geburt.

Wie bei der Verwendung jedes Saugnapfs, z.B. im Bad oder in der Küche, kann sich auch bei einer Saugglocke der Unterdruck unbeabsichtigt lösen. Das nennt man Pop-off. Es kann vor allem dann dazu kommen, wenn das Kind besonders viel Käseschmiere und/oder viele Haare hat. Passiert dies wiederholt, muss als alternativer Geburtsmodus ein Kaiserschnitt erwogen werden.

Mit einer vaginal-operativen Geburt steigt das Risiko für hochgradige Geburtsverletzungen bei der Gebärenden. Grund dafür ist, dass sich der Kopf des Kindes bereits über längere Zeit im Geburtskanal befindet und nicht tiefer tritt. Der dadurch verursachte Dauerdruck an einer Stelle führt zu einer geringeren Durchblutung des umgebenden Gewebes. Durch das Ziehen während der vaginal-operativen Geburt wird dann noch zusätzlicher Druck verursacht, der in einer Überdehnung und Verletzung des Gewebes resultieren kann, weil schlecht durchblutetes Gewebe schneller reißt als gut durchblutetes – es ist weniger widerstandsfähig. Deswegen ist es nach einer instrumentell unterstützten Geburt besonders wichtig, den Geburtskanal vollständig auf mögliche Risse zu untersuchen.

Bei dem Kind führt eine Saugglockengeburt sehr häufig zu einer Geburtsgeschwulst am Kopf (Caput succedaneum). Das kann man sich wie einen übergroßen Knutschfleck vorstellen, der an der Stelle, wo der Unterdruck auf dem Hinterkopf erzeugt wurde, als eine rötliche Schwellung der Kopfhaut sichtbar ist. Die harmlose Beule wird durch Wassereinlagerung (ein Ödem) verursacht und verschwindet innerhalb weniger Stunden oder Tage vollständig. In seltenen Fällen kann der Unterdruck einer Vakuumextraktion aber auch zu einer Einblutung in die Kopfhaut des Kindes führen. Auch diese heilt innerhalb weniger Tage oder Wochen wie ein blauer Fleck folgenlos ab. Bei einem Verdacht auf eine sehr seltene Gehirnblutung (intrakraniell) muss das Kind durch Kinderärzte stationär überwacht werden. Die weitere Therapie und Prognose hängt dann von der Ausdehnung der Gehirnblutung ab.

In vielen Geburtskliniken werden nach einer vaginal-operativen Geburt alle Neugeborenen kurz von einer Kinderärztin auf relevante Verletzungen untersucht. Gibt es den klinischen Verdacht auf eine Blutung im Bereich des Kopfes, kann eine Ultraschalluntersuchung Klarheit über die Lokalisation und das Ausmaß der Blutung verschaffen. Ein gesundes Kind kehrt dann sofort wieder zu seiner Mutter in den Geburtsraum zurück. Zur Vorbeugung eines erhöhten Blutungsrisikos ist die Vitamin-K-Prophylaxe für alle Neugeborenen im Rahmen der U1 und der weiteren Neugeborenen-Vorsorgeuntersuchungen U2 und U3 vorgesehen (s. Kapitel »Die erste Kindervorsorgeuntersuchung – U1«, Seite 176).

**Für die Begleitperson**

Bei einer instrumentell unterstützten Geburt ist es schwierig, die Begleitperson in die notwendigen Handlungen miteinbeziehen oder sie ihr in dem Moment zu erklären. Denn bis zur Geburt des Kindes dreht sich alles um die Untersuchung der Kindslage im mütterlichen Becken sowie die Kontrolle der Herztöne und das notwendige Material, z.B. eine rollbare Vakuumpumpe, an die die Saugglocke mit einem Schlauch angeschlossen wird.

Da es nicht selten vorkommt, dass zur Entbindung des Kindes mit der Saugglocke zusätzlich ein Dammschnitt durchgeführt wird, lautet die klare Empfehlung an Sie, oben beim Kopf der Gebärenden zu bleiben und weniger den Geburtsprozess aus der Vulva mitzubeobachten. Am besten kann sich die Begleitperson einbringen, wenn sie der Schwangeren eventuell den Kopf hält und Nähe ausstrahlt.

Sobald abschließend die Plazenta geboren ist und eventuelle Geburtsverletzungen versorgt wurden, ist ein guter Moment, die Ärztin um die Erklärung zu bitten, warum und wie genau die Geburt instrumentell unterstützt wurde.

## Der Plan E: Sekundäre Sectio und Notsectio

### Der sekundäre Kaiserschnitt

Solange sich die Geburt noch in der Eröffnungsphase befindet oder das Köpfchen des Kindes während der Austrittsphase erst bis zum Beckeneingang vorgeschoben wurde, kann eine zügige Geburt nur durch einen Kaiserschnitt erfolgen. Einen Kaiserschnitt, für den man sich nach dem Geburtsbeginn entscheidet, nennt man sekundären Kaiserschnitt oder auch sekundäre Sectio. Er verläuft in den gleichen Schritten wie ein primärer (vor einem Geburtsbeginn geplanter) Kaiserschnitt ab (s. Unterkapitel »Die Operation« im Kapitel »Der primäre Kaiserschnitt«, Seite 255). Abhängig von der Dringlichkeit der Entbindung werden aber einige Abläufe der OP-Vorbereitung beschleunigt oder notfalls weggelassen. So ist beispielsweise die rechtlich vorgeschriebene Zeit von 24 Stunden zwischen Aufklärung und Eingriff für Anästhesie und Operation ausgesetzt, wenn es sich um eine lebensbedrohliche Situation handelt, die eine unmittelbare Geburtsbeendigung erfordert. In der Regel werden – solange dies möglich ist – trotzdem mit einem Aufklärungsbogen zumindest der grobe Ablauf der Intervention und die möglichen Risiken von der Geburtsmedizinerin bzw. der Anästhesistin erläutert.

Der größte vermeidbare Zeitverlust bei einem Kaiserschnitt ist das Anlegen einer Spinalanästhesie. Liegt bereits eine PDA, kann eine Narkoseärztin über den liegenden Katheterschlauch die Dosis der Anästhesie weiter erhöhen. Damit tritt die Wirkung einer Spinalanästhesie ein: die vollständige Betäubung der gesamten unteren Körperhälfte der Schwangeren ab dem Bauchnabel. Dieses sogenannte »Hochspritzen« einer PDA kann bereits im Geburtsraum erfolgen, sobald die Entscheidung für eine sekundäre Sectio getroffen wurde. Während der weiteren Vorbereitungen kann dann die Wirkung der hochgespritzten PDA anfluten, sodass zum Operationsbeginn die notwendige Betäubung erreicht ist. Bleibt hierfür keine Zeit, kann eine sekundäre Sectio in Vollnarkose (Allgemeinanästhesie) erfolgen, unabhängig davon, ob bereits eine PDA gelegt wurde oder nicht. Hierzu bekommt die Schwangere im Operationssaal von der Narkoseärztin ein sedierendes Medikament über die Vene gespritzt. Sobald die Schwangere eingeschlafen ist, sichert die Narkoseärztin die Atemwege durch ein Plastikrohr (einen sogenannten Tubus), das sie an den Stimmbändern vorbei vorsichtig in die Luftröhre vorschiebt. Diesen Vorgang nennt man Intubation und ist häufig für das Kratzen im Hals oder die vorübergehend heisere Stimme nach einer Vollnarkose verantwortlich. Nach der Sicherung der Atemwege wird die Narkose über einschläfernde und schmerzhemmende Medikamente aufrechterhalten, die die Patientin entweder als Gas über den Tubus einatmet oder die ihr über die Vene gespritzt werden.

Fünf von zehn sekundären Sectiones (49 Prozent) in Deutschland erfolgen mit Spinalanästhesie, drei (35 Prozent) mit einer hochgespritzten Periduralanästhesie (PDA) und zwei von zehn sekundären Kaiserschnitten (21 Prozent) in Vollnarkose (Allgemeinanästhesie). Zusammengerechnet ergeben die Prozentzahlen der Anästhesieverfahren 105 Prozent. Das hängt damit zusammen, dass – wie erwähnt – in einigen Fällen für das Hochspritzen und anschließende Abwarten des Wirkungseintritts der PDA keine Zeit mehr bleibt und zusätzlich zur bereits gelegten PDA eine Allgemeinanästhesie zur sekundären oder Notsectio notwendig wird.

## Umentscheiden von vaginaler Geburt zum Kaiserschnitt

Das medizinische Personal geht bei Schwangeren, die sich für eine vaginale Geburt entschieden haben, grundsätzlich davon aus, dass ein Kaiserschnitt nicht gewünscht ist und die vaginale Geburt so lange wie medizinisch vertretbar angestrebt werden soll. Wenn es schließlich doch zur Geburt per sekundärer Sectio kommt, teilen Eltern manchmal im Nachhinein mit, dass sie sich schon viele Stunden vorher einen sekundären Kaiserschnitt gewünscht hätten, ohne dass sie es laut ausgesprochen haben.

Falls Sie daher die vaginale Geburt anstreben, aber bei Auffälligkeiten wie pathologischen Herztönen des Kindes oder einem Geburtsstillstand eher zu einem Kaiserschnitt tendieren, kommunizieren Sie dies bitte von vornherein dem Personal. Dann wird in Ihrer Patientinnenakte »großzügige Sectioindikation« vermerkt und alle wissen Bescheid, was Sie wünschen. Ansonsten wird so lange wie möglich eine medizinische Unterstützung zur vaginalen Geburt geleistet und ein Kaiserschnitt als letzte denkbare Maßnahme erwogen.

Natürlich ist es auch während der Geburt jederzeit möglich, den Wunsch nach einer Sectio zu äußern. Dann werden mit Ihnen Vor- und Nachteile besprochen und gemeinsam eine Entscheidung über den weiteren Verlauf getroffen.

**Für die Begleitperson**

Bei einem sekundären Kaiserschnitt, der mit einer rückenmarksnahen Anästhesie (Peridural- oder Spinalanästhesie) erfolgt, dürfen Sie wie beim primären Kaiserschnitt als Begleitperson selbstverständlich mit dabei sein. Ebenso ist häufig weiterhin eine Kaisergeburt möglich, bei der Sie (je nach Regelungen der Geburtsklinik) die Nabelschnur durchtrennen dürfen (siehe Unterkapitel »Die Kaisergeburt« im Kapitel »Der primäre Kaiserschnitt«). Muss es hingegen schnell gehen, wird eine Allgemeinanästhesie notwendig. Dabei ist Ihre Anwesenheit im Operationssaal leider nicht möglich, weil sich das medizinische Personal voll und ganz auf Mutter und Kind konzentrieren muss. Das ist aber nur in etwa einer von fünf sekundären Sectiones (21 Prozent) der Fall. In diesem Fall bekommen Sie das Neugeborene von einer Hebamme in den Geburtsraum gebracht, in dem Sie warten, nachdem sich die Kinderärztin vom einwandfreien Herzschlag und Atem des Babys überzeugt hat. Sie können dann bereits oberkörperfrei über den ersten Haut-zu-Haut-Kontakt mit dem Baby bonden und es kennenlernen, während der Bauch der Mutter verschlossen und die Operation beendet wird. Anschließend werden Sie alle drei wieder vereint.

**Die Notsectio**
*Synonym: Notfall-Sectio, Notkaiserschnitt, Cito-Sectio, englisch: emergency C-section*

Eine Sonderform des sekundären Kaiserschnitts ist die Notsectio oder auch Notkaiserschnitt genannt. Eine Notsectio ist extrem selten. Trotzdem nimmt ein Großteil der per sekundärer Sectio entbundenen Frauen an, sie hätte per Notsectio geboren. Das ist sachlich gesehen allerdings falsch. Die Entscheidung zu einer Notsectio wird ausschließlich aufgrund einer akuten Lebensgefahr für Mutter oder Kind getroffen, die eine sofortige Entbindung notwendig macht. Hierzu wird der sogenannte Notsectio-Alarm ausgelöst. Der Notsectio-Knopf befindet sich zentral gelegen auf der Geburtenstation oder kann per Zahlenkombination auf jedem Diensttelefon des Personals ausgelöst werden. Dadurch werden alle laufenden Telefonate unmittelbar unterbrochen und auf jedem Telefon wird ein Notsignal ausgelöst. Das rufbereite Personal unterbricht sofort alle anderen Handlungen und rennt zum geburtshilflichen Operationssaal, in dem die Notsectio beginnen soll.[21] Dort treffen sich dann mindestens zwei Operateurinnen, eine Hebamme, eine Anästhesistin, eine Anästhesie-Pflegerin und zwei OP-Pflegerinnen (und eine Kinderärztin, wenn in der Klinik verfügbar), also mindestens sieben (bzw. acht) Mitarbeiterinnen plus die Schwangere.

Eine Notsectio erfolgt immer in Vollnarkose. Die Anästhesistin intubiert sofort, ohne eine Anamnese zu erheben. Die in

21 *Die Notsectio findet in der Regel im Operationssaal statt, viele Geburtskliniken haben aber die für die Narkose notwendigen (Gas-)Anschlüsse in der Wand jedes Geburtsraumes installiert, sodass auch dort eine Notsectio durchgeführt werden kann, wenn der Operationssaal bereits durch einen parallel stattfindenden Kaiserschnitt belegt ist.*

sterile Kittel und Handschuhe gehüllten Operateurinnen warten dann lediglich noch auf das Wort »Freigabe« der Anästhesistin, bevor die Operation mit einem Skalpell und einem Pfannenstielschnitt begonnen wird. Der Operationsablauf entspricht dann exakt dem einer primären Sectio, alles passiert nur zügiger (s. Unterkapitel »Die Operation« im Kapitel »Der primäre Kaiserschnitt«, Seite 255).

In Deutschland ist gesetzlich vorgeschrieben, dass die Zeit nach der Entscheidung zu einer Notsectio und der Entwicklung (Geburt) des Kindes nicht mehr als 20 Minuten betragen darf, was nach statistischer Auswertung zu 99,5 Prozent erreicht wird. In großen Geburtskliniken und Perinatalzentren sind die Abläufe und infrastrukturellen Erfordernisse dementsprechend optimiert, dass bei einer Notsectio in der Regel eine Entscheidung-Entwicklung-Zeit (die sogenannte E-E-Zeit) unter zehn Minuten erreicht wird. Lediglich bei Hausgeburten oder Geburten im Geburtshaus kann diese Zeit oftmals nicht eingehalten werden, weil der zeitraubende Transport in eine umliegende Klinik erforderlich ist.

## Die Wichtigkeit der psychologischen Aufarbeitung

Bei einem Notkaiserschnitt ist die Nachbesprechung unerlässlich. Dazu besucht die für die Notsectio verantwortliche Ärztin die betroffenen Eltern auf der Mutter-Kind-Station und erklärt ihnen, warum dieser Eingriff notwendig war und was genau passiert ist. Eine Notsectio bedeutet für die Schwangere einen unvorbereiteten und vollkommenen Bewusstseins- und Kontrollverlust, der als traumatisch erlebt werden kann. Neben dem Klären von eventuellen Fragen ist daher auch das Angebot einer psychologischen Aufarbeitung für die Mutter von besonderer Bedeutung. Denn alles, was im Zusammenhang mit einer komplikationsreichen Geburt verdrängt wird, kann Jahre später noch zu Flashbacks führen, bei denen das Ereignis immer wieder bildlich erlebt wird. Es ist möglich, an einer posttraumatischen Belastungsstörung oder postpartalen Depression (s. Kapitel »Der Babyblues und die Wochenbettdepression«, Seite 221) zu erkranken. Um das zu vermeiden, ist es die wichtige Aufgabe jeder Hebamme und jeder Ärztin, aber auch der Freunde, Freundinnen und der Familie einer Schwangeren, nicht nur für die Verletzungen des Körpers, sondern auch für psychische Beeinträchtigungen empfänglich zu sein und darauf entsprechend sensibel zu reagieren.

Medizinische Maßnahmen und starke Schmerzen während der Geburt, die man nicht erwartet hat, sollten großzügig eine psychologische Nachbearbeitung mit geschultem Personal in der Geburtsklinik oder durch eine auf Schwangerschaft und Geburt spezialisierte Psychotherapeutin nach sich ziehen. Sprechen Sie hierzu jederzeit Ihre Hebamme, das Personal in der Klinik oder Ihre niedergelassene Frauenärztin an.

**Für die Begleitperson**

Auch Sie als Begleitperson können bei einer Geburt ganz andere Erfahrungen machen, als Sie sich initial vorgestellt haben. Wird dies für Sie zur Belastung, organisieren Sie sich psychologische Hilfe, um frühzeitig mit dem Verarbeitungsprozess beginnen zu können und Probleme zu lösen, bevor sie schlimmer werden.

**Mein Tipp**
Es ist immer zu empfehlen, das Angebot einer psychologischen Nachbetreuung wahrzunehmen – auch, wenn man das Gefühl hat, dass man diese Hilfe aktuell nicht braucht. Better safe than sorry.

Nun ist Ihr Baby gesund auf der Welt, fantastisch! Leider sind immer noch Komplikationen möglich, die Sie als Mutter beeinträchtigen können. Welche das sind und wie man sie behandelt, darüber sprechen wir jetzt.

## Komplikationen nach der Geburt

### Die verstärkte vaginale Blutung

Bei jeder vaginalen Geburt kommt es natürlicherweise zu einer Blutung von etwa 200 Millilitern, wenn sich nach der Geburt des Kindes die Plazenta von der Gebärmutter ablöst. Dieser einfach klingende Vorgang ist tatsächlich sehr anspruchsvoll. Ein Organ, das viele Monate Schwangere und Baby unzertrennlich miteinander verbunden hat, muss sich von jetzt auf gleich ablösen.

Eine verstärkte Blutung ist bei einer vaginalen Geburt definiert ab einem Blutverlust von 500 ml und bei einer Sectio ab 1.000 ml. Die Menge ist beim Operationsvorgang höher, da hierbei durchblutetes Gewebe durchtrennt wird, sodass zu der natürlichen Blutung der Plazentalösung von 200 ml in der Regel noch weitere 200 bis 300 ml Blut hinzukommen, die durch die Schnittverletzungen entstehen, bevor diese wieder genäht werden und die Blutung so gestillt wird. Bei der Sectio wird ein Blutverlust bis zu 500 ml darum als normal angesehen.

Wie zahlreiche Studien belegen, schätzen Hebammen und Ärztinnen den Blutverlust bei einer vaginalen Geburt oder bei einem Kaiserschnitt nur bis zu einer Menge von etwa 300 ml korrekt ein. In drei bis fünf von zehn Fällen (30–50 Prozent) wird der Blutverlust zu niedrig eingeschätzt, vor allem bei einem Blutverlust ab 500 ml oder mehr. Dabei gilt die Regel: Je höher der Blutverlust, desto größer die augenscheinliche Unterschätzung. Um das zu vermeiden, werden bei zunehmenden Blutungen die von Blut getränkten Tupfer, Unterlegtücher und Blutauffangbeutel gewogen, um den tatsächlichen Blutverlust ermitteln zu können.

Zur verstärkten Blutung kann es kommen, wenn sich die Plazenta noch vor der Geburt des Kindes ablöst – vorzeitige Plazentalösung – oder wenn sich die Plazenta gar nicht ablöst – Plazentaretention. Manchmal bleibt ein Plazentastück zurück, während der Rest der Plazenta bereits geboren wurde. Oder die gesamte Plazenta wird geboren, trotzdem zieht sich die Gebärmutter nicht richtig zusammen – Gebärmutter-Atonie –, die Blutgerinnung ist gestört, oder es blutet aus größeren Geburtsverletzungen.

Weil hier so viel schiefgehen kann, ist in Ländern mit weniger guter Medizinversorgung die Plazentarperiode nach der Geburt des Kindes für eine Schwangere immer noch der gefährlichste Moment der Geburt überhaupt. In einer Geburtsklinik sind Sie aber zum richtigen Zeitpunkt am richtigen Ort, damit eben alles in geregelten und kontrollierten Bahnen verlaufen kann.

Jetzt aber der Reihe nach, worauf zu achten ist, um eine verstärkte Blutung zu vermeiden.

### Die Atonie der Gebärmutter

Eine Atonie beschreibt die Abwesenheit von Tonus (Spannung). Zieht sich die Gebärmutter unmittelbar nach der Ablösung der Plazenta nicht regelrecht zusammen, kommt es zur sogenannten Gebärmutter-Atonie. Das kann nach einer vaginalen Geburt in fünf bis sieben von zehn Fällen (50–70 Prozent) verhindert werden, wenn nach der Geburt, aber noch vor der Durchtrennung der Nabelschnur drei bis fünf internationale Einheiten (3–5 IE) Oxytocin als Blutungsprophylaxe der Schwangeren über die Vene gegeben werden (s. Kapitel »Die Oxytocin-Blutungsprophylaxe«, Seite 147). Fragen Sie hierzu ganz konkret in Ihrer Geburtsklinik vorab nach, lassen sich beraten und treffen Sie Ihre überdachte Entscheidung selbst – am besten festgehalten für das Personal in einem Geburtsplan.

Aber wie kommt es, dass sich die Gebärmutter manchmal nicht von allein zusammenzieht? Das liegt entweder an der Gebärmutter selbst, weil sie beispielsweise aufgrund von einem Polyhydramnion (sehr viel Fruchtwasser) oder einer Mehrlingsschwangerschaft überdehnt wurde, an einem besonders langen Geburtsverlauf oder mehreren vorherigen ausgetragenen Schwangerschaften, die zu einer Erschöpfung der Kontraktionsfähigkeit geführt haben, oder es liegt daran, dass sich die Plazenta nicht vollständig abgelöst hat. Hierzu gleich.

Falls in der Gebärmutter zwar keine Plazentareste mehr zurückgeblieben sind, sie aber trotzdem nicht kontrahiert ist und deswegen die offenen Gefäßenden im ehemaligen Plazentabett verstärkt bluten, müssen nach einem in jeder Klinik festgelegten Notfallschema Medikamente verabreicht werden, die die Gebärmutterkontraktion verstärken und die man deswegen »Uterotonika« nennt. Sie »bauen den Tonus wieder auf«.

Gelingt das nicht, kann die Ärztin einen Plastikballon in die Gebärmutter einführen, der mit Kochsalzlösung befüllt wird. Er komprimiert von innen die Gebärmutter und stoppt die Blutung. Gleiches ist auch mit einer sogenannten Celox®-Tamponade möglich, die initial zur Blutstillung im militärischen Bereich erfunden wurde und weltweit zunehmend Einzug in die Geburtsmedizin erhält. Eine solche Tamponade ist mit Chitosan beschichtet, das aus den Schalen von Garnelen gewonnen wird. Chitosan führt an der Blutungsoberfläche (hier das Plazentabett) beim Kontakt mit roten Blutkörperchen zu einer Gerinnungsreaktion. Die Blutung in der Gebärmutter kommt damit zum Erliegen. Ballon oder Tamponade werden spätestens nach 24 Stunden schmerzfrei von der Vulva aus gezogen.

Sollte eine Blutung trotz der genannten Maßnahmen nicht gestoppt werden können, kann man versuchen, mithilfe der Kolleginnen aus der Radiologie notfällig eine Gefäßembolisation durchzuführen. Dabei wird über die Beckengefäße mit einem Gefäßkatheter das arterielle Gebärmuttergefäß (Arteria uterina) von innen mit einer Art Schaumstoff zugeklebt. Dann kann kein weiteres Blut mehr durchfließen und die Blutung wird gestoppt. In diesem Fall übernehmen mit der Zeit Kollateralgefäße die Blutversorgung der Gebärmutter und eine Folgeschwangerschaft ist problemlos möglich.

Falls keines dieser Verfahren die Blutung stoppen kann, wird notfalls der Bauch (wie bei einem Kaiserschnitt) eröffnet und Kompressionsnähte um die Gebärmutter gelegt, die sie wie eine umwickelte Kohlroulade einschnüren und damit von außen zusammendrücken. Diese Nähte lösen sich nach einigen Woche auf und eine Folgeschwangerschaft ist problemlos möglich.

Wenn es auch hiermit nicht gelingt, die Blutung zu stoppen, bleibt in extrem seltenen Fällen nichts anderes übrig, als die gesamte Gebärmutter zu entfernen (das nennt man

Hysterektomie). Dann ist keine Folgeschwangerschaft mehr möglich.[22]

Wenn es so stark blutet, dass eine Schwangere kreislaufinstabil wird, müssen ggf. Blutkonserven über die Vene gegeben werden, die in jeder Klinik stets bereitgehalten werden.

### Die Plazentaretention

Nach der Geburt des Kindes gibt man der Plazenta etwa 30 bis 60 Minuten Zeit, um sich abzulösen. Gelingt dies nicht, spricht man von einer Plazentaretention. Dabei kann durch vorsichtigen Zug an der Nabelschnur und Zusammendrücken der Gebärmutter (durch Drücken auf den Bauch) versucht werden, den Ablösungsprozess zu unterstützen – zusätzlich wird Oxytocin über die Vene gegeben. Wenn sich hierdurch die Plazenta nicht ablöst, muss eine manuelle Nachtastung (lat. manus = die Hand) erfolgen.

### Die manuelle Nachtastung

Für diesen Eingriff wird die Mutter vorübergehend von ihrem Kind getrennt und in den Operationssaal gebracht. Blutet es durch eine teilgelöste Plazenta verstärkt aus dem Plazentabett, braucht es eine Allgemeinanästhesie (Vollnarkose), um die Operation zügig beginnen zu können. Blutet es nicht und wurde zuvor während der Geburt eine PDA gelegt, kann diese wie bei einer sekundären Sectio einfach hochgespritzt werden, bis die untere Körperhälfte betäubt ist, oder es wird eine Spinalanästhesie angelegt.

---

22 *Die Universitätsklinik Tübingen ist seit 2016 bekannt für Gebärmuttertransplantationen, mit deren Hilfe sogar nach einer Gebärmutterentfernung theoretisch eine erfolgreiche Schwangerschaft möglich ist. Hierbei handelt es sich allerdings um eine absolute Seltenheit.*

Nach erfolgter Betäubung tastet die Geburtsmedizinerin mit ihrer behandschuhten Hand durch die Vagina hindurch nach der festsitzenden Plazenta in der Gebärmutter. Sie greift sie und zieht sie im Ganzen heraus. Niemand kann sich vorstellen, dass eine Hand über die Vagina in eine Gebärmutter eingeführt werden kann, und das wäre vor der Geburt des Kindes auch undenkbar. Jedoch wird durch die Geburt des Kindes der Geburtskanal gedehnt, sodass die im Vergleich zum Kopf und Körper des Kindes viel kleinere Hand der Operateurin problemlos passieren kann. Das Narkoseverfahren macht diesen Vorgang für die Patientin zudem schmerzfrei.

Sollte eine massive Blutung keine Verlegung in den Operationssaal mehr erlauben, kann eine manuelle Nachtastung auch unmittelbar im Geburtsraum erfolgen – notfalls auch ohne Betäubung.

Nach einer manuellen Nachtastung bleiben oft noch kleine, nicht mit der Hand greifbare Plazentastückchen zurück, sodass anschließend fast immer zusätzlich eine Kürettage – auch instrumentelle Nachtastung genannt – zur vollständigen Entfernung aller Plazentareste erfolgen muss.

### Die Kürettage

Sind sich Hebamme und Ärztin nicht sicher, ob nach der Plazentageburt oder der manuellen Nachtastung noch ein Plazentarest in der Gebärmutter verblieben ist, weil etwa bei der Inaugenscheinnahme der Plazenta womöglich ein Stückchen fehlt, kann die Ärztin einen Ultraschallkopf auf den Bauch der Mutter halten, um zu sehen, ob die Gebärmutterhöhle »strichförmig« aussieht. Das tut sie, wenn sich kein Plazentarest mehr in der Gebärmutterhöhle befindet und die Gebärmutterwände (wie die Lippen eines geschlossenen Mundes) aufeinanderliegen.

Zeigt sich die Gebärmutterhöhle im Ultraschall nicht strichförmig, ist möglicherweise ein Plazentastück zurückgeblieben. Wenn dieses sehr klein ist, es nicht blutet und die betroffene Mutter erst mal abwarten möchte, ist das völlig in Ordnung. Manchmal macht es ein paar Tage später bei einem Toilettengang auf einmal »plopp« und das Plazentastück hat sich von ganz allein verabschiedet. Falls nicht, kann sich eine Infektion der Gebärmutter bilden, weil sich Bakterien im Plazentaresiduum sehr gut festhalten können, (s. Kapitel »Entzündungen der Gebärmutter«, Seite 228).

Eine Kürettage (auch Ausschabung genannt) ist ein sehr häufiger gynäkologischer Eingriff, der auch bei nicht schwangeren Frauen durchgeführt werden kann. Ziel dabei ist immer, Gewebeteile aus der Gebärmutter »auszuschaben«, die eine Blutung, Schmerzen oder andere Probleme verursachen. In unserem Geburtskontext sind das zurückgebliebene Plazentastücke (Plazentaresiduen), die zu einer Blutung führen.

Die Kürettage findet wie die manuelle Nachtastung im Operationssaal unter regionaler Betäubung oder Allgemeinanästhesie statt. Erst, wenn keine Schmerzen mehr von der Patientin empfunden werden können, führt die Ärztin die individuell passende Kürette – man kann sie sich wie einen langen Eislöffel vorstellen, an dessen Ende sich eine kleine Metallschlinge befindet – vaginal in die Gebärmutter ein und kratzt beim Zurückziehen an der Gebärmutterwand entlang. Dabei entfernt sie das dort haftende Plazentagewebe.

Beim Einführen einer Kürette besteht das Risiko, die zu diesem Zeitpunkt weiche und unkontrahierte Gebärmutter zu durchstoßen. Das kann zu einer Blutung, Verletzung von benachbarten Organen und zu einer Infektion in der Bauchhöhle führen. Um das zu vermeiden, werden zeitgleich zur Kürettage Uterotonika gegeben, die zu einer Kontraktion der

Gebärmutter führen. Zusätzlich werden mit einem Ultraschallgerät Gebärmutter und Kürette während des Eingriffs beobachtet. Die Operateurin spürt beim Vorschieben der Kürette den festen Widerstand am Ende der Gebärmutter und kann dabei auf dem Ultraschallmonitor genau sehen, wo sich das Instrument in der Gebärmutter befindet. Zusätzlich wird prophylaktisch zur Vermeidung einer Infektion ein Antibiotikum über die Vene verabreicht.

Nach Abschluss der Kürettage ist in aller Regel die Blutungsursache behoben.

## Die Gerinnungsstörung

Neben Gebärmutter-Atonie, Plazentaretention und -residuen kann auch eine Gerinnungsstörung zu einer verstärkten Blutung im Zusammenhang mit einer Geburt führen. Die Blutgerinnung besteht aus einer vielschichtigen Kaskade an Gerinnungsfaktoren und -abläufen. Das ist sehr kompliziert und für jede Medizinstudierende eine Lernherausforderung. Manche Menschen haben eine (oft genetisch vererbte) Gerinnungsstörung, die ihnen noch nie aufgefallen ist, weil ihre Gerinnung schlichtweg noch nie auf die Probe gestellt wurde. Eine Geburt kann für viele die erste große Blutungsherausforderung im Leben sein und dazu führen, dass selbst eine natürliche Blutung wie die Lösungsblutung der Plazenta von eigentlich etwa 200 ml einfach nicht mehr gerinnt und aufhört. Keine Panik, dann sind Sie in einer Geburtsklinik am richtigen Ort, wo jederzeit Medikamente und Blutkonserven für Sie bereitliegen.

Erste Hinweise auf eine gestörte Gerinnung, wie z.B. häufiges Zahnfleisch- und Nasenbluten sowie besonders starke oder längere Periodenblutungen, sollten aber bereits vor oder noch in der Schwangerschaft dazu führen, dass Ihre Blutgerinnung von einer Gerinnungsspezialistin (einer sogenannten Hämostaseologin) zu Ihrem eigenen Schutz untersucht wird. Sprechen Sie bei Auffälligkeiten mit Ihrer niedergelassenen Frauenärztin, die Sie dann weiter berät und an eine Spezialistin überweist.

## Geburtsverletzungen

Viele Schwangere haben große Sorgen vor Geburtsverletzungen. Deswegen ist es wichtig, hierüber gut aufzuklären, um die Unsicherheit und Angst davor zu nehmen.

Die Haut ist das größte Organ des Körpers und kann sich verschiedenen Druckverhältnissen durch Dehnung gut anpassen. Sie besteht aus vielen verschiedenen mikroskopisch dünnen Schichten. Eine davon ist die Dermis, in der Kollagenfasern für die Dehnungsfähigkeit der Haut verantwortlich sind. Ihre Elastizität ist von Person zu Person sehr verschieden und genetisch bedingt. Übersteigt eine Dehnung die Elastizität der Haut, kann es bei sehr langsamen Prozessen zu feinen Rissen in der Dermis kommen, was zu Dehnungsstreifen führt, die während der Schwangerschaft auch Schwangerschaftsstreifen genannt werden. Leider kann man dagegen vorbeugend nichts unternehmen. Die initial roten Streifen werden mit der Zeit jedoch farblos, sodass sie nicht mehr so stark zu sehen sind. Ebenso können dermatologische Laserbehandlungen die Dehnungsstreifen nachträglich optisch verbessern.

Während der Geburt reißt häufig nicht nur die mikroskopisch dünne Dermis ein, sondern alle Hautschichten – teilweise auch darunterliegendes Gewebe –, was zu mehr Platz im Bereich des Geburtskanals führt. Das mag beängstigend klingen, führt aber dazu, dass manche Kinder überhaupt erst geboren werden können. Dieser Mechanismus ist daher lebensrettend.

Anschließend genäht werden muss nur verletztes Gewebe, das verstärkt blutet oder dessen Wundränder nicht aneinanderliegen, die also beim Verheilen nicht von allein wieder zueinanderfinden würden. Oft kommen minimale Abschilferungen oder kleine Risse der oberflächlichen Haut vor, die als Schürfung beschrieben und nicht behandelt werden müssen (z.B. Vaginal-, Damm- und Labienschürfungen). Gefühlt kommt es bei etwa sieben bis neun von zehn Erstgebärenden (70-90 Prozent) zu einer solch oberflächlichen Geburtsverletzung. Geburtsverletzungen sind also normal und sehr häufig, nur spricht niemand gern darüber und sie finden im Geburtsprotokoll oftmals keine Erwähnung, weil sie zu keiner Behandlung führen.

Tatsächlich sind nur schwere Geburtsverletzungen (ab einem Dammriss dritten Grades) länderübergreifend einheitlich dokumentiert, weil sie zu einer operativen Behandlung führen, die im Computersystem jeder Klinik erfasst werden muss.

Die betreuende Ärztin (in mancher Klinik auch die Hebamme) näht die Geburtsverletzung im Anschluss an die Plazentageburt. Hierfür muss das Bonding mit dem Baby nicht unterbrochen werden. Stattdessen wird das Entbindungsbett zügig zu einem gynäkologischen Stuhl umgebaut und es kann losgehen. Das Nähen ist potenziell unangenehm und kann schmerzhaft sein. Aber keine Angst, es stehen hervorragende Betäubungsmittel zur Verfügung, die das Nähen erträglich machen. Wer Schmerzen hat, erhält selbstverständlich eine lokale Betäubung durch das Spritzen eines Lokalanästhetikums – ähnlich wie beim Zahnarzt. Auch Betäubungssprays, die nur oberflächlich wirken, helfen bei kleinen Wunden gut. Schwangere mit einer PDA spüren in der Regel das Nähen überhaupt nicht.

Eines haben alle Geburtsverletzungen gemeinsam: Sie heilen in der Regel gut und sind nach einiger Zeit in der gefalteten Haut der Vulva nicht mehr zu erkennen.

### Der Scheiden-/Vaginalriss

Bei einem Scheiden- bzw. Vaginalriss reißt die Haut in der Vagina ein. Das kann stark bluten und muss dann genäht werden. Vaginalhaut regeneriert sich besonders schnell und heilt daher sehr gut.

### Der Labienriss

Bei einem Labienriss können eine oder beide Vulvalippen einreißen. In der Regel blutet das nicht stark, wird aber aus kosmetischen Gründen mit einer ganz feinen Naht wieder repariert. Für ein gutes Heilungsergebnis ist es besonders wichtig, diese Verletzung möglichst nicht mit den Keimen der Hand zu verunreinigen – also bitte nicht anfassen!

### Der Klitorisriss

Bei einem Klitorisriss kann die Klitoris teilweise oder ganz einreißen. Das Problem bei dieser Verletzung ist, dass Nervenschädigungen der Klitoris in der Folge zu einem veränderten sexuellen Empfinden führen können. Leider sind die dort zusammenlaufenden Nervenendigungen so fein, dass diese nicht operativ repariert werden können, sie haben aber ein hohes Selbstheilungspotenzial.

### Der Zervixriss

Bei einem Zervixriss kommt es zu einer Verletzung des Muttermundes. Kleine Einrisse müssen nicht genäht werden, ausgedehnte Zervixrisse, die stark bluten, jedoch schon. Um auf den Muttermund schauen zu können, bedarf es einer Spekulumeinstellung, die die Vagina weit genug offen hält, sodass mit Pinzette und Nadelhalter der Muttermund genäht werden kann. Der Vaginalbereich ist nach einer Geburt besonders empfindlich für eine Dehnung, sodass dies als sehr unangenehm empfunden werden kann. Dann ist eine gute Betäubung unerlässlich.

### Der Dammriss

Ein Dammriss ist eine sehr häufige Geburtsverletzung, die in vier Stadien eingeteilt wird. Bei einem **Dammriss ersten Grades** kommt es zum oberflächlichen Einreißen von Vaginal- und Dammhaut sowie ggf. des Unterhautfett- und Bindegewebes. Diese Verletzung muss nur genäht werden, wenn sie blutet – sonst nicht.

Bei einem **Dammriss zweiten Grades** kommt es zur Verletzung der Haut, des darunterliegenden Gewebes und der oberflächlichen Beckenbodenmuskulatur. Diese Muskulatur ist gut durchblutet, sodass ihr Einreißen genäht werden muss.

Bei einem **Dammriss dritten Grades** kommt es zu einer Verletzung wie bei einem Dammriss zweiten Grades, zusätzlich jedoch auch der Schließmuskulatur des Anus, der aus zwei Ringmuskeln besteht: dem Musculus ani externus, der willkürlich an- und entspannt werden kann, und dem dahinterliegenden Musculus ani internus, der nicht willkürlich kontrahiert werden kann. Weiter unterteilt wird ein Dammriss dritten Grades nach Buchstaben. A: Weniger als die Hälfte der Wanddicke des Musculus ani externus ist gerissen. B: Mehr als die Hälfte ist gerissen. C: Beide Musculi, ani externus und internus, sind zerrissen.

Bei einem **Dammriss vierten Grades** sind alle Schichten zwischen dem Vaginaleingang und dem Anus durchgerissen, inklusive der Darmwand.

Jeder Dammriss ab Grad IIIA kann zu einer analen Inkontinenz führen, weshalb die operative Wiederherstellung der zerrissenen Schließmuskelfasern besonders wichtig ist (s. Kapitel »Inkontinenz und sexuelles Empfinden nach der Geburt«,

Seite 232). Diese Operation wird in der Regel unmittelbar nach der Geburt von einer Fachärztin für Geburtsmedizin durchgeführt. Sie sollte in einem Operationssaal mit guten Sichtverhältnissen und einer assistierenden Person unter der Betäubung einer hochgespritzten PDA oder Spinalanästhesie erfolgen. Zusätzlich wird der Patientin während der Operation einmalig ein Antibiotikum über die Vene gegeben, um eine Infektion der Wunde zu vermeiden – das ist bei geringeren Geburtsverletzungen nicht notwendig.

Ab einem Dammriss dritten Grades oder höher wird für die Dauer von zwei Wochen nach der Geburt zu der Einnahme von stuhlweichmachenden Nahrungsmitteln oder Medikamenten geraten, um den verletzten Schließmuskel zu schonen und weniger Schmerzen beim Stuhlgang zu provozieren. Es wird dringend empfohlen, drei Monate nach der Geburt (nach Abschluss der Wundheilung) eine spezielle Beckenbodenphysiotherapie und ein gezieltes Training des Schließmuskels zu beginnen. Hierfür eignet sich besonders eine spezielle Elektrostimulation, mit der die ringförmige Muskulatur gezielt trainiert werden kann. Verordnet wird dies meistens im Rahmen eines Nachsorgetermins oder in einem Beckenbodenzentrum, an das die behandelnde Frauen- oder Hausärztin überweisen kann.

**Prophylaktischer Dauerkatheter**

Alle Geburtsverletzungen, die nahe dem Harnröhrenausgang liegen, können im Verlauf zu einem Zuschwellen der Harnröhre und so zu einem Harnverhalt führen (s. Infokasten »Der Harnverhalt« im Kapitel »Abläufe und Untersuchungen auf der Mutter-Kind-Station«). Dann ist es häufig sinnvoll, unmittelbar nach dem Nähen einen Dauerkatheter zu legen, der wie nach einem Kaiserschnitt etwa zwölf Stunden später auf der Mutter-Kind-Station gezogen wird.

Viele betroffene Frauen fragen verständlicherweise, ob man nicht erst mal abwarten könne, ob ein Katheter überhaupt im Verlauf notwendig wird. Es wäre aber viel unangenehmer, erst später auf der Mutter-Kind-Station einen Katheter zu legen, wenn die Sichtverhältnisse schlechter sind, die Harnröhre bereits zugeschwollen ist und das Adrenalin und die Wirkung vom Betäubungsmittel nach der Geburt nachgelassen haben. Lieber legt man daher prophylaktisch einen Blasenkatheter und zieht ihn zwölf Stunden später wieder.

Wenn Sie sich für dieses Kapitel entschieden und interessiert haben, haben Sie die häufigsten Probleme und Notsituationen während einer Geburt kennengelernt. Vielleicht sind Sie deswegen beunruhigt. Ihnen sei jedoch versichert, dass Hebammen und Ärztinnen alles in ihrer Macht Stehende tun werden, Sie und Ihr Kind im Falle einer Komplikation gut durch die Situation zu geleiten. Haben Sie Vertrauen, dass Sie in einer Geburtsklinik für diesen Moment Ihres Lebens an dem denkbar sichersten Ort sind und mehr Kraft in Ihnen steckt, als Sie es für möglich halten. Sie schaffen das!

# Das Schlusswort

Die Geburt ist einer der beeindruckendsten Momente des Lebens, für alle Beteiligten. Die Emotionen Freude, Glück, Erleichterung, Liebe werden währenddessen ebenso durchlebt wie Schmerz, Angst und Verzweiflung. Die richtige Vorbereitung auf den Aufenthalt in einer Geburtsklinik kann helfen, diesen Moment mit etwas mehr Ruhe und Gelassenheit zu erleben. Ich hoffe, dass die Inhalte dieses Buches Ihnen dabei helfen können, und bedanke mich, dass Sie es gelesen haben. Für Ihre Geburt und das Kennenlernen Ihrer neuen Mitbewohnerin oder Ihres neuen Mitbewohners wünsche ich Ihnen von Herzen alles erdenklich Gute. Bleiben Sie gesund!

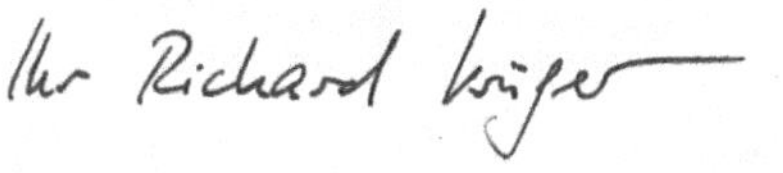

Ihr Richard Krüger

# Die Danksagung

Bei der Entstehung dieses Buches haben mir viele Menschen mit Rat und Tat zur Seite gestanden, denen ich hierfür von Herzen danken möchte, vor allem:

- meiner Ehefrau Lara,
- meinen Eltern,
- meinen Geschwistern,
- den beratenden Schwangeren, Müttern und Hebammen, namentlich: Nicola Erdmann, Anna Sophie Stricker, Margarete Krüger-Herden, Dr. Ricarda Schmidt-Scheele, Dr. Ricarda Schelzke, Alicia Remmert, Charlotte Dassler-Fisch, Dr. Leli Thomas, Lara Krüger, Sandra Elkmann, Dr. Josephine v. Weyhe, Katharina Meyer, Anita Wallow und Luise Kaller,
- den beratenden Vätern, namentlich: Alexej Schmidt, Maximilian Fisch, Matthias Lorenz-Meyer, Philipp Remmert,
- den beratenden ÄrztInnen, namentlich: Prof. Wolfgang Henrich, Prof. Christof Dame, Prof. Mathias Löhnert, Rick Enste, Dr. Philippe Simon, Dr. Konstantin Krüger, Dr. Juliane Marschke, Dr. Silvana Urbanek, Dr. Maren Tönnies, Samuel Gyapong, Prof. Dr. Stefan Verlohren
- und meiner Lektorin Nina Schnackenbeck.

Bedanken möchte ich mich bei den MitarbeiterInnen der Geburtsklinik der Berliner Charité an den Standorten Campus Mitte und Campus Virchow für die unvergessliche und inspirierende Zeit, besonders bei

- den KollegInnen – für den Teamgeist und die gegenseitige Unterstützung Tag und Nacht,
- den OberärztInnen – für die gute Ausbildung, die geduldigen Erklärungen und die sichere Leitung durch turbulente Situationen und Geburten,
- den Hebammen – für das An-die-Hand-Nehmen und Teilen der vielen wunderbaren Momente einer vaginalen Geburt sowie die gemeinsamen Kaffeestunden im Hebammenstützpunkt,
- den Pflegekräften – für die gemeinsamen Visiten und ihre selbstlose Arbeit für Mutter und Kind,
- den PsychotherapeutInnen, SozialarbeiterInnen und BabylotsInnen – für ihre wichtige Hilfe für bedürftige Familien und das von ihnen geschaffene Sicherheitsnetzwerk für Neugeborene,
- den Reinigungskräften – für Ihre 24/7-Bereitstellung der sauberen und keimfreien Räume,
- den Sekretärinnen (namentlich: Janine Schweiger und Martina Schulz), medizinischen Fachangestellten und dem Verwaltungspersonal – für das Meistern der vielen Anrufe, E-Mails, Planänderungen und Anfragen in allen Sprachen dieser Welt,
- den MitarbeiterInnen des Transportservices und Sicherheitsdienstes – fur kurzfristige, professionelle Hilfe in brenzligen Situationen zu jeder Zeit,
- und schließlich dem Chefarzt Herrn Professor Henrich – der mir mit der Assistenzarztstelle an der weltbekannten Charité einen Einblick in die Welt der Wissenschaft einer Universitätsklinik mit ihren Vorträgen, Kongressen, Leitlinien, Frühbesprechungen und ihrer Medizin auf höchstem Niveau ermöglich hat und der mir als inspirierender Mentor, Lehrer und Freund bis heute zur Seite steht.

# Anhang

## Das Stichwortregister

I



K